Manuelle Medizin

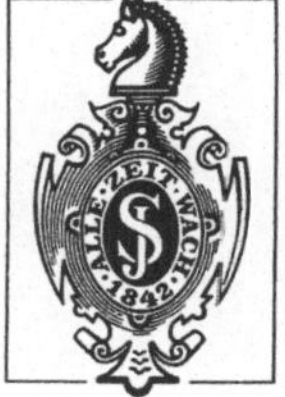

E.-G. Metz

Rücken- und Kreuzschmerzen

Bewegungssystem oder Nieren?

Mit 31 Abbildungen und 48 Tabellen

Springer-Verlag Berlin Heidelberg New York
London Paris Tokyo

Dr. sc. med. Erhard-Günter Metz
Facharzt für Innere Medizin, Chirotherapie
Lerchenfeld 14 (Haus Hammonia-Bad)
2000 Hamburg 76

ISBN-13:978-3-540-16626-9   e-ISBN-13:978-3-642-71279-1
DOI: 10.1007/978-3-642-71279-1

CIP-Kurztitelaufnahme der Deutschen Bibliothek.
Metz, Erhard-Günter: Rücken- und Kreuzschmerzen: Bewegungssystem oder Nieren?/
E.-G. Metz. –Berlin; Heidelberg; New York; Tokyo: Springer, 1986.
(Manuelle Medizin)
ISBN-13:978-3-540-16626-9

Satz: Brühlsche Universitätsdruckerei, Gießen.

2119/3020-543210

Geleitwort

Osteopathen und Chiropraktiker begannen damit, daß sie vor allem interne Erkrankungen behandelten. Ihre angeblichen Behandlungserfolge auf diesem Gebiet waren ein guter Grund dafür, daß für Ärzte, die sich in Europa in den 50er Jahren mit Chirotherapie zu beschäftigen begannen, das Problem vertebroviszeraler Beziehungen zunächst tabu war. Vereinzelte Kasuistiken trugen nur wenig dazu bei, dieses Problem interessant zu machen. Es war erst Ende der 60er Jahre, daß es dank genauerer Diagnostik immer klarer wurde, daß viszerale Erkrankungen nicht nur Head-Zonen und Muskelspasmen hervorrufen, sondern auch gewisse Störungsmuster der Wirbelsäule zur Folge haben.

Welche Bedeutung hat nun der Beitrag von E.-G. Metz?

1. Ausgangspunkt seines Werkes ist der Schmerz, sein Verlauf, seine Analyse und Differentialdiagnose, weil der Verfasser es begriffen hat, wie eng der Schmerz mit den Funktionsstörungen des Bewegungssystems verknüpft ist.
2. Der Verfasser beschränkt sich nicht auf ein vertebrales oder muskuläres Störungsmuster. Er versucht vielmehr, alle wesentlichen Funktionsstörungen des Bewegungssystems bei Nierenerkrankungen einschließlich der Störungen der statischen Funktion und muskulärer Fehlsteuerungen zu erfassen, nebst aller reflektorischen Symptomatologie.
3. Bei Gegenüberstellung typischer organischer Nierenerkrankungen (Pyelonephritis, Glomerulonephritis) und der Nephroptose gelingt es ihm, überzeugend nachzuweisen, daß die Schmerzen bei Nephroptose (fast) ausschließlich aus dem Bewegungssystem stammen und sich auch von denen bei „echten" Nierenerkrankungen unterscheiden.
4. Als interessantestes Ergebnis, dessen Bedeutung weit über den Rahmen der Nierenerkrankungen hinausgeht, erscheint die Rolle des Bewegungssystems bei der „Realisation" des Schmerzes zu sein: Gleichgültig, ob die Befunde am Bewegungsapparat sekundär sind oder nicht, es kommt zu Schmerzen bei chronischen Nierenerkrankungen erst dann, wenn Funktionsstörungen im Bewegungssystem bestehen. Diese Funktionsstörungen, die, wie es den Anschein hat, die häufigste Ursache von Schmerzen überhaupt sind, prägen also häufig auch die Schmerzen bei inneren Erkrankungen.

Nicht therapeutische, oft kurzfristige Erfolge, sondern die wissenschaftliche Analyse der Wechselbeziehungen von Schmerz, Bewegungssystem (und nicht nur Wirbelsäule!) und inneren Organen sind Gegenstand dieses Buches. Wer in Zukunft über diese Thematik arbeiten wird, für den hat E.-G. Metz wertvolle Pionierarbeit geleistet.
Auch die Literatur auf diesem Gebiet ist hier vorbildlich zusammengetragen.

Prag, CSSR, im September 1985   Karel Lewit

Vorwort

Beim Patienten wie beim ärztlichen Beurteiler besteht oft Unsicherheit, ob Schmerzen von einer Nierenerkrankung oder von Erkrankungen des Bewegungssystems ausgehen. Die Grundlagen, Arbeitsprinzipien, Ergebnisse und Schlußfolgerungen einer Untersuchung über diese Problematik werden in diesem Buch vorgestellt.
Untersucht wurden über zweihundert chronisch nierenkranke Patienten.

Es gibt im Buch **drei Schwerpunkte:**

1. Der **Schmerz als Signal**, als Zeichen für diagnostisches Denken und Ziel therapeutischen Handelns.
2. Die **interdisziplinäre Synopsis** in der Medizin im Sinne des schmerzgeplagten Patienten. Die Beschäftigung mit den schmerzverursachenden Reflexsyndromen aus inneren Organen und Funktionsstörungen des Bewegungssystems einschließlich der vertebroviszeralen Wechselbeziehungen ist (viel mehr diagnostisch als therapeutisch!) Teil des gesamtmedizinischen Konsensus und hat sich interdisziplinär – ähnlich der Labormedizin, Röntgenologie oder physikalischer Methoden – einzuordnen.
3. Die weitere **Integration der Manuellen Medizin** (Chirotherapie) in das medizinische Gesamtkonzept.
   Die Manuelle Medizin ist in Inhalt und Ziel zu einem festen Bestandteil medizinischer Praxis, Forschung und Lehre gereift. Es liegen hervorragende Lehr- und Sachbücher vor und es werden kursorische ausgefeilte Ausbildungsmöglichkeiten angeboten.
   Dieses Buch will und kann nicht Manuelle Medizin vermitteln.
   Kenntnis und Akzeptanz dieses Spezialgebietes medizinischer Diagnostik und Therapie müssen zum Verständnis vorausgesetzt werden (und hier halte ich Voreingenommenheit für ebenso unangebracht wie Monomanie).
   Für vertebroviszerale Verflechtungen fehlen noch umfangreiche klinische Erfahrungsberichte und praxisnahe Forschungsergebnisse. Hier soll diese Monographie Lücken füllen helfen, Erfahrungen vermitteln, zur Diskussion anregen und zu weiterer interdisziplinärer Zusammenarbeit auffordern.

Die Arbeit mit den Funktionsstörungen des Bewegungssystems bereichert das differentialdiagnostische Feld zwischen dem konventionellen diagnostisch-klinischen Repertoire und der modernen Apparatediagnostik.

Ohne die Einbeziehung vertebroviszeraler Wechselbeziehungen scheint mir eine differentialdiagnostische Abklärung der meisten Patienten mit chronisch rezidivierenden Schmerzen unvollständig und ein therapeutisches Konzept (besonders für Mechano- und Reflextherapie einschließlich jeder Krankengymnastik) lückenhaft.

Ziel des Buches ist es so vor allem, dem praktisch tätigen Arzt Hilfen zu geben in der Beurteilung, ob die Prämissen der notwendigen differentialdiagnostischen Schritte im Einzelfall eher im Bereich der inneren Organe oder des Bewegungssystems liegen müssen und in welches Fachgebiet evtl. eine gezielte Überweisung erfolgen sollte.

Das Buch wendet sich an Ärzte, Studenten, Krankengymnasten und sonst Interessierte mit dem Anliegen, zu prüfen, ob die „Substanz" der Arbeit mit den Funktionsstörungen des Bewegungssystems und den vertebroviszeralen Beziehungen das eigene diagnostische und therapeutische Repertoire bereichern kann.

Ich hoffe, daß ich die Beobachtungen und Ergebnisse praktischer und wissenschaftlicher Arbeit in ein Konzept bringen konnte, das direkt wieder in die ärztliche Praxis übersetzbar ist.

Allen, die mir durch Kritik und Bestätigung oder auch in sachlicher Leistung während der Entstehung dieser Monographie geholfen haben, sage ich meinen herzlichen Dank. Dem Springer-Verlag danke ich für ständiges wohlwollendes Entgegenkommen bei der Fertigung des Buches und hier besonders Herrn Dr. Graf-Baumann für die immer gleichbleibende freundliche Hilfsbereitschaft und Kooperation.

Hamburg, im April 1986   Erhard-Günter Metz

Inhaltsverzeichnis

Verwendete Abkürzungen

BS	Bewegungssystem
BFB	Beschwerdefragebogen
BVW	Beckenverwringung
EMG	Elektromyographie
F	Funktionsstörungen
GN	Glomerulonephritis
ISG	Ileosakralgelenk
NP	Nephroptose
NI	Niereninsuffizienz
NL	Nierenlager
PN	Pyelonephritis
PRaSy	Pseudoradikulärsyndrom
RaSy	Radikulärsyndrom
RO	Renale Osteopathie
VFB	Verhaltensfragebogen

1 Einleitung

Die Ursachen der vom Patienten angegebenen Symptome „Nierenschmerz", „Rükkenschmerz" und „Kreuzschmerz" sind oft schwierig zu differenzieren und nosologisch einzuordnen.

Die Interpretation des Schmerzes als Empfindung fordert im Einzelfall oft theoretische und praktische Kenntnisse, die weit auseinanderliegende Gebiete tangieren.

Es war das Ziel einer langjährigen wissenschaftlichen Arbeit, einen differentialdiagnostischen Beitrag zu liefern, ob die Symptome Rückenschmerz und Kreuzschmerz von chronischen Pyelonephritiden, chronischen Glomerulonephritiden oder der Nephroptose einerseits oder dem Bewegungssystem andererseits verursacht werden.

1.1 Problemstellung

Folgende Tatsachen führten zur Problemstellung:

- Oft herrscht beim Patienten und auch beim ärztlichen Beurteiler Unsicherheit, ob Schmerzen von einer chronischen Nierenentzündung oder von Erkrankungen des Bewegungssystems ausgehen.
- Rückenschmerzen und Kreuzschmerzen (im weiteren nur als Schmerz bezeichnet) sind bei den PN und GN häufige, bei der Nephroptose wohl obligate Symptome. Von 423 Patienten mit PN bzw. GN gaben 294 (69,5%) diese Schmerzsymptome an (Metz 1970 b).
  Vergleichsweise klagten von 300 Herz-Kreislauf-Kranken nur 111 (37,0%) über Rücken- oder Kreuzschmerzen.
- Chronische Nierenentzündungen sind die häufigsten Erkrankungen in den Nierendispensaires, nach Schmicker et al. (1972, 1976) bis 81,6% PN und bis 10,8% GN. Nach Precht (1981 b) kommen ca. 50–60% Harnweginfektionen bei nephrologischen Patienten vor.
  Die PN wird für die Gesamtbevölkerung mit bis zu 5% angegeben (Buder 1978). Jährlich nehmen die Patientenzahlen in den Nierendispensaires zu (Precht u. Lindenau 1981; Tredt 1981).
- Trotz bedeutender Fortschritte der Nephrologie in den letzten 2 Jahrzehnten bleibt eine einfache praxisnahe Frage unklar: Wann können oder dürfen Rücken- und/ oder Kreuzschmerzen einer chronischen PN oder GN zugeordnet werden?
- Einigkeit herrscht darüber, daß an erster Stelle der Differentialdiagnose bei Rücken- und Kreuzschmerzen das Bewegungssystem steht. Neben Leistungsschwäche und Kopfschmerz werden bei chronischen Nierenentzündungen (PN und GN) der „Nierenschmerz" bzw. der „Rückenschmerz" als häufigste Empfindungen vom Pa-

tienten angegeben. Die notwendige Differentialdiagnose, ob ein Schmerz aus dem Bewegungssystem oder von einer chronischen PN oder GN ausgelöst wird, liegt auf der Hand.

- Es gibt keinen Fachvertreter für das gesamte Bewegungssystem, sondern Ärzte für Orthopädie, Traumatologie, Neurologie, innere Medizin, Sportmedizin, Rheumatologie u.a., die sich mit Teilbereichen befassen, je nach Krankheitsbild, Ausbildung und individueller Motivation. Dabei gibt es für die Differentialdiagnose der Rücken- und Kreuzschmerzen auch heute noch kontroverse Einstellungen.

Ich selbst führte etwa 15 Jahre sowohl Nierenspezialsprechstunden als auch Spezialsprechstunden für schmerzhafte Funktionsstörungen des Bewegungssystems durch. Dabei machte ich folgende Beobachtungen:

- Eine auffallend große Anzahl der Patienten mit chronischer PN und GN wollte und konnte in beiden Spezialsprechstunden behandelt werden, da entsprechende Beschwerden und Befunde bestanden. So kam es zwangsläufig zu einer jahrelangen intensiven Beschäftigung mit Schmerzen aus der nephrologisch-internistischen Sicht und unter dem Aspekt der Schmerzverursachung aus dem Bewegungssystem.
- Die rein internistisch-nephrologische Diagnostik, die Interpretation sowie der Therapieerfolg erwiesen sich bezüglich der Schmerzen sehr häufig bei chronischer PN und GN als unzureichend und unbefriedigend.
- Bei chronischen PN und GN mit Angabe von Schmerzen wiesen die Anamnese und die Befunderhebung im Status praesens häufig auf das Bewegungssystem als mögliche oder bestehende Schmerzursache hin.
- Die Möglichkeit der Schmerzanamnese, Schmerzanalyse und die Untersuchung des Bewegungssystems waren von Voruntersuchern oft unzureichend ausgeschöpft oder ganz unterlassen worden. Das galt für beide Spezialsprechstunden, auffälliger im Nierendispensaire.
- Andere interne Organerkrankungen erklärten in der überwiegenden Anzahl der Fälle die Schmerzen nicht oder nicht ausreichend.
- Empirisch erschien es auch zweifelhaft, daß man durch Beeinflussung von Komplikationen wie Niereninsuffizienz, Bluthochdruck, renaler Anämie, z.T. auch der renalen Osteopathie die Schmerzen reduzieren oder beheben könne. In der einschlägigen Literatur waren hierzu keine ausreichenden Stellungnahmen zu finden.
- In den Phasen akuter Exazerbation der Nierenerkrankungen (PN, GN) klagten die Patienten vermehrt über Schmerzen. Es blieb oft die Frage unbeantwortet, ob die Exazerbation der nephrologischen Grunderkrankung die Schmerzen auslöste, da die Schmerzen häufig unterschiedlich lange über akute bzw. aktive Phasen hinaus anhielten.
- Degenerationen und reaktive Veränderungen des Bewegungssystems boten allein meist keinen überzeugenden Therapieansatz.
- Vorarbeiten bei der Bearbeitung der Differenzierung zwischen Nierenschmerzen und Schmerzen aus dem Bewegungssystem wiesen weniger auf Schmerzursachen durch die nephrologischen Veränderungen als vielmehr auf Funktionsstörungen des Bewegungssystems als Schmerzauslöser hin (Metz et al. 1980, 1981).

Nach diesen Beobachtungen lag die Vermutung nahe, daß zwischen den Schmerzen bei chronischer PN und chronischer GN und denen, die durch Funktionsstörungen

2

des Bewegungssystems ausgelöst werden, ein Zusammenhang besteht. Es erfolgte eine Aufarbeitung. Die Ergebnisse dieser Arbeit werden hier vorgelegt.

1.2 Fragestellungen

Aus der Problemstellung ergaben sich eine Reihe von Fragen bezüglich der Ursache von Rücken- und Kreuzschmerzen, die auch nach der intensiven Beschäftigung mit dem in der Einführung skizzierten heutigen Stand des Wissens nicht oder nur unzureichend zu erklären waren, so daß ihre Bearbeitung notwendig und sinnvoll erschien.

Dabei waren die Fragestellungen bewußt auf die DD zwischen der möglichen Schmerzauslösung aus chronischen Nierenerkrankungen (speziell PN, GN) und dem Bewegungssystem eingeengt, weil trotz des vorherigen Ausschlusses von Entzündungen, Systemerkrankungen und Neubildung des Bewegungssystems vielfache anamnestische und klinische Hinweise gegeben waren, die auf Schmerzverursachung durch das Bewegungssystem hinlenkten.

	Abschnitt
1) Korrelieren „Nierenschmerz", Rückenschmerzen und Kreuzschmerzen mit der chronischen Glomerulonephritis und der chronischen Pyelonephritis sowie der Nephroptose, und sind Schmerzen damit zu einer Früherkennung der PN, GN und der Nephroptose geeignet?	4.2.1.3
2) Spielt das Bewegungssystem bei der Auslösung von Schmerzen bei chronischer PN und GN eine wesentliche Rolle?	4.2.1.1 und 4.2.1.2
3) Welcher Wert kommt der Anamnese bei der Differenzierung zu, ob Schmerzen von einer PN/GN oder aus dem Bewegungssystem ausgelöst werden?	4.2.1.1 und 4.2.1.2
4) Spielen bei der Schmerzauslösung aus dem Bewegungssystem hierbei degenerative, reparative und reaktive Veränderungen oder Funktionsstörungen eine größere Rolle?	4.2.1.3, 4.2.3.3, 4.2.4.2.1 und 4.2.4.4
5) Sind Schmerzen typische Symptome für eine renale Osteopathie?	4.2.5.1
6) Welche Funktionsstörungen des Bewegungssystems treten gehäuft auf und gibt es für die chronische PN/GN typische „Muster" von Funktionsstörungen?	4.2.3.2 und 4.2.3.3
7) Gibt es unterschiedliche Häufigkeiten von Symptomen und Befunden des Bewegungssystems und objektiver Schmerzzeichen bei Inaktivität und Aktivität der Nierenerkrankungen?	4.2.2.1
8) Können Schmerzen als typisch für die Aktivität chronischer Nierenentzündungen gelten?	4.2.2.1
9) Verändern sich wesentliche Parameter des Bewegungssystems zwischen Patienten ohne Niereninsuffizienz und denen mit NI?	4.2.2.2
10) Welche Kriterien und Parameter sind nutzbar, um mit wenig Aufwand als differentialdiagnostische Hinweise zu dienen, ob Schmerzen von einer PN/GN/Ptose oder aus dem Bewegungssystem ausgelöst werden?	4.2.1.2, 4.2.1.3, 4.2.2.3, 4.2.3.3 und 5

11) Welche differentialdiagnostische Bedeutung kommt neurolo-   4.2.6.1,
    gischen, gynäkologischen, internistischen und psychologischen   4.2.7.1,
    Aspekten zu?   4.2.8.1 und
                                                                     4.2.9.1

12) Wie sind die subjektiven Aussagen über bestehende Schmerzen
    in ihrer Relevanz zur chronischen PN, chronischen GN und
    zur Nephroptose einzuschätzen und in internistisch-nephrolo-   4.2.10.1 und
    gischen Gutachten zu bewerten?   6

2 Einführung in die Schmerzproblematik

Da diese Studie konsequent vom Schmerz ausgeht, soll eingangs ein knapper Überblick über das Phänomen Schmerz, seine Entstehung, Verarbeitung und Funktion gegeben werden.

Ein Ordnungssystem, in das die Einzelerkenntnisse hierüber auch in der Praxis einzuordnen sind, kann nur die Kenntnis der Physiologie liefern.

2.1 Die Stellung des Schmerzes in der Differentialdiagnose

Schmerz entsteht meist in der Peripherie und wird zentral empfunden. Viele Organsysteme und Organe geben ihre Informationen ein, die sich auf verschiedenen Schalt- und Kontrollebenen treffen. Dadurch bestimmen die unterschiedlichsten Organsysteme die Schmerzcharakteristika (anamnestisch erfaßbar) und Schmerzreaktionen am Effektor (objektiv erfaßbar). So werden der Schmerz und seine Zeichen zu einem differentialdiagnostisch wichtigen Faktor. Der Schmerz ist dann zwar Leitsymptom, aber immer objektivierbaren Zeichen und Parametern zuzuordnen (Janzen 1968).

2.1.1 Schmerz als subjektives Phänomen, Funktion des Schmerzes

Schmerz ist „als wichtigstes Symptom überhaupt" ein „psychophysisches Phänomen" (Struppler 1980), eine spezifische Sinnesleistung wie Hören und Sehen (Harrer 1970). Er ist Warner vor gestörter Funktion bzw. „Protest gegen Unzumutbares" (Huebschmann 1980) oder Signal aus verletzter oder zerstörter Struktur. Für das paarige Organ Niere heißt das, daß z. B. Abflußbehinderungen als Funktionsstörungen und Entzündungen letztlich gleichen Schmerz auslösen können. Oder das Bewegungssystem hat z. B. keine andere Möglichkeit des Signals als den Schmerz, gegen die unserer Willkür unterworfenen Überlastungsreaktionen der Muskulatur und ihrer Ansätze sowie der Bänder zu protestieren. Hier wird vor Überlastung durch Funktion (bei Enthesopathien z. B.) gewarnt, um möglichst eine strukturelle Schädigung zu verhindern. So wird der Gesamtkörper von seinem Steuerungssystem zur Vermeidung der schmerzhaften Bewegung angehalten. Die Schmerzempfindung muß mit der Schwere der schmerzerzeugenden Störung oder Schädigung nicht parallel gehen.

Es ist oft schwer bei rezidivierenden Schmerzzuständen zu entscheiden, ob sie von gestörter Funktion oder dem Beginn einer substantiellen Schädigung ausgehen. Hier kann eine exakte Schmerzanamnese und Schmerzanalyse hilfreich sein.

Je unbestimmter, länger und häufiger ein Schmerz ist, um so weniger wirkt er als sinnvoller Warner und um so mehr wird er zum Persönlichkeitsproblem (Haase 1977; Gerbershagen1977; Beks 1979).

Die *Definition des Schmerzes* wurde 1979 von der Internationalen Gesellschaft zur Erforschung des Schmerzes so angegeben: Schmerz ist eine Wahrnehmung und eine emotionelle Erfahrung, die mit einer aktuellen oder drohenden Gewebeschädigung verbunden ist.

Die wesentlichen Faktoren mit Einfluß auf das individuelle Schmerzerleben sind die Persönlichkeit, Adaption, Ablenkung, frühere Schmerzerfahrungen, die Situation zur Zeit des Schmerzerlebnisses, die Reaktion anderer Menschen auf Schmerzerfahrung sowie der kulturelle und soziale Hintergrund des Betroffenen. Wahrscheinlich ist es so, daß „im interozeptiven Schmerz der gefühlsmäßige Charakter, im exterozeptiven Schmerz der Empfindungscharakter überwiegt" (von Auersperg 1963).

Deshalb ist der exterozeptive (z. B. aus dem Bewegungssystem kommende) Schmerz unseren Beurteilungsmöglichkeiten viel näher als der interozeptive (z. B. aus chronischen PN und GN).

2.1.2 Schmerzentstehung und Schmerzverarbeitung (Rezeption, Perzeption, Lokalisation, Wertung)

Schmerz ist das Ergebnis einer Balancestörung zwischen schmerzerzeugenden Impulsen (Zuviel an peripheren Nozizeptionen) und schmerzhemmenden (Zuwenig an zentraler Kontrolle) Vorgängen (Struppler 1980).

Das Zustandekommen von Schmerz ist an bestimmte neuronale Leitungs- und Schaltsysteme gebunden, wobei für die Differenzierung der Schmerzentstehung und Schmerzäußerung beim Patienten das *Segment vorrangige Bedeutung* hat (Abb. 1). Hier werden schadenssignalisierende Reize aus inneren Organen (Interozeptionen) und den Strukturen des Bewegungssystems (Propriozeptionen, Nozeption) gleicher-

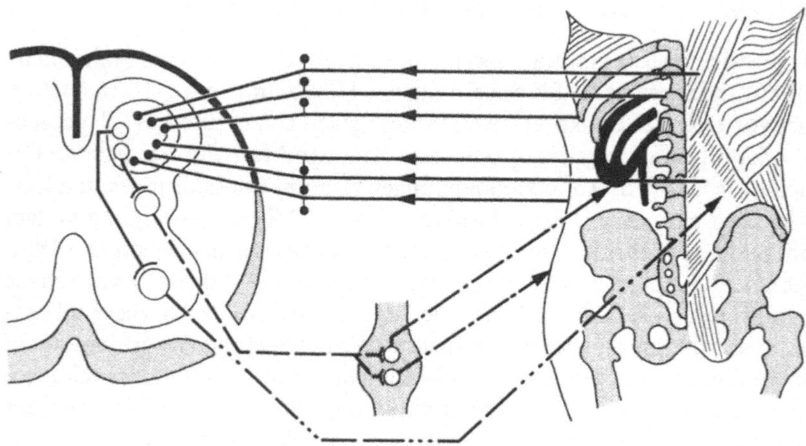

Abb. 1. Schema segmentaler Abläufe. Afferenzen (⊥—←—) aus der Muskulatur, den Gelenkkapseln, dem Periost, den inneren Organen, den Faszien, Bändern, der Haut, und Unterhaut bringen Schadensmeldungen (Nozizeptionen) ins Hinterhorn des Rückenmarks ein. Werden spinale Schwellenwerte überschritten, kommt es zur vegetativen Efferenz (– – —〈O—·—·→) an inneren Organen, der Haut und Unterhaut, sowie zur motorischen Efferenz (– – - - - —→) an der Muskulatur. Zentrale Verbindungen sind auf diesem Schema wegen der gewollten Vereinfachung der Darstellung vermieden worden

maßen von Rezeptoren aufgenommen, afferent ins Hinterhorn des Rückenmarks geleitet und hier verarbeitet. Die Propriozeptoren informieren über die physiologischen Abläufe im Gelenk, die Nozizeptoren informieren über die Intaktheit des Systems und drohenden oder eingetretenen Schaden (zusammengestellt über die Belange der manuellen Medizin von Wolff 1983). Es kommt nach Überschreiten individueller Schwellenwerte zur motorischen und vegetativen Efferenz und Reaktion am Effektor. Der wichtigste Effektor ist die Muskulatur (Spasmus, Hartspann). Hier im Segment beginnt die Schmerzdifferenzierung: Reizursachen (z. B. Gelenkblockierungen oder Muskelüberlastungen, die zu pathologischen Spannungen führen) müssen erkannt werden, eine hyperalgetische Hautzone muß richtig eingeordnet und die Erkrankung eines inneren Organs richtig gewertet werden. Andererseits können eine Reihe der Zeichen am Effektor (Muskelhartspann, Hautzonen) als differenzierende oder bestätigende Zeichen gewertet werden.

Die Stufen der Schmerzaufnahme und -verarbeitung (nach Struppler 1980):

1) Die Aufnahme (durch Rezeptoren) und Weiterleitung schmerzerzeugender Impulse in somatischen und viszeralen Nervenfasern.
2) Verarbeitung an der strategisch wichtigen ersten zentralen Schaltstelle auf spinaler Ebene und Weiterleitung an Thalamus und Hirnrinde. Im Thalamus findet eine „unbewußte", im Kortex die bewußte Schmerzempfindung statt.
3) Vom Hirnstamm und aus dem Kortex absteigende Systeme kontrollieren die Schmerzentstehung durch Modulation, Modifikation und/oder Hemmung der nozizeptiven Afferenzen.

Folgende Tatsachen aus der Neurophysiologie sind letztlich bedeutsam für unsere Möglichkeiten der Schmerzanalyse und Schmerzauswertung (Struppler 1978, 1980; Struppler u. Geßler 1981; Melzack 1978):

– Schmerz kann im rezeptiven Bereich (Schmerz der inneren Organe, der Gelenke, Muskeln und Bänder) oder innerhalb der Schmerzleitung und Schmerzkontrolle ausgelöst werden (Irritation peripherer Nerven, medullärer und thalamischer Schmerz).
– Bis heute sind keine spezifischen Schmerzreize bekannt. Interozeptive Reize (innere Organe) können z. B. chemische Reize bei Entzündungen, Veränderung des inneren Milieus, aber auch Dehnung in serösen Häuten sein. Reize im Bewegungssystem können Druck, Zug, Spannung, Dehnung, Quetschung oder auch algetische Substanzen in den Gelenkkapseln sein.
– Die Neurophysiologie und -histologie fand bisher keine spezifischen Schmerzrezeptoren.
– Auch für die Mehrzahl der inneren Organe ist der Nachweis spezifischer Schmerzinterozeptoren oder spezifischer Schmerzfasern nicht gelungen.
– Grundsätzlich müssen die exterozeptive Schmerzreaktion (z. B. Haut, Oberflächenschmerz) und die interozeptive (innere Organe) und die nozizeptive Schmerzreaktion (Bewegungssystem, z. B. Gelenke) unterschieden werden. Beide letztere Formen sind durch den Tiefenschmerz charakterisiert.
– Die Rolle der „Schmerzstoffe" (Neuropeptide, wie Endorphine und Enkephaline) ist noch in unabgeschlossener Diskussion. Gesichert scheint, daß sie in die antinozizeptive Wirkung eingebunden sind, d. h. beim Menschen die Schmerzempfindung unterdrücken.

- Peripher wird der *Schmerzcharakter* durch die Art des benutzten Rezeptors bestimmt: *Oberflächenschmerz* („hell, brennend, scharf, schnell") durch Rezeptoren aus der Haut aufgenommen, Weiterleitung über dicke A-α-Fasern und den neospinothalamischen Trakt. *Tiefenschmerz* („dumpf", „glühend") von Interozeptoren (innere Organe, z. B. Niere) und Propriozeptoren/Nozizeptoren (Bewegungssystem), Weiterleitung über langsame dünne C-Fasern und den paläospinalen Trakt.
- Schmerz entsteht als Summe qualitativ und quantitativ unterschiedlicher Reize und Impulskontrollen. Die Impulsfrequenz von Rezeptoren (und Empfängern) stellt den Kode für die Reizintensität, die Steilheit der Änderung dieser Funktion schafft die Reizqualität.
- Die *Schwellenwerte* im Segment werden aufgrund zeitlicher und räumlicher Summation der Impulse aus der Körperdecke, den inneren Organen und den tiefen Geweben (Bewegungssystem) erreicht. Nach Überschreiten einer bestimmten Entladungsfrequenz der Nozizeptoren wird die im Nervensystem zentralwärts geleitete

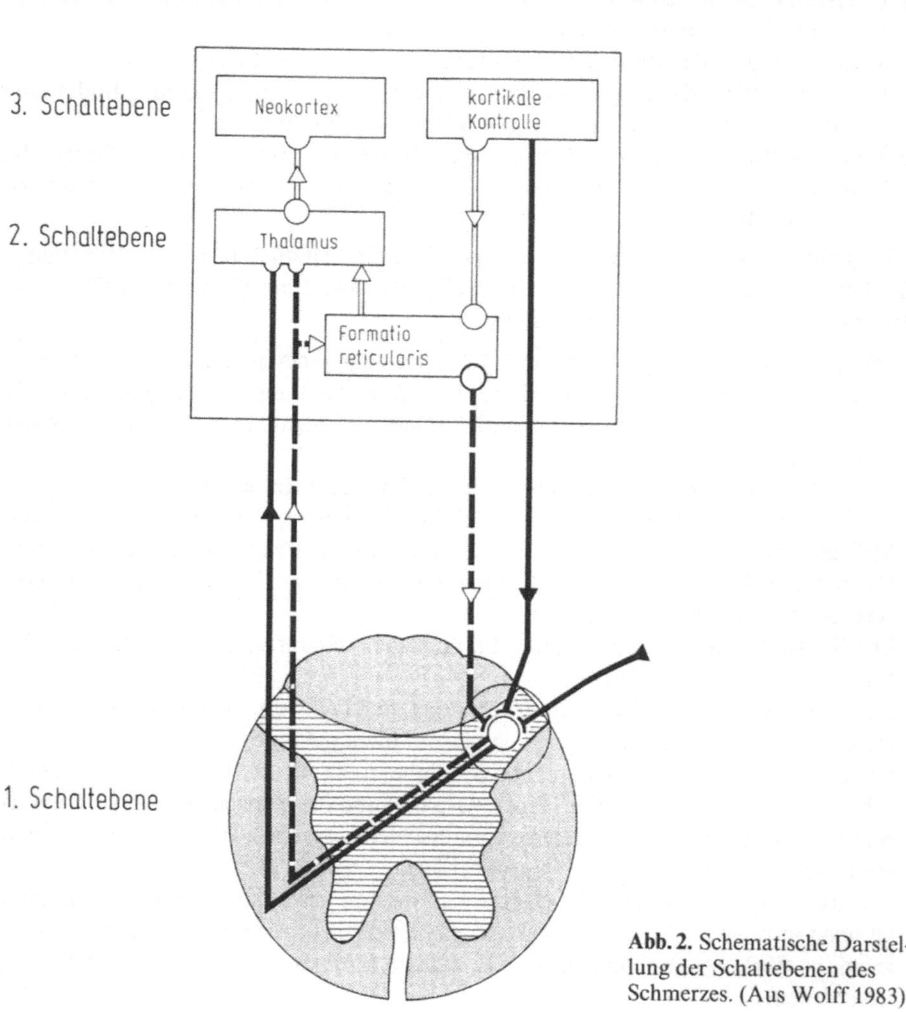

Abb. 2. Schematische Darstellung der Schaltebenen des Schmerzes. (Aus Wolff 1983)

8

Information als Schmerzinformation dekodiert (zusammengefaßt bei Zimmermann u. Handwerker 1984).

Diese segmentalen und die zentralen Schmerzschwellen sind nicht nur durch die Nozizeptorenentladungen, sondern auch durch endogene (hormonell, allergische Diathese, psychische und vegetative Reaktion) und exogene (Witterung, Kälte, Infekte, Traumata) sowie zentralnervöse Einflüsse modifizierbar.

– Durch Beteiligung des sympathischen Nervensystems an der Schmerzverarbeitung sind Reflexdystrophien möglich.
– Insgesamt also unterliegen die nozizeptiven Afferenzen (gleich, ob sie z. B. aus einer chronischen Nierenentzündung oder dem Bewegungssystem kommen) multiplen, von der Peripherie bis zum Kortex reichenden modifizierenden Einflüssen mit Rückkopplungseffekten (Abb. 2). Es muß versucht werden, für die medizinische Praxis die DD der Schmerzäußerungen der Patienten wieder auf einfache Modelle zu reduzieren.

2.1.3 Morphologische und funktionelle Betrachtungsweise

Bis heute wird in der Literatur häufig morphologischen Veränderungen wie Spondylose, Osteochondrose, „Diskopathie" u. ä. primär die Ursache vertebragener Schmerzzustände zugeschrieben (z. B. bei Horny 1980).

Die frühzeitigen Degenerationsvorgänge an Bandscheiben und anderem bradytrophen Gewebe sind bekannt. Es ist aber auch bekannt, daß degenerative und reaktive Veränderungen zwar mit dem Alter korrelieren, mit dem Schmerz aber nicht korrelieren müssen (z. B. Mühr 1978; Lewit 1972 a, b; Lewit u. Gutmann 1975; Metz et al. 1981).

Auch die Ätiologie und damit die notwendige Wertung sind unterschiedlich: Osteochondrose ist Abnutzungs- und Alterungsfolge, Spondylose ist adäquate Reaktion auf Überlastung (z. B. bei konstitutioneller oder traumatischer Hypermobilität im Segment, Spondylolisthesis). So wird die verlorene Stabilität wiederhergestellt. Damit sind die als degenerativ bezeichneten morphologischen Zeichen Folge und nicht Ursache funktioneller Störungen, also einem Narbenstadium vergleichbar.

Solche und andere morphologische Veränderungen können zwar einen Faktor für schmerzhafte Funktionsstörungen des Bewegungssystems darstellen, müssen aber nicht zwangsläufig Schmerzen verursachen. Auch der Bandscheibenvorfall kann als morphologische Entität nicht alleine alle Rücken- oder Kreuzschmerzen erklären. Auch die Erkrankung der inneren Organe mit morphologisch faßbaren Symptomen allein kann nicht alle Schmerzzustände hinreichend erklären.

So ist insgesamt für die Aufdeckung der Pathogenese von Schmerzzuständen die rein morphologische Interpretation unzureichend. Dagegen korrelieren arthrogene, muskuläre, ligamentäre und statische Funktionsstörungen des Bewegungssystems zum Schmerz und klinischen Gesamtbild, so daß ihnen in der DD bei schmerzhaften Zuständen, bei denen das Bewegungssystem die Haupt- oder Nebenrolle spielt, eine immer bedeutsamere Rolle zugeschrieben wird (Gutzeit 1951, 1957; Gutmann 1974, 1975; Lewit 1967 a, b, 1968, 1971, 1972 a, b, 1984; Sachse 1969, 1976, 1983). Es ist außerdem eine Tatsache, daß schmerzhafte Funktionsstörungen nicht obligat an morphologische (z. B. degenerative) Veränderungen gebunden sind. Die Erkennung vieler Funktionsstörungen ist nur mit Hilfe der manualmedizinischen Techniken möglich.

Im Frühstadium unterschiedlichster Krankheitsprozesse versagt oft die morphologisch orientierte Differentialdiagnose, um so mehr kann man sich bei Schmerzzuständen häufig auf die Funktionsstörungen stützen.

Noch ein Aspekt ist wichtig in der Wechselbeziehung zwischen morphologischem Befund und Funktion: Bei einer vorhandenen degenerativen oder reaktiven Veränderung muß kein Schmerz entstehen, er kann aber durchaus bei der segmentalen Untersuchung (vorsichtige Dislokationsschübe) ausgelöst werden. Er ist dann Warnzeichen und Signal vor inadäquater Belastung, also auch vor inadäquater Therapie.

2.2 Schmerzanamnese

Konsequent vom Schmerz ausgehend, ist das Erkennen der diagnostisch weiter zu verfolgenden Erwägungen fast ausschließlich eine Frage der Anamnese (Dahmer 1984). Die Schmerzanamnese erfolgt nach den Begriffen des Kranken, nicht des Arztes. Der Patient muß nach den meisten Kriterien des Schmerzes und den für eine Differentialdiagnose brauchbaren Schmerzcharakteristika befragt werden, er schildert die wenigsten Details spontan (Janzen 1968). Die genaue Schilderung der aktuellen Schmerzbeschwerden sollte an den Anfang eines solchen Gesprächs gestellt werden (Zimmermann u. Handwerker 1984).

Besonders wichtig ist die Erhebung einer Systemübersicht (z. B. Urogenitalsystem? Bewegungssystem?) in der Familien- und Eigenanamnese (Hadorn 1979). Gezieltes Fragen setzt Systemwissen voraus. Wichtigstes Ziel der Schmerzanamnese ist die Erkennung, ob geruhsame Abklärung möglich ist oder eine notfallmäßige Behandlungsbedürftigkeit besteht.

2.2.1 Schmerzcharakteristika

Der Kranke selbst kann die Darstellung des Schmerzcharakters, der Schmerzentstehung und seiner Abhängigkeit oft nicht präzise genug darstellen, die Kenntnis solcher Charakteristika und Ordnungsprinzipien sind zur gezielten Exploration notwendig.

Bei Viszeralerkrankungen (also auch bei Nierenkrankheiten) müssen ein direkter, ein indirekter und ein übertragener Schmerz unterschieden werden:

Direkter Eingeweideschmerz (Tiefenschmerz, Organschmerz): Er entsteht in erkrankten Organen selbst, ist „unbestimmt", „dumpf", „quälend", „brennend tief", „an- und abschwellend", „ziehend", „ausstrahlend", aber die Ortsbezeichnung meist nur „ungefähr". Dieser Schmerz hat Kennzeichen der „Somatisierung" (allgemeine Projektion auf den Körper), aber keine bestimmte topische Projektion, also Lokalisierung. Die Übertragung verläuft mit den Strukturen des autonomen Nervensystems zusammen.

Indirekter Eingeweideschmerz (fortgeleiteter Schmerz): Er entsteht durch Übergreifen der primären Organerkrankung (z. B. PN oder GN) auf seröse Häute oder Nervenendigungen (z. B. N. iliohypogastricus, N. ilioinguinalis) durch sekundär entstandene Gewebsveränderungen. Die Übertragung erfolgt also durch Endungen peripherer Zerebrospinalnerven. Dieser Schmerz ist besser lokalisierbar als der Tiefenschmerz.

10

Der übertragene Schmerz wird nicht am Ort der Erkrankung selbst empfunden, sondern in andere Körperteile reflektiert (übertragen), und zwar in Gebiete mit gleicher segmentaler Innervationszuordnung wie der des erkrankten Organs (z. B. der erkrankten Niere). Die Übertragung erfolgt meist zur Körperdecke. Die Gebiete dieses Schmerzes sind „segmental" angeordnet und decken sich nicht mit der Ausbreitung peripherer Nerven.

Zu unterscheiden sind hierbei:

- Der Oberflächenschmerz (HEAD-Hautzonen) als „neuralgisch", hyperalgetisch, „hell", „stechend", „brennend".
- Hyperalgesie der tiefen Teile (MacKenzie-Muskelhyperalgesie) als „dumpf", „sehr unangenehm", länger dauernd und in „wundem Gefühl" auslaufend. Dieser Schmerz konzentriert sich innerhalb des Segments oft auf bestimmte Punkte.

Zusammenstellung der zu erfragenden Schmerzcharakteristika:

- *Wann?:* Seit wann (Tage, Wochen, Monate), Tageszeitschwankungen, wie lange, episodisch, rhythmisch, auch nachts?
- *Wo?:* Genaue Lokalisation möglich? Großflächig? Punktförmig? Segmental? Wandert der Schmerz?
- *Wie?:* Intensität, Art, Charakterwechsel, den Schlaf störend, aus dem Schlaf erweckend, dumpf, hell, stechend, brennend, kolikartig. Begleiterscheinungen? (viszero-viszerale Reflexe). Dauernd oder paroxysmal?
- *Warum?:* Auslösung (somatische, vegetative, psychische), Löschung oder Abhilfe (Therapie? Bewegung? Ruhe? Diät? Haltung?).

2.2.2 Nierenschmerzen

Über die Schmerzkorrelation, Koinzidenzen, den Schmerzcharakter und die Schmerzlokalisation und seine mögliche Ausprägung und Ausstrahlung bei chronischen Nierenerkrankungen sind auch heute die Angaben z.T. noch kontrovers oder unsicher.

So werden für die chronische GN von „... praktisch subjektiv symptomlos" (Sundermann 1968, S. 654) über Rückenschmerzen in 26% (Lohmann et al. 1977) bis „Lendenschmerzen" (Hegglin 1969) viele Angaben gefunden. Auch für die chronische PN stehen differenzierende und regelmäßig nicht weiter erklärte Schmerzsymptome: „Geringe oder überhaupt keine klinischen Symptome" (Sundermann 1968), „Nierenschmerz" (Buder 1978), „unklare Rückenschmerzen" (Hornbostel et al. 1978). Um in diese subjektiven Kategorien Ordnung zu bringen, sind Anhalte notwendig.

Als Hinweise der Schmerzangaben in die Richtung der chronischen Nierenerkrankungen können gelten (nach Grund u. Siens 1961; Buder 1978; Dahmer 1978; Lutzeyer u. Hild 1979; Precht et al. 1981 a; Dutz et al. 1983):

- Schmerzlokalisation: bei orthotoper Nierenlage gleichbleibend im lumbokostalen Winkel in der Gegend unter der 12. Rippe. Diese Schmerzen müßten bei bimanueller(!) Palpation oder Beklopfen des Nierenlagers zu potenzieren oder zu provozieren sein. Häufig einseitiger Schmerz. Nach Bailey meist mehr lateral in der Flanke als lumbal angegeben.
- Schmerzausstrahlung: Selten (zum Nabel, Damm, zur Blase möglich).

- Schmerzcharakter: Tiefen- oder Organschmerz („dumpf", „tief", „unbestimmt", „quälend", „nicht lokalisierbar").
- Schmerzprovokation: Durch Stehen (Nephroptose), Bewegung (Nierenbecken-kelchstein), Bücken (Tumoren, Zysten, Hydronephrose, Abszesse), Trinken (Abflußbehinderung) oder Miktion (vesikourethraler Reflux).
- Übertragener Schmerz (fakultativ): als Spontanschmerz (selten) oder Hyperalgesie in den Segmenten Th_{10}–Th_{12} (Th_9–L_2).
- Begleitbeschwerden (fakultativ je nach Krankheitsstadium): Dysurien, Pollakisurien, blutiger oder schaumiger Urin, Harndrang, Harnstottern oder -tröpfeln, gestörtes Allgemeinbefinden.
- Mögliche Faktoren der Schmerzauslösung: Unterkühlung, Nässe, Allgemeininfektionen, Resistenzminderung des Gesamtorganismus.
- Prädisponierende Faktoren: In der Anamnese akute GN oder PN. Für die chronische PN Abflußhindernisse, instrumentelle Eingriffe (Zystoskopie, Katheterismus), Stoffwechselstörungen (Diabetes mellitus, Gicht), Gravidität, geburtshilflich-gynäkologische Eingriffe, enterale Störungen (Diarrhö, Obstipation), neurologische Blasenerkrankungen, Medikamentenschäden (Analgetika, Kortikoide), Hypokaliämie, Hypertonie.
- Auftreten von Schmerzen mit oben genannten Kriterien bei gleichzeitiger pathologischer Erythrozyturie oder Proteinurie (GN) oder gleichzeitiger pathologischer Leukozyturie oder Bakteriurie (PN), auch bei gleichzeitigem Auftreten von Bluthochdruck.
- Nachlassen der Schmerzen bei einer dem nephrologischen Befund entsprechenden Therapie.

Dennoch bleiben dies alles fakultatitve Anhaltspunkte, die Diagnose und Schmerzzuordnung ergibt sich aus der Gesamtschau.

2.2.3 Schmerzen aus dem Bewegungssystem

Es werden hier allgemeingültige Indizien für die mögliche Schmerzentstehung aus dem Bewegungssystem genannt, vornehmlich aber solche für den Rückenschmerz und Kreuzschmerz berücksichtigt (u. a. nach Gross 1972; Priesnitz 1972; Heipertz u. Schmitt 1978; Hellinger u. Manitz 1981; Lewit 1984): Bedingung ist die regionale und/ oder segmentale Zuordnungsmöglichkeit des Schmerzes zum Bewegungssystem.

Folgende Anhaltspunkte können für ernste *pathomorphologisch determinierte Erkrankungen* des Bewegungssystems (spezifische und unspezifische Entzündungen, Tumoren und Metastasen, Trauma mit Strukturverletzungen, Destruktionen oder durch fortgeschrittene Stoffwechselstörungen) sprechen und zwingen primär zu entsprechender differentialdiagnostischer Abklärung:

- Dauerschmerz, der durch Ruhe und Entlastung nicht beeinflußbar im Sinne der Besserung ist.
- Heftiger umschriebener Klopf-, Druck-, Stauch-, Erschütterungs- und Traktionsschmerz (der WS).
- Zeitlich sicher anzugebender Beginn des Schmerzes ohne Remissionstendenz oder Änderung des Schmerzcharakters.

- Kurze Anamnese der Schmerzen mit Progredienz (trotz Therapie).
- Schmerzen bei älteren Patienten und wenig vegetative Mitreaktionen.
- Schmerzen, die mit neurologischen Ausfällen oder/und Zeichen der schweren Allgemeinerkrankung (Gewichtsreduktion, Anämie, spezifische Laborparameter) kombiniert sind.

Ganz allgemein können auf *Ätiologie aus dem Bewegungssystem folgende Kriterien* hinweisen:

- die Auslösung, Potenzierung oder Löschung von Schmerzen durch Bewegung, Haltungsänderung, Belastungsänderung (Belastung, Entlastung);
- die Abhängigkeit von Erschütterungen (Busfahren, Sprünge), z. B. bei Hypermobilen;
- Schmerzverstärkung beim Atmen (Rippen, Muskulatur);
- Schmerzen beim Husten, Niesen, Bauchpresse, Lachen (Bandscheibenvorfall, extramedullärer Tumor, aber auch hypermobile Segmente oder Bandschmerzen).

Für die *Funktionsstörungen* (arthrogen, vertebragen, muskulär, ligamentär, Haltung und Statik) können als Inidzien stehen:

- der chronisch intermittierende Verlauf (bis zu Jahren und Jahrzehnten!) mit schmerzfreien Perioden;
- der Systemcharakter (d. h. im Verlauf der Jahre Beschwerden in unterschiedlichen Bereichen des Bewegungssystems, z. B. Schuler-Arm-Bereich, interskapulär, zervikothorakal, lumbosakral usw.);
- Abhängigkeit von Lage, Haltung und Belastung („wobei"?: längeres Sitzen oder Liegen; Arbeitshaltung: beim Bücken oder Aufrichten; Heben; Tragen; „Anlaufschmerz");
- Trauma in der Anamnese (bei Bagatelltrauma sofort Funktionsstörung möglich, bei Trauma mit Strukturläsion Restschmerzen durch Funktionsstörungen im Stadium der Rehabilitation);
- Störfaktoren, die über das vegetative Nervensystem wirksam werden (Witterung, thermische Reize, Infektion, hormonale Einflüsse, Allergien) und Schmerzen im Bewegungssystem verstärken können;
- die emotionale Labilität und psychische Störbarkeit, die zur Schmerzverstärkung führen können (Schmerzschwelle);
- die asymmetrische Lokalisation, wenn weitere Kriterien der Schmerzauslösung aus dem Bewegungssystem bestehen (Nierenschmerz ebenfalls bei dem paarigen Organ Niere oft einseitig!);
- typische Auslösbarkeit oder Koupierung des vom Patienten geschilderten Schmerzes durch segmentale Funktionsuntersuchungen (Blockierung, Hypermobilität), isometrische Spannung oder postisometrische Entspannung (Enthesopathie), therapeutische lokale Anästhesie (Bandschmerz, Triggerpunkt), Verstärkung oder Korrektur einer nicht kompensierten Haltung in der frontalen (Schiefebenen) oder sagittalen (Beckenkippung, Muskeldysbalance) Ebene der Lendenbeckenhüftregion.

2.3 Klinische Zeichen des Schmerzes

Nach Zimmermann u. Handwerker (1984) ist Schmerz eines Menschen „nicht unmittelbar, sondern nur durch beabsichtigte oder unwillkürliche Mitteilung erfaßbar". Versucht werden könnte, „die bewußten und unbewußten Schmerzäußerungen" wissenschaftlich (d. h. möglichst quantitativ und reproduzierbar) zu erfassen und in einem zweiten Schritt von ihnen auf die private Erfahrung Schmerz zu schließen (Algesimetrie). Alle Versuche, Schmerz absolut zu messen, sind mit sehr vielen Störmöglichkeiten behaftet. Man kann sich aber bei der Objektivierung des Schmerzes weitgehend auf die klinischen Zeichen des Schmerzreflexes stützen. Nozireaktionen können aus allen Strukturen und Organen kommen, die mit Nozizeptoren ausgestattet sind, also z. B. sowohl aus den Nieren wie aus anderen inneren Organen, aus tiefen Geweben wie aus dem gesamten Bewegungssystem (s. auch unter 2.1.2).

Wenn die Nozireaktion in Gang gesetzt ist, kommt es zu Gewebszeichen und reflektorischen Reaktionen, die als objektivierbare segmentale Schmerzzeichen gewertet werden können und deren summarisches klinisches Bild als Pseudoradikulärsysdrom oder in der neueren Literatur als vertebragene (Vertebrokostale usw.) Nozireaktion (auch vertebragenes Reflexsyndrom) bezeichnet wird.

2.3.1 Das Pseudoradikulärsyndrom (PRaSy)

Das PRaSy wird durch Reizung von Nozizeptoren als Signalsystem ausgelöst, damit dem Körper Beeinträchtigungen angezeigt und Maßnahmen zur Korrektur in Gang gesetzt werden können.

Die Nozireaktion, die dabei auftritt, ist mit einem Zuviel an Impulsen, also Information, beladen und somit treten Reizzeichen im zugehörigen Segment, d. h. Myotom, Dermatom usw. auf. Der begleitende Schmerz wäre als „Rezeptorenschmerz" (hell, gut lokalisierbar) zu kennzeichnen.

Dieser Schmerz entspricht dem „übertragenen Schmerz" ("referred pain") als indirektem Schmerz in oberflächlichen Körperpartien, oft weit entfernt vom Ort der Reizwirkung, aber immer segmental zugeordnet. Bei länger bestehendem Reiz durch ein erkranktes inneres Organ oder eine Funktionsstörung des Bewegungssystems entstehen von einem allein oder beiden gleichzeitig im Segment die gleichen reflektorischen Veränderungen des PRaSy, dessen Zeichen lange bekannt sind (z. B. MacKenzie 1893; Head 1898; Bittorf 1911, Hansen u. von Staa 1938; Wünsche 1949; Kibler 1958; Elze 1961; Waller 1975; Brügger 1967, 1977):
Der Übertragungsschmerz, Hyperalgesiezonen nach Head (1898) (Mißdeutung von Berührungsreizen als Kratzen oder Schneiden), Tiefenhyperalgesie (MacKenzie 1893), segmentaler Muskelhartspann, kutane und subkutane Verquellung (Kibler 1958), Verquellung und Schmerz an Muskel- und Bandansätzen („Periostpunkte"), verminderte Abhebbarkeit und Verschiebbarkeit der Haut, vegetative Veränderungen (Gefäßreaktion, Hauttemperatur, Schweißsekretion), mögliche Veränderung von Muskeleigenreflexen (meist Verstärkung) und Fremdreflexen (meist Abschwächung). Es kann zum nozizeptiven somatomotorischen Blockierungseffekt nach Brügger kommen.

14

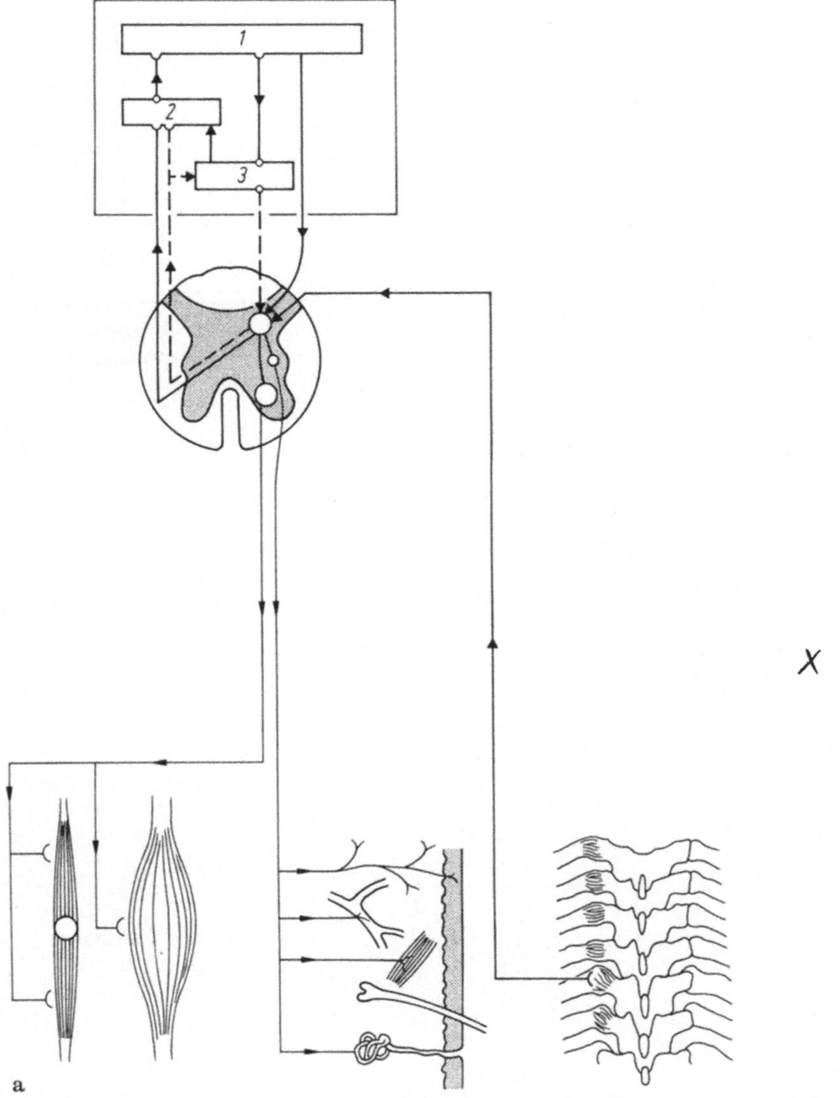

Abb. 3a. Synopsis der Theorie der spondylogenen Nozireaktion (Blockierung): *1* Neokortex, *2* Thalamus, *3* Formatio reticularis

Die Zeichen der pseudoradikulären Einzelerscheinungen müssen in die Synopsis der Diagnostik und der Therapie aufgenommen werden (Abb. 3).

Diese Veränderungen richten sich immer nach den der Körpermetamerie entsprechenden segmentalen Zuordnung (Abb. 4).

Von der Charakteristik und Lokalisation des Schmerzes her ist das PRaSy vom Radikulärsyndrom (RaSy) nicht eindeutig, manchmal gar nicht, trennbar. Die DD stützt sich beim PRaSy auf das Fehlen neurologischer Ausfälle, dafür auf vorhandene Reizzeichen und ist auf die Aufdeckung der verursachenden Störung gerichtet.

15

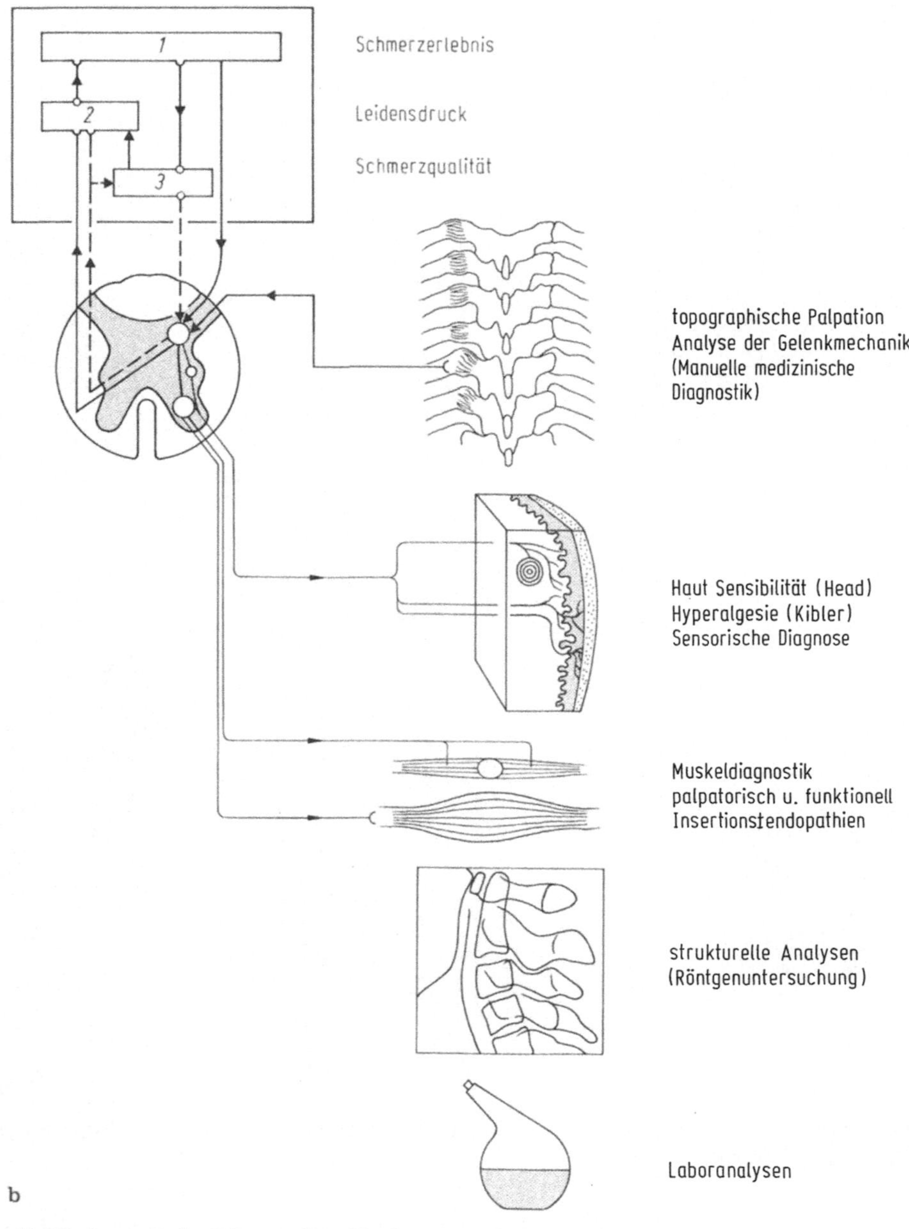

Abb. 3 b. Synopsis der Diagnostik: *1* Neokortex, *2* Thalamus, *3* Formatio reticularis

Wir müssen Sachse (1976) unbedingt zustimmen: „Die Klinik hat von diesen Möglichkeiten, das Vorhandensein eines nozizeptiven Reizes als Ursachen der Schmerzklagen zu belegen, erstaunlich wenig Kenntnis genommen. Sie können der Diskussion darüber, ob sich große Schmerzen objektivieren lassen, einen Boden geben."

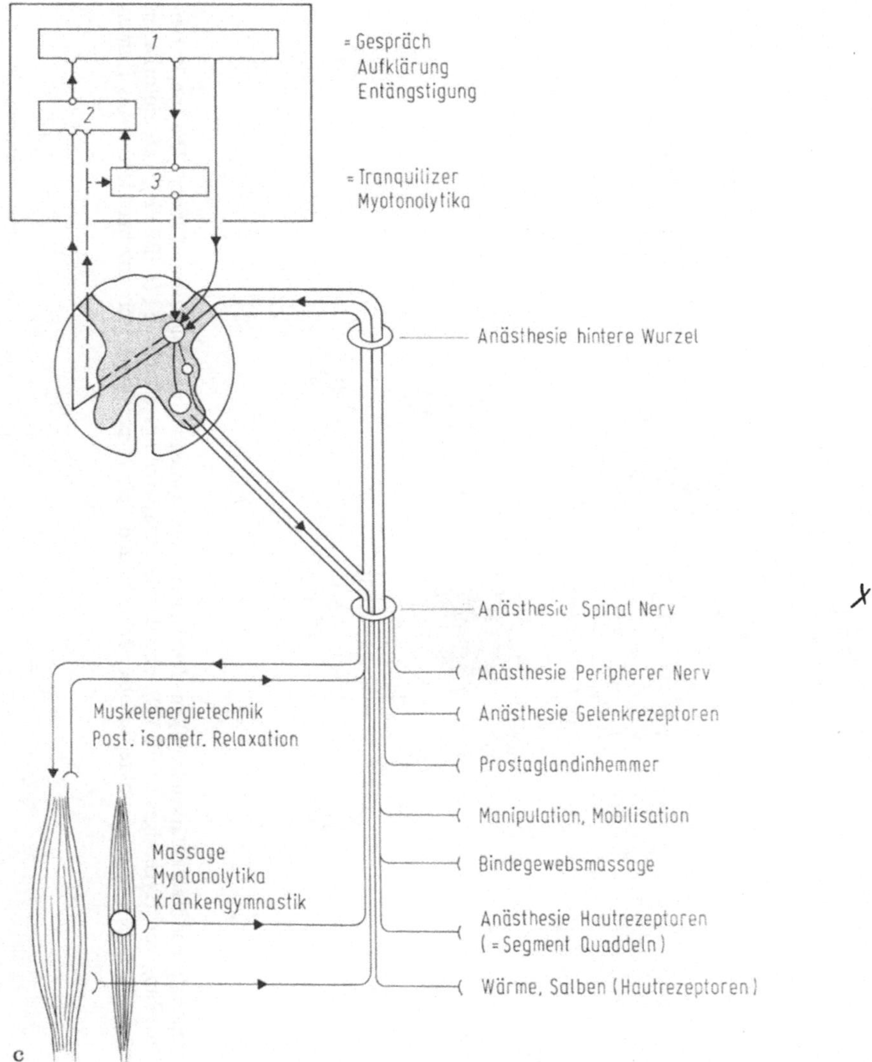

Abb. 3c. Synopsis der Therapiemöglichkeiten (bei speziellem Einsatz der manuellen Therapie und reflextherapeutischer Verfahren). *1* Neokortex, *2* Thalamus, *3* Formatio reticularis. (Aus Wolff 1983)

2.3.2 Klinische Zeichen des Schmerzes bei Nierenerkrankungen

Von den Interozeptoren (s. 2.1.2) der inneren Organe können Pseudoradikulärsyndrome (PRaSy), deren Leitsymptom der „übertragene Schmerz" ist, ausgelöst werden. Gleichermaßen können Funktionsstörungen des Bewegungssystems in den Nierensegmenten selbst ein gleiches oder ähnliches Schmerzgeschehen auslösen oder von anderen Wirbelsegmenten her in das Nierenlager irradiieren und so einen Nierenschmerz vortäuschen (s. Abb. 3).

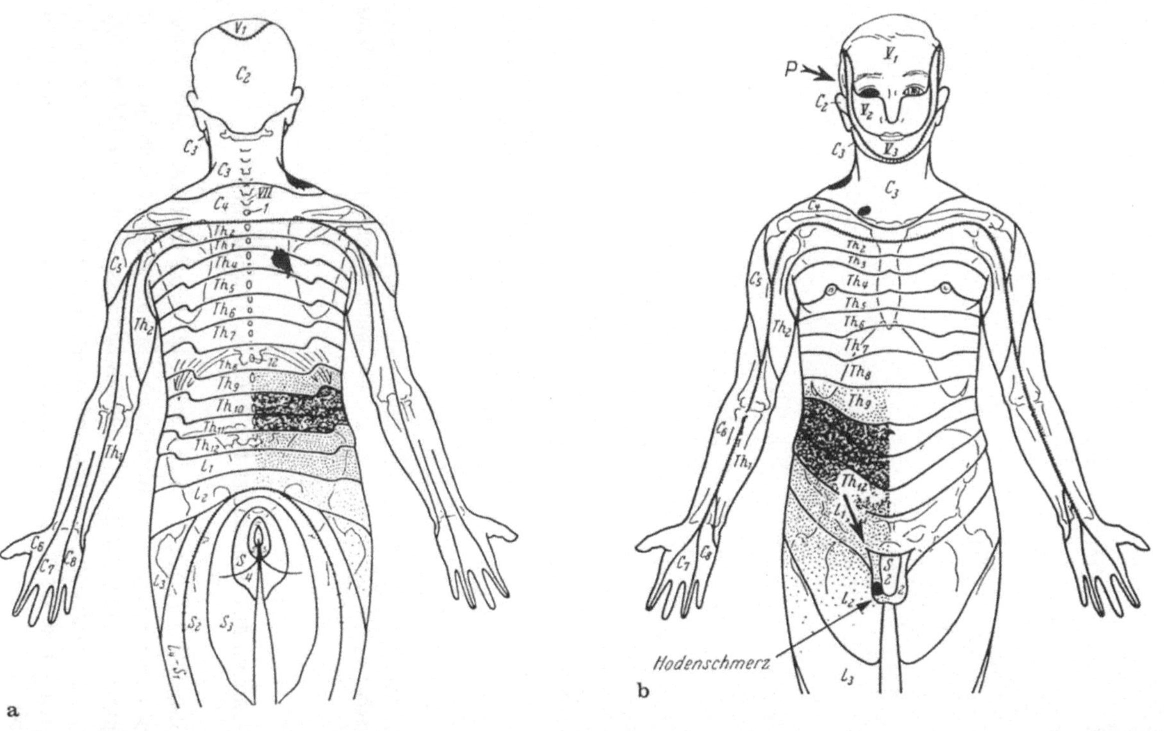

Abb. 4a, b. Schema der reflektorischen Zeichen (Pseudoradikulärsyndrom) in den Innervationssegmenten von Niere und Ureter. Die markierten Segmente (Th_9-L_2) zeigen die mögliche Verteilung von Hyperalgesie (HEAD), oberflächlicher Spannungsvermehrung (KIBLER), vasomotorischen Phänomenen, evtl. von übertragenem Schmerz. Typische Maximalpunkte für oberflächliche und tiefe Hyperalgesie (schwarz markiert). (Aus Hansen u. Schliak 1962)

Da die Nieren von den Segmenten $Th_{10\ (9)}$–$TH_{12\ (L_2)}$ innerviert werden, kann es in diesen Segmenten zur Ausbildung des PRaSy kommen. Dieser Vorgang ist unabhängig von der Art des Reizes an den Niereninterozeptoren, sondern lediglich gebunden an dessen Tatsache. Reize in diesem Sinne können die Dehnung der Nierenkapsel, die Reizung im Pyelon (Steine) oder Auslösung über den metabolischen Mechanismus (Hyperosmolarität, Hypoosmolarität, Anionen- und Kationenverschiebung, Azidose, Alkalose) sein.

Da die Parenchyme keine Interozeptoren in diesem Sinne besitzen, sondern nur die Innenauskleidung und Hüllen, können auch schwere Erkrankungen, die die Bekleidung (bis hin zum Peritoneum) nicht irritieren, ohne jede Schmerz- oder Reizäußerung ablaufen (z. B. Niereninfarkte).

Da die inneren Organe plurisegmental innerviert sind und auch die vegetativen Afferenzen eingespeist werden, kommt es bei den Nieren zum PRaSy in den Segmenten $Th_{(9)\ 10}$–$L_{1\ (2)}$ (Abb. 4).

2.3.3 Klinische Zeichen des Schmerzes im Bewegungssystem

Von allen Nozizeptoren des Bewegungssystems können Pseudoradikulärsyndrome ausgelöst werden. Rezeptoren befinden sich vornehmlich in den Gelenkkapseln, Bandansätzen, Muskelansätzen am Periost und am Sehnen-Muskel-Übergang. An der WS sind besonders die Gelenkkapseln, die Längsbänder, die Insertionsstellen der Muskeln und Bänder und das Periost des Wirbelkanals mit Rezeptoren besetzt.

Für den Patienten ist subjektiv eine Entscheidung, aus welcher Struktur der Schmerz kommt, nicht möglich. Wegen seiner nur zu verallgemeinernden Aussagekraft sind für den Begriff „pseudoradikulär" für das Bewegungssystem Nomenklaturvorschläge wie „Spondylogenes Schmerz- und Reflexsyndrom" (Sutter 1975; Caviezel 1974 b; Waller 1975) oder „vertebragene Nozireaktion" (Wolff 1975) vorgeschlagen worden. Konsequent müßte dann in der DD weiter von „arthrogener, kostotransversaler, vertebragener" oder „ligamentärer Nozireaktion" gesprochen werden, immer gestützt auf die Schmerzanalyse und segmentgebundene Zeichen der Nozireaktion (PRaSy). Zwangsläufig sind die vom Bewegungssystem ausgelösten PRaSy häufig mono- oder oligosegmental, dabei muß aber in Rechnung gestellt werden, daß ein Intervertebralgelenk jeweils von 2–3 Nervensegmenten innerviert wird, d. h. daß bei seiner Funktionsstörung (Blockierung, Hypermobilität) 2–3 Segmente vom PRaSy erfaßt werden können (bei Edgar u. Ghadially 1976). In erster Linie wird das Wirbelgelenk allerdings vom kaudal davon liegenden Spinalnerven versorgt.

2.3.4 Vertebroviszerale Wechselbeziehungen

Die Schwierigkeiten der DD sind oft darin begründet, daß Afferenzen aus unterschiedlichen Organsystem weitgehend ähnliche klinische Bilder bieten können (z. B. Lewit 1967 a, b, 1968, 1971, 1972 a, b, 1984; Schwarz 1970, 1977, 1978; H. Fischer 1971; Rychlikova 1974; Kunert 1975; Metz 1975) und sich gegenseitig beeinflussen (Abb. 5).

Aus der Tatsache der z. T. topographisch wie segmental, neurophysiologisch und neuropathologisch kongruenten Zuordnung innerer Organe und der Strukturen des

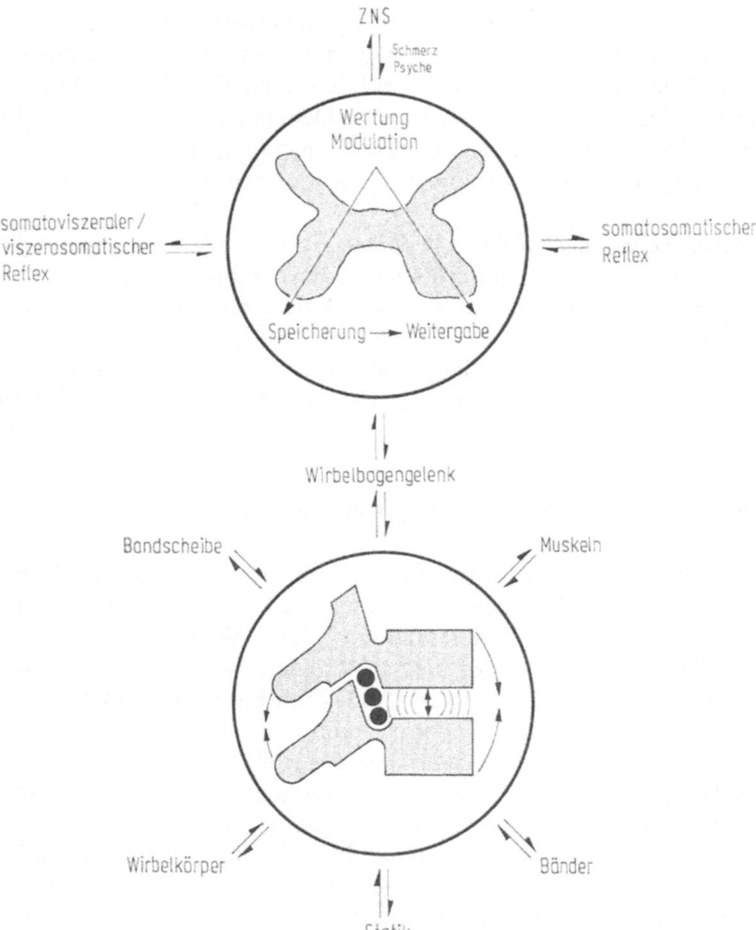

Abb. 5. Verflechtung unterschiedlicher Organsysteme bei der Entstehung und reflektorischen Auswirkung von Noziraktionen (hier innere Organe und Bewegungssystem). Das Wirbelgelenk funktioniert gleichzeitig als Teil des Bewegungssegmentes (unterer Kreis) und als Teil reflektorischer Abläufe im Segment (oberer Kreis). (Aus Neumann 1983)

Bewegungssystems, besonders der WS, ist dies besonders in den vertebroviszeralen Beziehungen der Fall. Bei akuten Erkrankungen sind die Verhältnisse fast immer eindeutig. Bei chronischen oder rezidivierenden Erkrankungen, wie es bei chronischer PN oder GN der Fall ist, kann die DD zwischen der Schmerzauslösung aus dem Bewegungssystem oder/und dem inneren Organ schwierig sein.

Allen inneren Organen sind die Pseudoradikulärsyndrome (PRaSy) entsprechend ihren segmentalen Innervationen zugeordnet. Außerdem kommt es zu sekundären reflektorischen Veränderungen (z. B. Muskelhartspann), die dann wieder zu sekundären Auslösern (z. B. Gelenkblockierungen) vom PRaSy und somit von Schmerzen werden können.

Nach morphologischen und physiologischen Erkenntnissen darf heute als gesichert gelten, daß die exterozeptiv (z. B. vom Bewegungssystem) ausgelösten Schmerzen und

20

der viszerogen-interozeptive Schmerz nur besondere Varianten ein und derselben Sinnesmodilität sind. Bei der Schmerzanalyse muß man folglich zunächst von der exterozeptiven, z. B. aus dem Bewegungssystem (propriozeptiven) Schmerzauslösung ausgehen, deren Reizabhängigkeit besser zugänglich ist. Von hier aus muß dann die Differenzierung zum interozeptiven Schmerz erfolgen, wenn nicht ohnehin das Krankheitsbild eindeutig einen viszeralen Schmerz anzeigt.

2.4 Rückenschmerz und Kreuzschmerz als interdisziplinäres Problem

Für Ursachen und klinische Bilder von Rücken- und Kreuzschmerzen gibt es, dargestellt von unterschiedlichen Fachgebieten und nach differenzierenden Ordnungskriterien, eine Vielzahl von Übersichten. Die meisten dieser Übersichten haben für praktische Belange den Nachteil, sich entweder zu sehr auf das eigene Fachgebiet zu beschränken oder die Wertigkeit der einzelnen diagnostischen Schritte zugunsten der aufwendigen röntgenologischen, laborchemischen oder gar hochspezialisierten Verfahren zu verschieben. Um einen „rationalen Weg der Diagnosefindung" zu gehen, „Maßnahmen erst einmal auf das zu richten, was wahrscheinlich ist" (Becker 1979, S. 151), muß u. a. konsequent vom Schmerz als wichtigstem Symptom überhaupt und der Schmerzanalyse ausgegangen werden.

Folgendes schrittweises Vorgehen ist dann notwendig:

1) Anamnese (mit besonderer Wertung des Schmerzes),
2) Analyse der Schmerzqualitäten,
3) klinische Untersuchung (mit Sammlung von Einzelbefunden und deren deduktiver Wertung, einschließlich der segmentalen Schmerzzeichen),
4) radiologische Diagnostik,
5) spezielle diagnostische Verfahren.

Hier soll ein Überblick gegeben werden über die Möglichkeiten, vom Symptom Schmerz ausgehend diagnostische Feststellungen zu treffen oder weitere diagnostische Schritte zu bedenken bzw. festzulegen.

Da Rücken- und Kreuzschmerzen in der überwiegenden Zahl von der Wirbelsäule und den ISG ausgehen, liegt hier die hauptsächliche DD. Mit dem geschilderten Konzept sind folgende Beziehungen zu eruieren: 1. zur WS und zum übrigen Bewegungssystem, 2. zu anderen Organen und Organsystemen und 3. zu evtl. psychischen Zusammenhängen.

Die Aufzählung der jeweils möglichen Krankheitsbilder erfolgt etwa in der Reihenfolge der Häufigkeitswahrscheinlichkeit, es werden nur für das jeweilige Krankheitsbild typische Symptome und Parameter genannt und stichwortartig weitere Schritte aufgezeigt.

3 Schmerzanalyse bei Rücken- und Kreuzschmerzen – orientierende Hinweise

Zusammengefaßte Hinweise auf ernste pathomorphologisch determinierte Erkrankungen mit Rücken- und/oder Kreuzschmerzen (im weiteren „Schmerzen") sind bereits unter 2.2.3 beschrieben worden.

Heftige Schmerzen mit plötzlichem Beginn

Akute Blockierung (BWS/LWS/Becken): Zwangshaltung möglich, jede Zwangshaltung aber auch Tumorverdacht!

Bandscheibenvorfall: Segmentaler Schmerzverlauf, Häufigkeit ($S_1 > L_5 > L_4$), neurologische Ausfälle, „Kennmuskeln" monoradikulär, Hypalgesie enger als Hypästhesie! Computertomographie? Radikulographie?

Wirbelfrakturen: spontan bei Osteoporose oder Metastase, sonst Trauma. Osteoporose sonst kein Akutschmerz, sondern hier das Periost. Druck- und Klopfschmerz, segmentaler Muskelhartspann. Schmerz ist „hell, plötzlich, vernichtend". Röntgen. Nach Anamnese evtl. Zeichen nach Soto-Hall (zit. nach Nigst 1972, S. 33).

Conus-Cauda-Syndrom: Notfall (medialer Massenprolaps). Reithosenanästhesie, Blasen-Mastdarm-Störungen. Caudagraphie.

Steinkoliken (Ureter, Galle): Beginn mit reinen Rücken- oder Kreuzschmerzen möglich, Ausstrahlung (Leiste, Hoden, Labien), pathologischer Urinbefund, Harndrang? Schmerzzeichen in den Segmenten Th_{10} bis L_1 (L_2). Sonographie.

Innere Organe (akute Pankreaserkrankungen, Ulkuskrise oder -penetration, Hinterwandherzinfarkt).

Vaskuläre WS-Prozesse, z. B. spinales-anterior-Syndrom, Myelomalazie. Entsprechende, nicht segmentgebundene neurologische Ausfälle.

Lupus-erythematodes-viszeralis-Krisen: Klinik/Labor/Serologie.

Intensive diffuse Schmerzen, die durch Lage- und Haltungsänderung nicht günstig beeinflußbar sind

Akute Blockierung der LWS und der ISG möglich.

Osteoporose: wichtigste und häufigste Skeletterkrankung, Schmerzen sekundär durch Muskelspannungen oder Komplikationen. Klinische Verdachtsäußerung. Röntgen als standardisierte Verlaufsbeurteilung der seitlichen LWS, evtl. Absorptionsmessungen oder Computertomogramm.

Bandscheibenvorfall: im Akutstadium mit Zwangshaltung.

Morbus Bechterew = Spondylitis ankylosans: in aktiven Stadien. Klinisch Verdacht, Serologie, Röntgen.

WS-Tumoren: Röntgen! Tomographie? Szintigraphie? Knochenbiopsie? Computertomographie?

Metastasen: Zustand nach Tumoroperation von Mamma, Prostata, Schilddrüse, Lunge, Niere?

Innere Organe (akute Erkrankung oder Exazerbation): Ösophagus, Kardia, Magen, Galle, Pankreas, Duodenum, PN, GN, entsprechende Organsymptome bei „Tiefenschmerz", PRaSy (s. 4.2.8.1).

Gynäkologische Erkrankungen (s. 4.2.7.1).

Nieren- und Uretererkrankungen mit Harnstauung: gleichbleibender Organschmerz (Ruhende Kelch- oder Beckensteine. Ausgußsteine, Uretereinklemmung, Ureterstenose, Harnleiterkompression). Klinik, Urinbefund, Röntgen.

Spondylitis: spezifisch und unspezifisch. EA, FA. Umgebungserkrankungen, Schüttelfrost. Labor, Röntgen.

Nierenparenchymtumoren: Makrohämaturie, Urogramm, Renovasogramm.

Osteomalazie: Alkalische Phosphatase +, Kalzium im Serum −. Knochenbiopsie.

Andere retroperitoneale Tumoren.

Bewegungs-, Haltungs- und Belastungsabhängigkeit bei uncharakteristischen Schmerzen mit möglichem Pseudoradikulärsyndrom

Statisch-dynamische Insuffizienz: funktionelle oder Haltungsskoliosen. Schiefe Ebenen, Seitenbiegung und Rotation (als Trias) als klinische Zeichen am stehenden Patienten. Bei Diskrepanz in dieser Trias können Zug, Dehnung und Spannung mit konsekutivem Schmerz auftreten. Provokation oder Linderung des Schmerzes durch Ausgleich? Ursache kann auch reflektorisch über Muskelstörungen durch innere Organerkrankungen sein, evtl. Röntgenanalyse (LWS stehend!).

Bandschmerzen: besonders lumbosakral, DD durch Anamnese und Schmerzanalyse, evtl. manuelle Diagnostik.

Muskel- und Bandinsuffizienzen durch Adipositas, Hyperlordosierung der LWS, Spondylolisthesis, reflektorische Fehlsteuerungen bei (Kopfgelenk-)Blockierungen, evtl. bei Lumbalisation oder Sakralisation.

Blockierungen der LWS: Iliakus- und Psoashartspann häufig, PRaSy häufig und segmentorientiert, Schmerz meist ganz medial empfunden („tief", „dumpf"), oft L_1–PRaSy. Manuelle Diagnostik, Röntgen.

BWS-Blockierungen oder -Hypermobilität: Schmerzen zusätzlich, oft gürtelförmig im Oberbauch, Atemschmerz(?), Hintergrund innere Organerkrankung? Manuelle Diagnostik, Röntgen.

Blockierungen untere Rippen: Klinik wie vertebragene Blockierungen, Atemschmerz deutlicher. Manuelle Diagnostik.

Beckenverwringung: halbseitiger lokaler Kreuzschmerz, evtl. Rückenschmerz, sekundäres reflektorisches Syndrom, deshalb Primärursache aufsuchen.

Beckenblockierung: Schmerz meist einseitig, Ausstrahlung in Gesäß und/oder dorsale Oberschenkel(?), PRaSy bei S_1 ist möglich. Manuelle Diagnostik.

Tendomyosen. Enthesopathien: BAASTRUP-Phänomen (Schmerz eng umschrieben)/ Röntgen(?), diagnostische lokale Anästhesie!

Koxarthrose oder Koxalgie.

Nierenbeckenkelch- und Ausgußsteine (Reiben bei Bewegungen der Pyelonwand führt zu Schmerzen). DD durch Urinbefund, Röntgen.

Symphysenreizzustand: Störung der Muskelsynkinese, statische Ursachen, reflektorisch durch Beckenorganerkrankungen.

**Uncharakteristische, flüchtige, vagabundierende Schmerzen
mit oder ohne Seitenwechsel**

Morbus-Bechterew-Frühstadium: EA, FA, Iritis? Manuelle Diagnostik (ISG-Blockierung?)! BSG erhöht, andere Laborbefunde und Röntgen erst relativ spät.
Myositiden: Klinik, bei Verdacht EMG und histologische Untersuchung.
Muskeldystrophien: Bei klinischer Verdachtsdiagnose EMG und PE.
Multiple Sklerose: Klinik, Verlauf, Lumbalpunktion. Schmerz ist hier aber selten.
Kokzygodynien: bei ca. 20% der Kreuzschmerzpatienten.
Ostitis condensans ilii: Klinik. Manuelle Diagnostik(?) Röntgen.
Enger Spinalkanal: Klinik. Claudicatio ischiadica. Neurologie(?) Röntgen.
Spondylolisthesis und Pseudospondylolisthesis: fakultativ Schmerzen, Röntgen stehend.
Koxalgie.
Arthropathia psoriatica: Bei 30% aller Psoriasisfälle Kreuz- oder Rückenschmerzen.
Myelitis: Klinik, Labor, Lumbalpunktion.

**Schmerzen mit möglichem Radikulärsyndrom
(radikulärer, segmentgebundener Schmerz)**

Bei *Bandscheibenvorfall* am häufigsten. „Heller", „oberflächlicher", „gut lokalisierbarer" Schmerz, selten schleichender Beginn. Mono- oder oligosegmentäre neurologische Ausfälle. Evtl. EMG. LWS-Röntgen meist normal, evtl. zur DD (Höhenlokalisation) die Venographie, spinale Arteriographie, Thermographie oder Diskographie. Computertomographie!
Seltener bei *Tumoren*, dann meist epidurale Tumoren: Neurinom, Metastasen, seltener Angiome. Bei Tumoren öfter mehrere Segmente, Ausfälle und Schmerz bilateral und symmetrisch. Zur DD die spinale Myelographie oder Venographie.
Seltener bei *Tumoren,* dann meist epidurale Tumoren: Neurinom, Metastasen, seltener Angiome. Bei Tumoren öfter mehrere Segmente, Ausfälle und Schmerz bilateral und symmetrisch. Zur DD die spinale Myelographie oder Venographie.
Arthritis der kleinen Wirbelgelenke: Klinik, Labor, Röntgen.
Bei fortgeschrittener(!) Degeneration (Osteochondrose) und Reaktion (Spondylose, Spondylarthrose). Bei nur etwa 5% der fortgeschrittenen Degeneration etwa tritt ein RaSy auf.
Bei *engem Spinalkanal:* selten, Röntgen klärt die Diagnose.
Metastasen: selten. Wenn Primärtumor nicht bekannt, DD durch 99 m-Technetiumszintigraphie, Spezialröntgenverfahren oder Knochenbiopsie.
Spondylitiden (selten); Klinik, Labor, Röntgen.
Radikulitiden bei Lupus erythematodes visceralis: selten, Klinik des LE, Labor.
Bei fortgeschrittenen Formveränderungen jeder Genese der WS.

**Zunahme der Rücken- oder/und Kreuzschmerzen bei statischen Belastungen
(langes Stehen, Sitzen, Liegen)**

Statisch-dynamische Insuffizienz:

● Beckenbänderschwäche nach Barbor, allgemeine Hypermobilität? Konstitution, Besserung beim Bewegen. Manuelle Diagnostik.

- Muskuläre Dysbalancen im Rumpfbereich (konsekutiv Störungen der Statik in der Sagittalebene), Muskelfunktionsdiagnostik nach Janda.
- Störungen der Statik in der Frontalebene.

Fehlformen der WS (Skoliose sui generis, Kyphoskoliosen, pathologisch fixierte Kyphosen und Lordosen).
Hypermobilität der ISG: Klinik, manuelle Diagnostik.
Einige *kongenitale Fehlbildungen* (Hüftgelenkdysplasie, Spondylolisthesis).
Rippen-Becken-Kontaktsyndrom.
Baastrup-Phänomen.
Beckenringlockerung mit Irradiation zum Rücken- und Kreuzschmerz.
Nephroptose(!) bei langem Stehen.
Beckenblockierungen: Klinik, manuelle Diagnostik.
LWS-Blockierungen.
Claudicatio intermittens spinalis: bei langem Stehen Conus-Cauda-Symptomatik möglich. Ursachen: Enger Spinalkanal und zusätzliche Einengung (durch Pulposusprolaps, Spondylose, Listhesis).
Lumbosakrale Übergangsanomalien fakultativ.
Metastasen: oft stärkste Schmerzen im Liegen.

Schmerzverstärkung beim Husten, Niesen, Pressen, Lachen

Bandscheibenprolaps mit möglicher Schmerzausstrahlung ins Segment.
Transversokostalgelenke untere BWS.
M. Bechterew.
Extramedulläre Tumoren.
Neurales Einklemmungssyndrom der Mm. spinalis (Rami dorsales) L_1–L_5.
ISG-Funktionsstörungen: besonders die Hypermobilität.

Schmerzen ohne RaSy mit eher schleichendem Beginn und Rezidiven

- *Arthritis urica:* Nach Eder u. Tilscher (1978) bei 25,2% aller Gichtpatienten, nach Klotz et al. (1971) in etwa 38,7%, nach Bogner u. Tilscher (1976) bis 60%! Klinik der Gicht, Labor, evtl. Röntgen.
- Bei *Fußleiden* ohne geeignete Korrektur über die kinetische Kette der überforderten Muskulatur.
- *Spondylitis tuberculosa* im Frühstadium und Spondylitiden bei Psoriasis und Colitis ulcerosa. DD nach der Grundkrankheit.
- *Psychisch* mitverursachte oder -verstärkte Schmerzen reagieren meist nicht auf Belastung und Bewegung (Persönlichkeit!). Meist mit generalisierten Tendomyopathien.
- Bei *Pyelonephritis* möglich, „oder anderen Nierenprozessen" (Graf u. Müller 1977, S. 1940).
- *Gynäkologische Erkrankungen* (s. 4.2.7).
- *Parkinson-Syndrom* im Frühstadium durch allgemeine Erhöhung des Muskeltonus.
- *Spastische Paresen,* bei denen die Patienten oft über Rückenschmerzen und nicht über Paresen klagen.
- *Plasmozytom:* Klinik, Labor (Elektrophorese), atypische Plasmazellen im Knochenmark, Paraproteine, Röntgen.

- *Butkrankheiten* mit Beteiligung des Skelettsystems.
- *Endokrine Erkrankungen* mit Skelettbeteiligung.

Rücken- und Kreuzschmerzen mit Betonung des weiblichen Geschlechts

Kokzygodynien, gestörte muskuläre Stereotype, ligamentäre Insuffizienz, Osteoporose, Spondylitis tuberculosa, Ostitis condensans, Nephroptose! (Bei Männern sehr selten!). Beckenringlockerung.

Schmerzen mit Bevorzugung des männlichen Geschlechts

Morbus Bechterew (manuelle Diagnostik der ISG!), Arthritis urica, arthrogene Funktionsstörungen (WS, Becken), Claudicatio intermittens spinalis, bestimmte Tumoren: Ewing-Sarkom, Plasmozytom, M. Reiter.

Rücken- und Kreuzschmerzen mit möglicher Ausstrahlung in den Bauch

Blockierungen oder Hypermobilität segmental lumbosakral und untere BWS/LWS. Klinik, manuelle Diagnostik, M. Bechterew (spätere Stadien). Osteoporose in fortgeschrittenen Stadien. Knochen-TM der WS oder Metastasen. M. Paget. Beckenosteomyelitis. Polymyalgia rheumatica oder Polymyositis. Pannikulose.

Schmerzen mit möglicher Ausstrahlung in die Leisten

Beckenverwringung. „Nierenschmerzen", gleich welcher Grunderkrankung, besonders in akuten Stadien und bei Koliken. PRaSy spondylogen (bes. L_1!), gynäkologische Erkrankungen (s. 4.2.7.1), Koxalgie, Rippen-Becken-Kontaktsyndrom, Symphysenreizzustand.

Nächtliche Zunahme der Schmerzen

M. Bechterew nach Mitternacht, Polymyalgia rheumatica mit Morgensteifigkeit, tagsüber dann Schmerzreduzierung. „Iliosakralarthritis", ISG-Funktionsstörungen, Becken- und LWS-Blockierungen („beim Umdrehen"), schmerzhafte Dornfortsätze (Hyperlordose und Bandschmerzen, Baastrup-Phänomen). Evtl. bei Tumoren. Vertebragener Schmerz mit larvierter Depression. Bluterkrankung mit Beteiligung des Skelettsystems.

Typischer morgendlicher Rücken- und Kreuzschmerz

Blockierung von Wirbelgelenken. Ligamentäre Insuffizienz lumbosakral und LWS-Segmente. „Anlaufpein" der Koxalgie und Koxarthrose. Reiter-Syndrom.

Schmerzauslösung beim Bücken

LWS-Blockierungen. Große Nierentumoren (Tumoren, Zysten, Hydronephrosen, Abszessen): Palpation, Klinik, Labor (Urin!), Röntgen, evtl. Ultraschalltomographie.

Schmerzauslösung durch Aufrichten/Strecken

Hufeisenniere, ligamentäre Enthesopathien, Segmentlockerung, Baastrup-Phänomen, Rückbeugeblockierungen der LWS (bes. lumbosakral).

Schmerzbesserung in Ruhe (Liegen, Entspannung)

Degenerative und reaktive Veränderungen, Störung muskulärer Stereotype, Bandin-
suffizienz, gestörte Statik.

Schmerzen mehr bei Jugendlichen

Blockierungen und andere Funktionsstörungen, Scheuermann-Krankheit, dysmenor-
rhoischer Rücken- oder Kreuzschmerz (in der Pubertät), Spondylitis tuberculosa.

Schmerzen mehr bei älteren Patienten

Osteoporose, Tumoren (s. 96), Arthritis urica bei Frauen erst nach der Menopause,
degenerative und reaktive Veränderungen.

Ohne die theoretische Verfügbarkeit und ständige praktische Anwendung der bisher gemachten allgemeinen Ausführungen ist eine Erfassung und Wertung der vom
Patienten angegebenen Rücken- und Kreuzschmerzen nicht möglich. Das zeigt sich
besonders auch bei der oft notwendigen Entscheidung, ob Rücken- oder Kreuzschmerzen von einer Nierenerkrankung (hier chronische PN, GN oder Nephroptose)
ausgelöst werden oder ob die Ursache im Bewegungssystem liegt.

Allein zur Mithilfe bei der Präzisierung dieser differentialdiagnostischen Aufgabe
und Aussage sollen die Ergebnisse dieser Arbeit dienen.

4 Untersuchung zur Beantwortung der in der Einleitung genannten Fragen

Die Untersuchungen wurden direkt in die ambulante medizinische Betreuung eingebunden. Dem Arzt für Allgemeinmedizin obliegt die Entscheidung, ob bei einem angegebenen Rücken- oder Kreuzschmerz, z. B. bei einer chronischen Pyelonephritis (PN), Glomerulonephritis (GN) oder Nephroptose, die weitere DD im nephrologischen Bereich oder im Bewegungssystem zu erfolgen hat. Hier sollen mögliche Ansätze aufgezeigt werden.

Zur Beantwortung der Fragestellungen wurden *206 Patienten mit chronischen Nierenerkrankungen* (chronischen Pyelonephritiden –PN– und chronischen Glomerulonephritiden –GN) untersucht. Bei 31 Patienten bestand zusätzlich eine Nephroptose. Alle Patienten befanden sich zur Zeit der Untersuchung und Auswertung (1976–1981) in kontinuierlicher Betreuung einer Nierenspezialsprechstunde und einer Spezialambulanz für Funktionsstörungen des Bewegungssystems.

Bezüglich bestehender oder nicht bestehender Rücken- oder/und Kreuzschmerzen sind die Patienten nicht ausgewählt worden. 136 Frauen (Durchschnittsalter 45 Jahre) und 70 Männer (Durchschnittsalter 44,5 Jahre) wurden untersucht und beurteilt. Um Störfaktoren für die Auswertung im Sinne der Fragestellungen möglichst einzuengen, wurden folgende Patienten nicht in die Auswertung einbezogen:

- Patienten mit bekannten oder während der Untersuchung diagnostizierten inkurablen Schmerzzuständen aufgrund pathomorphologisch determinierter ernster Krankheitsbilder (z. B. Neoplasmen), wo „der Schmerz seine nützliche Warnfunktion verloren hat und zur quälenden Last" (Auberger 1971, S. 1) geworden ist.
- Patienten im Stadium einer auch klinisch akuten Exazerbation der Nierenerkrankung, da hier Schmerzen fast obligate Symptome sind.
- Patienten mit Erkrankungen anderer innerer Organe, bei denen Rückenschmerzen und Kreuzschmerzen als subjektive Symptome auftreten können (z. B. Magen- und Duodenalulzera, Leber-, Gallen- und Pankreaserkrankungen).
- Patienten, bei denen primäre oder sekundäre Formveränderungen im Bewegungssystem (z. B. Skoliosen als Krankheitsbild sui generis oder als Traumafolge) mit offensichtlicher Prädisposition zu Rücken- und/oder Kreuzschmerzen bestanden.
- Patienten mit (neurologischen, rheumatoiden etc.) Systemerkrankungen, die zu solchen Schmerzzuständen prädisponieren.
- Patienten mit anderen chronischen Nierenerkrankungen als denen, die im folgenden aufgeführt und mit PN (Pyelonephritis), GN (Glomerulonephritis) und NP (Nephroptose) bezeichnet werden. Es wurden von den obstruktiven Pyelonephritiden nur die Steinleiden mit aufgenommen, andere obstruktive PN (Mißbildungen, Reflux, Abflußstörungen) nicht.

Folgende auswertbare Gruppierungen sind aus den 206 insgesamt untersuchten Patienten je nach spezieller Fragestellung gebildet worden (z. T. mit zusätzlichen Untersuchungen):

Charakteristika	n
Patienten mit inaktiver chronischer PN/GN	132
Patienten mit aktiver chronischer PN/GN	74
Patienten ohne Niereninsuffizienz (NI)	113
Patienten mit Niereninsuffizienz	93
davon mit geringer NI	
(Kreatinin i. S. 115,0–350,0 µmol/l	
Kreatininclearance 80,0–25,0 ml/min)	61
mit mäßiger NI	
(Kreatinin i. S. 350,0–700,0 µmol/l	
Kreatininclearance 25,0–10,0 ml/min)	21
mit fortgeschrittener NI	
(Kreatinin i. S. > 700,0 µmol/l	
Kreatininclearance < 10,0 ml/min)	11
Patienten mit Pyelonephritis	157
davon mit rechtsseitigen PN-Röntgenzeichen	15
mit linksseitigen PN-Röntgenzeichen	12
mit PN beiderseits	107
mit zusätzlichen Kelchsteinen	23
mit Nephroptose rechts	28
mit Nephroptose beidseitig	3
Patienten mit Glomerulonephritis	49
Gynäkologisch untersuchte Patientinnen	39
Psychologisch (Fragebögen) getestete Patienten	65
Knochenbioptisch untersuchte Patienten	49

4.1 Untersuchungsumfang

4.1.1. Anamnese

- Allgemeine Eigenanamnese, Familienanamnese, Berufs- und Sozialanamnese nach den üblichen ärztlichen Kriterien (Einbeziehung der Schmerzcharakteristika).
- Schmerzanamnese hinsichtlich der Auslösbarkeit von Rücken- und/oder Kreuzschmerzen von einer chronischen Nierenerkrankung (s. unter 2.2.2).
- Schmerzanamnese hinsichtlich der Auslösung von Rücken- und/oder Kreuzschmerzen aus dem Bewegungssystem (s. unter 2.2.3).

Von allen Patienten (206) wurden Anamnesefragebögen (mit ja-/nein-Alternativen) ausgefüllt, die die Schmerzcharakteristika erfaßten, aber auch Interpretationen der Patienten über ihren Schmerz einbezogen.

4.1.2 Klinische Allgemeinuntersuchung

Anpassung der klinischen Allgemeinuntersuchung an den individuellen Status praesens.

4.1.3 Nephrologische Untersuchungen

Diagnosestellung „Pyelonephritis" aus Parametern der Anamnese, der Erhebung des Status praesens und der Paraklinik:

– Allgemeinsymptome (Kopfschmerzen, Appetitmangel, gelegentliche dysurische Beschwerden, evtl. Leistungsinsuffizienz).
– Kritische Wertung der Angaben „Nierenschmerz" sowie Klopf- und Druckschmerz der Nierenlager.
– Leukozyturie (als pathologisch gewertet über 20 in der Kammer, quantitativ untersucht nach Stansfeld und Webb bzw. 4,5 Mpt/d).
– Proteinurie (unter 2,0 g/24 h).
– Signifikante Bakteriurie (pathologische: über 10^5 Keime/ml Urin).
– Röntgenologisch nachweisbare entzündliche Veränderungen?
– Pathologische Veränderungen im Isotopennephrogramm? (nicht obligat, sondern nur bei spezieller Indikation, bei der Nephroptose im Liegen und im Stehen bzw. im Sitzen.)

Nur Patienten, bei denen mindestens 3 dieser Alternativen zutreffen, sind als PN zu beurteilen. Als chronisch gilt die PN, wenn sich die klinischen Laborbefunde nach 3 Monaten nicht zurückgebildet haben oder rezidivieren.

Die *Diagnosestellung der chronischen Glomerulonephritis* stützt sich auf die perkutane Nierenbiopsie nach Menghini mit histologischer Untersuchung.

Aktive Pyelonephritis, wenn zum Zeitpunkt der Untersuchung

– über 20 Leukozyten in der Kammer im Urin ausgeschieden wurden oder/und mehr als 10^5 Keime/ml Urin ausgeschieden wurden.

Aktive Glomerulonephritis, wenn zum Zeitpunkt der Untersuchung

– über 10 Erythrozyten in der Kammer im Urin ausgeschieden wurden,
– die Proteinurie über 2,0/24 h betrug oder ein Anstieg um mehr als 1,0 g zur Voruntersuchung bestand.

In Zweifelsfällen kann für die Beurteilung, ob eine Floridität vorliegt, für die PN und GN herangezogen werden, wenn ein vorher normaler Blutdruck gleichzeitig mit pathologischen Urinbefunden auf Werte über 160 systolisch und 100 diastolisch ansteigt.

Niereninsuffizienz bei Kreatininwerten im Serum über 1,3 mg/100 ml (115,0 µmol/l).

Diagnose *Nephroptose,* wenn die Niere im Stehen gegenüber der liegenden Körperposition mindestens um 1,5 Wirbelkörperhöhen tiefertritt.

Renale Anämie bei Hgb-Werten < 12,0 g/100 ml (< 6 mmol/l) bei gleichzeitigem Bestehen einer chronischen rezidivierenden PN oder/und GN.

4.1.4 Funktionsanalyse des Bewegungssystems

Die Funktionsanalyse des Bewegungssystems erfolgte unter Einbeziehung der Methoden der manuellen Medizin. Diagnostische und therapeutische Verfahren der manuellen Medizin zu erläutern, kann nicht Anliegen dieses Buches sein. Die spezielle Ausbildung erfolgt kursorisch über die DGMM (Deutsche Gesellschaft für Manuelle Medizin e.V.).

Zur ersten speziellen Kenntnisvermittlung muß auf die aktuelle Grundlagenliteratur für manuelle Medizin verwiesen werden (Janda 1976; Frisch 1983; Lewit 1983; Neumann 1983; Sachse 1983; Wolff 1983; Dvorak et al. 1984).

Zur obligaten Beurteilung der Funktion des Bewegungssystems zählen:

- Inspektion, Palpation und orientierende Untersuchung im Stehen, Sitzen und Liegen.
- Orientierende und spezielle segmentale Beurteilung warnender Hinweise auf ernste pathomorphologische Erkrankungen (s. unter 2.2.3) wie Tumoren, Entzündungen, Strukturverletzungen, fortgeschrittene Stoffwechselerkrankungen mit Destruktionen. Bei Verdacht auf solche Erkrankungen entsprechende weitere Diagnostik.

Nach Ausschluß der pathomorphologisch determinierten Erkrankungen folgte bei den eigenen Untersuchungen die Funktionsanalyse des Bewegungssystems:

- Orientierende Funktionsuntersuchungen der BWS/LWS und des Beckens im Stehen (Haltung, Schiefstände mit den klinischen Zeichen der Skoliosierung und Rotation, Bewegungskriterien).
- Schmerzauslösbarkeit? (einschließlich "painful arc").
- Arthrogene Funktionsstörungen ("Schlüsselregionen der WS, BWS und LWS segmental, Rippen, ISG, Hüftgelenke).
- Muskelfunktionsuntersuchungen (Einzelstörungen im Rumpfbereich, Prüfung der Balance bzw. Dysbalance).
- Ligamentäre Funktionsstörungen (interspinal, lumbosakral Beckenbereich).

Die Funktionsstörungen des Bewegungssystems wurden als relevant für bestehende Rücken- oder Kreuzschmerzen nur angesehen wenn,

1) ein pseudoradikulärer (übertragener) Schmerz bei der Untersuchung (Druck, manuelle Federung im Segment z. B.) reproduzierbar auslösbar war und dem vom Patienten angegebenen Schmerz in seiner Lokalisation und seinen sonstigen Charakteristika entsprach, und/oder
2) der Schmerz (nach Dokumentation der schmerzverursachenden Störung) durch eine adäquate Funktionstherapie (z. B. Deblockierung, postisometrische Relaxation der Muskulatur) oder auf das Bewegungssystem gezielte Physiotherapie (z. B. Elektrotherapie, Heilgymnastik, Periostmassage) zu beheben war, und/oder
3) der Schmerz mit einer lokalen therapeutischen Analgesie (0,5% iges Lokalanästhetikum) an der funktionsgestörten Struktur (Band- oder Muskelansatz, Gelenkbereich, Periostpunkt) sofort zu beheben war. Das heißt, für die Annahme der klinischen Relevanz einer gefundenen Störung als Ursache des angegebenen Schmerzes wurde dessen Provozierbarkeit oder/und Löschbarkeit (Koupierbarkeit) gefordert.

4.1.5 Segmentale Schmerzzeichen

Entsprechend den Zeichen des Pseudoradikulärsyndroms (PRaSy) wurden untersucht:

- Die Hyperalgesiezonen (HEAD) in den Nierensegmenten Th_9–L_2,
- die Funktionsstörung im Vertebron selbst (Blockierung, Hypermobilität),

- die subkutanen Quellungszonen (KIBLER-Falte) in den Nierensegmenten,
- der Dermographismus in den Nierensegmenten,
- die segmentale Muskelspannung (Mackenzie) in den Nierensegmenten,
- die Angabe des oberflächlichen Spontanschmerzes in den Nierensegmenten,
- die Prüfung dieser 5 Parameter in *den* Segmenten (Dermatomen, Myotomen), die dem als gestört diagnostizierten (Vertebron) Segment entsprachen (bei Funktionsstörungen des Bewegungssystems).

Diese Untersuchungen sollten zeigen, ob die segmentalen objektivierbaren Schmerzzeichen eher den Nierensegmenten (und damit der chronischen PN/GN) oder den Funktionsstörungen des Bewegungssystems zuzuordnen sind, oder ob eine Differenzierung nicht möglich ist. Dabei wurde die GN und die PN gemeinsam bearbeitet, da Voruntersuchungen ergeben hatten, daß sich die Funktionsstörungen und Schmerzzeichen etwa gleich verteilen und außerdem die gleichzeitige Erkrankung relativ häufig ist und somit eine Trennung oft schwerfällt.

4.1.6 Laboruntersuchungen

Da die Patienten alle im Nierendispensaire erfaßt waren, konnten die für diese Studie notwendigen Beurteilungsparameter aus der speziellen Kartei entnommen werden: BSR, Hämoglobin, Leukozytenzahl, Differentialblutbild, Thrombozyten, Kreatinin i.S., Harnstoffstickstoff i.S., endogene Kreatininclearance, Kalzium i.S., Harnsäure i.S., Eisen i.S., anorganisches Phosphat i.S., alkalische Phosphatase, Rheumastatus, Säure-Basen-Status, Eiweiß im Urin, quantitatives Urinsediment nach Stansfeld und Webb im Zählkammerverfahren, bakteriologische Harnuntersuchungen mit Resistenzprüfung der Erreger, evtl. Natrium i.S., Kalium i.S., Hämatokrit, ALAT, ASAT, Gesamteiweiß i.S., Elektrophorese, Immunelektrophorese, Isotopennephrogramm, Szintigraphie, Augenhintergrund, Nierenbiopsie.

4.1.7 Röntgenuntersuchungen

Obligatorische Untersuchung der Nieren durch ein Ausscheidungsurogramm, Wiederholung nach dem klinischen Verlauf.

LWS-Aufnahmen, um sowohl dem Funktionscharakter der Untersuchung als auch den morphologisch-diagnostischen Kriterien Rechnung tragen zu können, im frontalen und sagittalen Strahlengang obligat stehend(!) nach den Kriterien, die Gutmann u. Vele (1978) und Lewit (1984) angeben (Abb. 6).

4.1.8 Fakultative Zusatzuntersuchungen

Bei entsprechender Fragestellung für den nephrologischen Bereich: Isotopennephrogramm, Szintigraphie, Renovasogramm, Miktionszystogramm, Biopsie.

Für das Bewegungssystem bei notwendiger DD: Myelographie, Tomographie, Zielaufnahmen, Knochenszintigraphie, hämatologische Diagnostik.

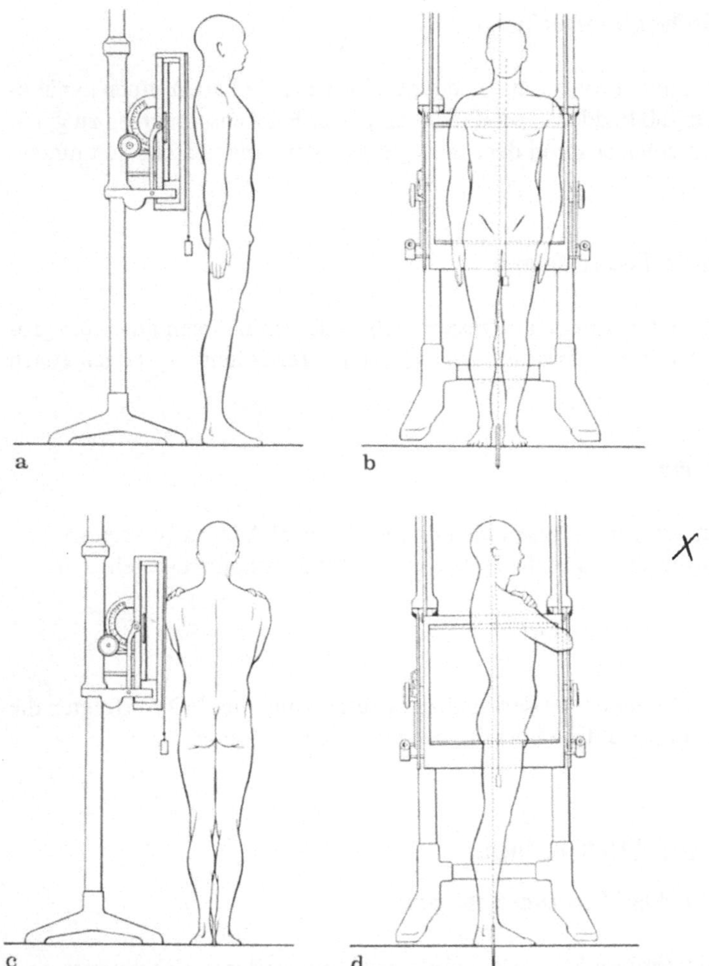

Abb. 6a–d. Röntgenaufnahmetechnik der LWS im Stehen (nach Gutmann). **a** Einstellung des Kopflotes (a.-p.-Strahlengang), **b** Aufnahme a.-p., **c** Einstellung des Kopflotes im frontalen Strahlengang, **d** Aufnahmebereitschaft zur Seitenaufnahme. Das sog. Basislot entspricht der Kassetten- und Filmmitte und richtet sich für die a.-p.-Aufnahme nach der Schwerelinie, die mitten zwischen die Füße fällt. Für die Seitenaufnahme stehen die Füße so, daß ein Lot von der Bildmitte durch das Os naviculare fiele. Das Kopflot wird mit einem Metallfaden von der Hinterhauptmitte (Protuberantia occipitalis externa) und auf der Seitenaufnahme vom Porus acusticus externus gefällt und auf dem Röntgenbild mit abgebildet. Auf diese Weise können auf den LWS-Aufnahmen in beiden Ebenen die Haltung von Kopf, WS und Becken abgelesen werden. So erhält man einen guten Einblick in die Gesamthaltung des Körpers. (Aus Lewit 1984)

4.1.9 Knochenbiopsie

Von allen 206 untersuchten Patienten wurden 41 als Kontrollgruppe knochenbiopsiert (Biopsie am Beckenkamm in Frästechnik unter lokaler Analgesie). Die histologische Bewertung erfolgte nach den Kriterien von Delling u. Lühmann(1979). Es erfolgten keine quantitativen histomorphometrischen Auswertungen.

4.1.10 Gynäkologische Untersuchungen

Von den 206 Patienten mit chronischer PN oder GN wurden 39 Patientinnen gynäkologisch untersucht, um die Inzidenz von Kreuz- und/oder Rückenschmerzen zu gynäkologischen Befunden einerseits und dem Bewegungssystem andererseits zu untersuchen.

4.1.11 Psychologische Testverfahren

65 unausgewählte Patienten von den insgesamt 206 Patienten nahmen an einem groben Siebtestverfahren mit Beschwerdefragebögen und Verhaltensfragebögen (nach Höck et al. 1971) teil.

4.1.12 Dokumentation

Alle geprüften Parameter wurden gesammelt und nach einem Alternativsystem auf einen Kodierbogen für die elektronische Datenverarbeitung zusammengestellt.

4.1.13 Statistik

In Zusammenarbeit mit Fachleuten der Medizinalstatistik und der EDV erfolgten die statistische Aufarbeitung und die Sicherung der Untersuchungsergebnisse.

4.2 Ergebnisse und Diskussionen

4.2.1 Anamnestische Angaben zum Schmerz

Die im folgenden aufgeführten Ergebnisse über die anamnestischen Erhebungen sind unter Beachtung aller unter 2. bis 3. genannten Kriterien erstellt worden.

Dabei wurde ein von allen 206 Patienten ausgefüllter Fragebogen (s. unten) ausgewertet und danach mit jedem Patienten noch ein individuelles Gespräch über die Schmerzcharakteristika geführt, um eine exakte Schmerzanalyse durch die Anamnese vorzubereiten. Die Positionen 1–22 aus dem Fragebogen wurden wertungsfrei registriert, um Tatsache und Lokalisation von Schmerzempfindungen zu erfassen. Aus den Schmerzcharakteristika (Position 23–28), den mehr auf das nephrourologische System (29–33) und mehr auf das Bewegungssystem zielenden Fragen (34–51) wurde bereits versucht, alternative Verdachtsmomente zu erhalten, ob die weitere Exploration eher in Richtung einer chronischen Nierenerkrankung oder in Richtung des Bewegungssystems erfolgen müsse.

Viszeroviszeral oder vegetativ vermittelte Empfindungen oder Symptome wie Schmerzverstärkung bei Aufregung (36), bei Wetteränderung (42), bei Unterkühlung (48), bei Erkältung (49) und während der Menses (51) können über Stimulierung oder Hemmung der Schmerzschwelle für beide Organsysteme die Schmerzempfindung auslösen, potenzieren oder auch dämpfen.

34

Für die Schmerzanamnese benutzter Fragebogen

Alter:
Beruf:

Lfd.-Nr.:
Datum:
Kartei-Nr.:

Sehr verehrte Patientin! Sehr geehrter Patient!

Zur Beurteilung Ihrer bestehenden Erkrankung ist die Kenntnis aller hier aufgeführten Beschwerden und Angaben notwendig. Bitten füllen Sie deshalb den Fragebogen sorgfältig aus. Beantworten Sie bitte **alle** Fragen mit ja oder nein (Kreuz als Kennzeichen der betreffenden Antwort).
Die Angaben werden vertraulich behandelt.

Wo bestehen Schmerzen?	ja	nein	Schmerzbeeinflussung	ja	nein
1. Rückenschmerzen			34. Verstärkung durch Bewegung		
2. Kreuzschmerzen			35. Verstärkung durch Belastung		
3. Nierenlager re			36. Verstärkung durch Aufregung		
4. Nierenlager li			37. Verstärkung durch Husten		
5. Oberbauch re			38. Verstärkung durch Niesen		
6. Oberbauch li			39. Verstärkung durch Pressen		
7. Unterbauch re			40. Verstärkung durch Lachen		
8. Unterbauch li			41. Verstärkung durch Atmen		
9. Mittelbauch re			42. Verstärkung durch Wetteränderung		
10. Mittelbauch li					
11. Leistenbeuge re			43. Verstärkung beim Stehen		
12. Leistenbeuge li			44. Verstärkung bei gebeugtem Stehen		
13. Blasenlager			45. Verstärkung bei langem Sitzen		
14. Am Damm			46. Verstärkung beim Laufen		
15. Geschlechtsorgane			47. Verstärkung bei Erschütterung		
16. – Gesäß re			48. Verstärkung bei Unterkühlung		
17. – Gesäß li			49. Verstärkung bei Erkältung		
18. – Brustkorb			50. Verstärkung bei langem Liegen		
19. – Steißbein			51. Verstärkung bei der Menses		
20. – Kopfschmerzen					
21. Schulterschmerzen					
22. Armschmerzen					

Art und Dauer der Schmerzen	ja	nein	Weitere Beschwerden	ja	nein
23. dumpf			52. Völlegefühl im Bauch		
24. stechend			53. Übelkeit		
25. kolikartig			54. Erbrechen		
26. gut abgrenzbar			55. Gewichtabnahme		
27. dauernd			56. Beschwerden beim Stuhlgang		
28. gelegentlich					

Beschwerden beim Wasserlassen	ja	nein	Bisherige Konsultationen wegen der Beschwerden	ja	nein
29. Druck auf der Blase			57. FA für Allgemeine Medizin		
30. Häufiges Wasserlassen			58. FA für Innere Medizin		
31. Brennen beim Wasserlassen			59. FA für Orthopädie		
			60. FA für Urologie		
32. Harnverhaltung			61. FA für Neurologie		
33. Ausfluß aus der Harnröhre			62. FA für Chirurgie		
			63. FA für Gynäkologie		
			64. FA für Psychologie		

Wodurch und seit wann bestehen die Beschwerden

65. Können Sie den Beginn der Schmerzen genau angeben?
66. Bestehen die Schmerzen seit einem Unfall?
67. Wurden oder werden die Schmerzen durch sportliche Betätigung ausgelöst?
68. Werden die Schmerzen durch Ihre berufliche Belastung verstärkt?
69. Meinen Sie, daß Ihre Beschwerden von einer Nierenerkrankung verursacht werden?
70. Meinen Sie, daß Ihre Beschwerden von einer Wirbelsäulenerkrankung ausgelöst werden?
71. Meinen Sie, daß Ihre Beschwerden durch eine Nervenerkrankung ausgelöst werden?
72. Meinen Sie, daß Ihre Beschwerden durch gynäkologische Erkrankung ausgelöst werden?
73. Haben Sie durch Ihre Beschwerden Einschlafstörungen?
74. Haben Sie durch Ihre Beschwerden Durchschlafstörungen?
75. Haben Sie sich seit Bestehen Ihrer Beschwerden psychisch verändert?

Diese Kriterien waren nur nach individuellem Gespräch mit den Patienten zu beurteilen. Die Fragen 52 bis 56 gelten viszeroviszeralen Reflexmechanismen und sind eher einer nephrologischen Grunderkrankung mit all ihren Komplikationen zuzurechnen.

Die Fragen 65 bis 75 gelten der Zielrichtung auf das Bewegungssystem und eröffnen die Sicht auf Problematiken der folgenden Kapitel.

Nach eingehender Schmerzanamnese konnten in allen Fällen folgende alternative Entscheidungen formuliert werden (Reihenfolge nach Wahrscheinlichkeit):

1) Der Schmerz kommt aus dem Bewegungssystem. Die Bestätigung erfolgt durch gezielte Diagnostik im Bewegungssystem.

2) Der Schmerz kommt mit großer Wahrscheinlichkeit aus dem Bewegungssystem. Erhärtung der Verdachtsdiagnose oder Korrektur durch Diagnostik im Bewegungssystem.

3) Der Schmerz kommt mit großer Wahrscheinlichkeit von einer Nierenerkrankung. Weitere Erhärtung der Diagnose durch nephrourologische Diagnostik.

4) Es ist unsicher, aus welcher der beiden Organsysteme der Schmerz verursacht wird. Die weitere Differentialdiagnose muß in beiden Organsystemen erfolgen.

5) Der Schmerz wird von keinem der beiden Organsysteme ausgelöst. Es muß die weitere DD in den Organsystemen erfolgen, auf die der Schmerz zusammen mit anderen Empfindungen und Symptomen hinführt.

4.2.1.1 Nephrologische Aspekte

Auf das nephrourologische System wiesen am häufigsten folgende Parameter hin: Druck auf der Blase, Pollakisurie, Brennen bei der Miktion. Sie sind offensichtlich die anamnestisch häufigsten Symptome, die auf eine chronische Nierenerkrankung (PN/ GN) hinweisen. Von den anamnestischen Angaben Rücken- und Kreuzschmerzen ausgehend wurden Korrelationsprüfungen zu *den* übrigen anamnestischen Kriterien durchgeführt, die auf das Bewegungssystem, auf das nephrourologische System oder auf beide gemeinsam deuten (Tabelle 1).

Weitere Korrelationsanalysen wurden durchgeführt, um zu prüfen, ob

1) bei der Angabe Rückenschmerz und/oder Kreuzschmerz gehäuft die objektiv nachweisbaren Zeichen des Schmerzreflexes in den Nierensegmenten gefunden werden (Tabelle 2),

Tabelle 1. Korrelation der anamnestischen Angabe Schmerz gegen die Kriterien, die auf das Bewegungssystem und/oder das nephrourologische System hinweisen. Sie überwiegen eindeutig für das Bewegungssystem

Anamnese	Keine Schmerzen		Schmerzen	
	[n]	[%]	[n]	[%]
Hinweis auf das Bewegungssystem	0	0,0	64	43,5
Hinweis auf das nephrourologische System	0	0,0	3	2,0
Hinweise auf das Bewegungssystem und das nephrourologische System	2	3,4	77	52,4
Unspezifisch für das Bewegungssystem und für das nephrourologische System	0	0,0	4	2,7

Tabelle 2. Korrelation der Angabe Schmerz zu den Schmerzreflexen in den „Nierensegmenten": Bei der anamnestischen Angabe Schmerz bestehen bei jedem 2. Patienten objektivierbare Schmerzreflexe in den Nierensegmenten

	Keine Schmerzen		Schmerzen	
	[n]	[%]	[n]	[%]
Keine Schmerzreflexe in den Nierensegmenten	46	78,0	77	52,4
Schmerzreflexe in den Nierensegmenten	13	22,0	70	47,6

(Chi^2 = 11,46/Phi = 0,236 = 23,6%)

Tabelle 3. Bei der Angabe, daß Rückenschmerzen und/oder Kreuzschmerzen bestehen, treten signifikant häufiger Schmerzreflexe in *den* Segmenten auf, die den gefundenen Funktionsstörungen entsprechen

	Keine Schmerzen		Schmerzen	
	[n]	[%]	[n]	[%]
Keine Schmerzreflexe entsprechend den Funktionsstörungen (F)	42	71,2	60	40,8
Schmerzreflexe entsprechend den Funktionsstörungen des Bewegungssystems	17	28,8	87	59,2

(Chi^2 = 15,52/Phi = 0,275 = 27,5%)

Tabelle 4. Korrelation der Angabe Schmerz zu Funktionsstörungen, die innerhalb oder außerhalb der Nierensegmente liegen. Bei bestehendem Schmerz liegen die Funktionsstörungen des Bewegungssystems signifikant häufiger innerhalb der Nierensegmente

Funktionsstörungen (F) des Bewegungssystems	Keine Schmerzen		Schmerzen	
	[n]	[%]	[n]	[%]
F. decken sich nicht mit den Nierensegmenten	15	25,4	15	10,2
F. decken sich mit den Nierensegmenten	25	42,4	129	87,8

(Chi^2 = 16,83/Phi = 0,302 = 30,2%)

2) bei gefundenen Funktionsstörungen die objektivierbaren Schmerzzeichen im Segment auch den Funktionsstörungen segmental zugeordnet sind (Tabelle 3),
3) sich die gefundenen Funktionsstörungen des Bewegungssystems und der zugehörigen segmentalen Schmerzzeichen im Bereich der Nierensegmente (Th$_9$–L$_2$) einordnen (Tabelle 4).

4.2.1.2 Bewegungssystem

Nachdem durch die Korrelationsprüfung geklärt war, daß die Angaben Rücken- und Kreuzschmerzen bei den 206 Patienten mit chronischer GN oder chronischer PN signifikant mit Funktionsstörungen des Bewegungssystems korrelieren, die meist topo-

Tabelle 5. Korrelation von Rücken- und Kreuzschmerzen mit anderen aktuellen vertebragenen Beschwerden: Patienten ohne Rücken- und Kreuzschmerzen gaben auch keine vertebragenen Beschwerden anderer Lokalisation an, dagegen wiesen etwa 2/3 aller Patienten mit Rücken- und/oder Kreuzschmerzen eine typische „vertebragene Schmerzkrankheit" mit Systemcharakter auf

	Keine Schmerzen		Schmerzen	
	[n]	[%]	[n]	[%]
Keine aktuellen Beschwerden in anderen vertebragenen Bereichen	58	98,3	55	37,4
Aktuelle Beschwerden in anderen vertebragenen Bereichen	1	1,7	92	62,6

$(Chi^2 = 63,03/Phi = 0,553 = 55,3\%)$

Tabelle 6. Die Pseudoradikulärsyndrome, die sich in der Schmerzanalyse als an der Schmerzverursachung beteiligt erweisen, korrelieren signifikant mit der subjektiven Angabe Rücken- und/oder Kreuzschmerz

	Keine Schmerzen		Schmerzen	
	[n]	[%]	[n]	[%]
PRaSy ohne Beteiligung an der Schmerzursache	8	13,6	21	14,3
PRaSy mit Schmerzverursachung	4	6,8	82	55,8

$(Chi^2 = 12,21/Yates: 9,86/Phi = 0,293 = 29,3\%)$

graphisch und/oder reflektorisch innerhalb der Nierensegmente (Th_9–L_2) etabliert waren, mußte eine weitere differenzierende Analyse der Funktionsstörungen erfolgen.

Zunächst wurde überprüft, ob bei der Angabe Rücken- und/oder Kreuzschmerz bei Patienten mit chronischer GN oder PN die Kriterien des Systemcharakters vertebragener Erkrankungen erfüllt wurden (Tabelle 5). Außerdem mußte geprüft werden, ob die Pseudoradikulärsyndrome (PRaSy), die von Funktionsstörungen des Bewegungssystems ausgingen (s. 2.3.3), mit der subjektiven Aussage der Schmerzempfindung gekoppelt waren (Tabelle 6). Da sich herausstellte, daß die Schmerzursache bei chronischer GN und chronischer PN offensichtlich vordergründig in Funktionsstörungen des Bewegungssystems zu suchen ist, mußte überprüft werden, welche Funktionsstörungen dabei am häufigsten auftraten (Tabelle 7).

4.2.1.3 Diskussion

Bauer et al. zit. nach Spranger (1981, S. 654) geben den Prozentsatz richtiger Diagnosen aus der Anamnese für die innere Medizin mit 50–60% an, Hampton et al. (an gleicher Stelle zitiert) fanden über 80% richtiger Diagnosen aus der Vorgeschichte.

Da der Schmerz das wichtigste Symptom (oder besser: die wichtigste Empfindung) überhaupt ist, muß die Anamnese auf den Schmerz, seine Erfassung, Analyse und richtige Wertung ganz besonders angewandt werden.

38

Tabelle 7. Korrelation der gefundenen Funktionsstörungen des Bewegungssystems mit der subjektiven Angabe Rücken- und/oder Kreuzschmerz bei chronischer GN oder PN

Funktionsstörung (F) des BS	Keine Schmerzen		Schmerzen	
	[n]	[%]	[n]	[%]
Keine F. der Kopfgelenke	37	62,7	52	35,4
F. der Kopfgelenke	22	37,3	95	64,6

(Chi^2 = 12,82/Phi = 0,249 = 24,9%)

Keine zervikothorakalen Blockierungen	50	84,7	90	61,2
Zervikothorakale Blockierungen	9	15,3	57	38,8

(Chi^2 = 10,70/Phi = 0,228 = 22,8%)

BWS über Th$_9$ normal	45	76,3	73	49,7
F. über Th$_9$	14	23,7	74	50,3

(Chi^2 = 12,18/Phi = 0,243 = 24,3%)

Th$_9$ – L$_2$ normal	38	64,4	37	25,2
Th$_9$ – L$_2$-Blockierung	20	33,9	90	61,2

(Chi^2 = 21,87/Phi = 0,344 = 34,4%)

Th$_9$ – L$_2$ normal	8	13,6	9	6,1
Th$_9$ – L$_2$-Hypermobilität	2	3,4	36	24,5

(Chi^2 = 13,79/Phi = 0,50 = 50,0%)

Rippen rechts normal	46	78,0	62	42,2
Rechtsseitige Rippen-F.	13	22,0	83	56,5

(Chi^2 = 20,87/Phi = 0,32 = 32,0%)

Lig. iliolumbale links normal	46	78,0	52	35,4
Lig. iliolumbale schmerzhaft links	13	22,0	94	63,9

(Chi^2 = 30,20/Phi = 0,384 = 38,4%)

Lig. iliosacrale rechts normal	55	93,2	103	70,1
Lig. iliosacrale schmerzhaft rechts	4	6,8	44	29,9

(Chi^2 = 12,63/Phi = 0,248 = 24,8%)

Lig. iliosacrale links normal	54	91,5	99	67,3
Lig. iliosacrale schmerzhaft links	5	8,5	48	32,7

(Chi^2 = 12,88/Phi = 0,25 = 25,0%)

Tabelle 7 (Fortsetzung)

Funktionsstörung (F) des BS	Keine Schmerzen		Schmerzen	
	[n]	[%]	[n]	[%]
Keine Beckenblockierung links	33	55,9	67	45,6
Beckenblockierung links	26	44,1	78	53,1
(Chi^2 = 1,59)				
Keine BVW rechts	57	96,6	138	93,9
BVW rechts	2	3,4	8	5,4
(Chi^2 = 0,40)				
Keine BVW links	54	91,5	105	71,4
BVW links	5	8,5	42	28,6
(Chi^2 = 9,66/Phi = 0,217 = 21,7%)				
Keine Kokzygodynie	55	93,2	78	53,1
Kokzygodynie	4	6,8	69	46,9
(Chi^2 = 29,68/Phi = 0,38 = 38,0%)				
Rippen links normal	47	79,7	69	46,9
Linksseitige Rippen-F.	11	18,6	78	53,1
(Chi^2 = 19,68/Phi = 0,31 = 31,0%)				
$L_2 - L_5$ normal	44	74,6	83	56,5
$L_2 - L_5$-Blockierungen	13	22,0	33	22,4
(Chi^2 = 0,62)				
$L_2 - L_5$ normal	44	74,6	83	56,5
$L_2 - L_5$-Bandschmerzen	2	3,4	8	5,4
(Chi^2 = 0,89)				
L_5/S_1 normal	44	74,6	54	36,7
L_5/S_1-Blockierung	5	8,5	7	4,8
(Chi^2 = 0,05)				
L_5/S_1 normal	1	1,7	1	0,7
L_5/S_1-Bandschmerz	12	20,3	81	55,1
(Chi^2 = 2,28)				

Tabelle 7 (Fortsetzung)

Funktionsstörung (F) des BS	Keine Schmerzen		Schmerzen	
	[n]	[%]	[n]	[%]
Keine Beckenblockierung rechts	42	71,2	91	61,9
Rechts Beckenblockierung	17	28,8	53	36,1
(Chi^2 = 1,18)				
Keine Koxalgie	57	96,6	125	85,0
Koxalgie	2	3,4	21	14,3
(Chi^2 = 5,18/Phi = 0,158 = 15,8%)				
Lig. iliolumbale rechts normal	49	83,1	56	38,1
Lig. iliolumbale schmerzhaft rechts	10	16,9	91	61,9
(Chi^2 = 34,05/Phi = 0,407 = 40,7%)				

Nach Zöllner (1979) müssen Schmerzen in den meisten Fällen sorgfältig analysiert werden, um vom Patienten ein Maximum an Information zu erhalten, nur dürfe man zur Erkennung der Schmerzursache keine Maßnahmen ergreifen, die schlimmer seien als jede bei der entsprechenden Symptomatik denkbare Krankheit. Für die Schmerzanalyse sind Hilfsmittel einfach: es sind „wenige gezielte Fragen, diese Fragen aber setzen Kenntnisse voraus und Unvoreingenommenheit gegenüber den Phänomenen" (Janzen 1968, S. 44).

Die Schmerzanalyse muß nun auf Einzelempfindungen projiziert werden.

Für die Belange dieser Arbeit wurde diese notwendige Schmerzanalyse auf die Empfindungen Rückenschmerz und/oder Kreuzschmerz eingeengt mit der Zielrichtung, herauszufinden, ob solche Schmerzen von einer chronischen Pyelonephritis (PN), chronischen Glomerulonephritis (GN) oder Nephroptose einerseits oder dem Bewegungssystem andererseits ausgelöst wurden. Hier herrscht auch heute noch häufig Unsicherheit für Patienten und Ärzte. Nach Precht et al. (1981a, S. 134) sind die Symptome bei chronischen Nierenerkrankungen im Erwachsenenalter „uncharakteristisch und weisen nicht unbedingt auf die Erkrankung der Niere hin". Es wird deshalb eine gezielte Anamnese gefordert, in der als Frageziel u. a. die Empfindung Rückenschmerz genannt ist.

Die Unsicherheiten der Zuordnung von Rücken- oder Kreuzschmerzen zu einer *akuten* GN oder PN sind anamnestisch meist unproblematisch, da bei ihnen Schmerzen gegenüber der Eindeutigkeit des Gesamtkrankheitsbildes in den Hintergrund treten.

Bei akuten Nierenerkrankungen sind Schmerzen fast obligat. Die Probleme der Schmerzzuordnung treten besonders bei der chronischen PN und GN auf. Nach Gloor (1961) waren ca. 75% aller bei Sektionen gefundenen PN symptomlos verlaufen, nach Prat (1967) nur 30%. Patienten, die nie über Rücken- oder Kreuzschmerzen klagten, werden mit chronischer GN oder PN oft erst im Stadium der Niereninsuffizienz entdeckt.

Bakterielle Rezidive der PN laufen i. allg. ohne lokale oder fortgeleitete Schmerzen ab (Catell et al. 1975; Daschner 1975). Es werden aber auch noch „Nierenschmerzen", Rücken- und Kreuzschmerzen durchaus in die Symptomatik der chronischen PN als die Diagnose mitbestimmende Kriterien einbezogen (Buder 1978).

Noch ungenauer sind Angaben wie „ein Drittel der Patienten mit chronischer PN hat keine Nierenbeschwerden" (Lohmann et al. 1977, S. 430), bei denen jegliche Differenzierung zum Schmerzproblem überhaupt fehlt. Buder (1978) gibt „Nierenschmerz" in ca. 50% der PN an, sowohl für die obstruktive wie die nichtobstruktive PN. Er nennt weiterhin für eine Gruppe von 258 Patienten mit chronischer PN, daß Patienten mit dysurischen Beschwerden auch an Nierenschmerzen litten und kommt schließlich zu der Schlußfolgerung, „den subjektiven Beschwerden Dysurie und Nierenschmerzen kommt auch nach unseren Ergebnissen weder bei der obstruktiven noch bei der nichtobstruktiven Pyelonephritis wesentliche Bedeutung für die Verlaufsbeurteilung zu".

Offen bleibt hier auch, wieweit der hier beschriebene „Nierenschmerz" wirklich der Niere zuzuordnen ist, ob hier lediglich eine anamnestische Angabe der Empfindung Schmerz bestand und welche Rolle der Schmerz überhaupt bei der chronischen PN spielt. Wenn der Schmerz, wie Buder angibt, bei chronischer PN wirklich zu 50% als „Nierenschmerz" besteht, ist es schwer erklärbar, daß er für die Verlaufsbeobachtung keine Rolle spielen soll. Es liegt die Annahme nahe, daß es sich nicht immer um Nierenschmerz handelte. Schon aus diesen anamnestisch widersprüchlichen Schmerzbeurteilungen ergibt sich die Notwendigkeit der weiteren Schmerzanalyse.

Tredt (1974) fand bei Screeninguntersuchungen Nierenkranker nur in 35% anamnestische Hinweise auf Nierenkrankheit und bei Nierengesunden in 30% Angaben über mögliche nephrogene Krankheiten. Dabei waren Symptome wie „Nierenschmerzen" genannt, aber nicht definiert. Die Aussage läßt aber auch hier den Schluß zu, daß die anamnestischen Differenzierungen über die Schmerzangabe nicht sehr weit verfolgt worden sein können. Bereits in den Unsicherheiten der Schmerzanamnese bei der chronischen PN und GN wird deutlich, wie wichtig hier klärende Untersuchungen sind. Zumal allein die chronische PN als häufigste Nierenerkrankung in 5–7% im Bevölkerungsdurchschnitt zu erwarten ist (Hornbostel et al. 1978).

Von den möglichen Organen und Organsystemen, die neben den hier interessierenden chronischen Nierenerkrankungen noch Rücken- und Kreuzschmerzen verursachen könnten, rangiert das Bewegungssystem an allererster Stelle. In Voruntersuchungen nach ca. 15jähriger Beschäftigung mit dieser Problematik gab es für mich vielfältige Hinweise, daß die Funktionsstörungen des Bewegungssystems eine vordergründige Rolle bei der Schmerzauslösung bei chronischen Nierenerkrankungen einnehmen.

Für die Anamnese des Schmerzes bei der chronischen PN und der chronischen GN sowie der Nephroptose sind aus den Ergebnissen dieser Studie folgende Erkenntnisse zu gewinnen:

Von den 206 insgesamt untersuchten Patienten mit chronischer PN oder chronischer GN haben 147 Patienten (73,3%) Rücken- und/oder Kreuzschmerzen angegeben. In einer früheren eigenen Untersuchung gaben von 423 chronisch Nierenkranken 294 (69,5%) Schmerzen an. Die Größenordnung ist ähnlich. Von den 147 Patienten mit Schmerzen (s. Tabelle 1) wiesen nur 3 (2%) eindeutige Hinweise auf, daß die Schmerzen aus dem nephrourologischen System alleine herrührten. Bei 64 Patienten (43,5%) deuteten Schmerzanamnese und Schmerzcharakteristika zum Bewegungssy-

42

stem hin. 77 Patienten (52,4%) zeigten für beide Organsysteme Hinweise. Nur bei 4 Patienten (2,7%) war nach der Schmerzanalyse weder eine Alternativentscheidung in eines der beiden Organsysteme noch in beide möglich, weil die Angaben zu unspezifisch waren. Selbstverständlich gaben einzelne Patienten Empfindungen oder Symptome an, die anderen Organen (Galle, Magen-Darm-Trakt, gynäkologischer Bereich, Nervensystem) zuzuordnen waren.

Dies waren Einzelfälle, die differentialdiagnostische Berücksichtigung fanden. Sie werden in späteren Abschnitten beschrieben.

Festzustellen ist (s. Tabelle 1):

Etwa 70% der Patienten mit chronischer PN/GN klagen über Rücken- und/oder Kreuzschmerzen.

Bei ca. 45% dieser Patienten weist schon die Anamnese auf alleinige Schmerzursache aus dem Bewegungssystem hin.

Bei ca. 50% kann anamnestisch ein Alternativverdacht zu einem der beiden Organsysteme nicht getroffen werden, es können beide sein.

Nur in etwa 3% der Fälle sind die Schmerzen schon anamnestisch an keines der beiden Organsysteme gebunden und bei nur 2% weist die Anamnese die Nierenkrankheit alleine aus.

Die Ergebnisse der Tabelle 2 zeigen, daß etwa bei jedem 2. Patienten, der subjektiv Schmerzempfindung angegeben hat, auch Schmerzzeichen in den Nierensegmenten (Th_9–L_2) bestehen. Hier sind also mit Hilfe der Schmerzanamnese und -analyse bereits folgende Alternativen möglich:

Es bestehen Schmerzzeichen in den Nierensegmenten und anamnestisch weist der Schmerz auf das nephrourologische System. Der Schmerz kommt mit Wahrscheinlichkeit von der PN/GN. Sicherung bringen Labor- (Urin, Blut) und weitere Untersuchungen.

Es bestehen Schmerzreflexe in den Nierensegmenten und schmerzanamnestisch Hinweise auf das Bewegungssystem. Der Schmerz kommt wahrscheinlich nicht von der chronischen PN/GN. Das Bewegungssystem muß untersucht werden (Ausschluß pathomorphologisch determinierter Erkrankungen, Suche nach Funktionsstörungen).

Es bestehen Schmerzreflexe in den Nierensegmenten sowie Hinweise auf mögliche Schmerzursache aus beiden Organsystemen. Nur eine subtile Untersuchung *beider* Organsysteme kann hier Klarheit bringen.

Es finden sich keine Schmerzreflexe in den Nierensegmenten, aber es bestehen subjektive Schmerzempfindungen. Eine Schmerzverursachung aus der chronischen PN/GN ist unwahrscheinlich. Orientierung durch quantitatives Urinsediment und weitere Differentialdiagnose müssen erfolgen (Bewegungssystem? Andere Organsysteme?).

Bei der Angabe von Schmerzen treten signifikant häufiger Schmerzreflexe (PRaSy) in *den* Segmenten auf, die den diagnostischen Funktionsstörungen des Bewegungssystems entsprechen (s. Tabelle 3). Dabei können die Funktionsstörungen außerhalb der Nierensegmente liegen und lediglich durch einen in die Nierengegend irradiierenden oder übertragenen Schmerz einen vermeintlichen Nierenschmerz vortäuschen. Die weitere Differenzierung muß Klarheit bringen (s. Tabelle 4). Es ist bekannt, daß bei chronisch-rezidivierenden vertebragenen Schmerzkrankheiten ein Systemcharakter typisch ist, der in ungeordneter zeitlicher Abfolge unterschiedliche WS-Bereiche erfaßt (s. auch 2.2.3).

Es wurde nachgewiesen (s. Tabelle 5), daß auch bei den Rücken- und Kreuzschmerzen, die von den Patienten mit PN/GN angegeben wurden, dieser Systemcharakter signifikant gehäuft auftritt. Hier liegt ein weiterer Anhalt vor, daß dann die Hauptursache der Schmerzen bei chronischer GN und/oder PN im Bewegungssystem (vornehmlich im WS-Bereich) zu suchen ist.

Ein anderer Hinweis hierauf ist die Tatsache, daß die subjektiven Angaben Schmerz nicht mit der Aktivität der chronischen GN oder PN korrelieren, wohl aber mit den Funktionsstörungen des Bewegungssystems und den durch sie ausgelösten Pseudoradikulärsyndromen (s. Tabelle 6). Wenn also die Angabe Schmerz mit Funktionsstörungen des Bewegungssystems und den Pseudoradikulärsyndromen korreliert, muß bei der Angabe Rücken- und/oder Kreuzschmerz bei chronischen Nierenerkrankungen nach den Zeichen des PRaSy, nach auslösenden Funktionsstörungen und deren mögliche primäre Verursachung gesucht werden (s. Abb. 8).

Daraus ergibt sich folgerichtig das praktische Vorgehen: Subjektive Angabe Schmerz→Aufsuchen von Schmerzzeichen im Segment→Suche nach Funktionsstörungen im Bewegungssystem→Klärung der Ursache dieser Störungen→Therapie der Funktionsstörung bzw. der sie auslösenden Grunderkrankung. Tabelle 7 weist die einzelnen gefundenen Funktionsstörungen des Bewegungssystems aus, die am häufigsten mit der Angabe Schmerz korrelierten. Bei Kenntnis *der* Funktionsstörungen, die am stärksten bei chronischer GN oder PN auftraten, sollte bei Schmerzangaben und den typischen Charakteristika des Schmerzes gezielt nach diesen Störungen gesucht werden. Das ist äußerst ökonomisch, zeitsparend und für den Patienten und seine Schmerzprobleme optimal.

Zusammenfassend erweist sich die Anamnese bei der Beantwortung der Frage, ob Rücken- und/oder Kreuzschmerzen durch eine chronische GN oder PN oder von Störungen im Bewegungssystem ausgelöst werden, als sehr verläßlich. Immer kann man einen Alternativverdacht äußern. Häufig kann man die Diagnose allein aus der Anamnese stellen, besonders wenn die Schmerzen ausschließlich von Funktionsstörungen des Bewegungssystems ausgelöst werden. Schattenkirchner's Aussagen (1979, zit. nach Hadorn 1979, S. 54) wird nachdrücklich zugestimmt: Das Erkennen von Schmerzen am Bewegungssystem „erfordert nicht in erster Linie technische Hilfen, wie röntgenologische, nuklearmedizinische und labortechnische Untersuchungen, sondern stützt sich fast ausschließlich auf die richtige Wertung anamnestischer und klinischer Symptome".

Zur Verdeutlichung werden Fallbeispiele von Patienten der vorliegenden Arbeit dargestellt:

Fallbeispiel 1.

19jähriger Patient: Anläßlich einer Reihenuntersuchung war eine geringfügige Proteinurie aufgefallen. Der Patient klagt über Rückenschmerzen. Beide Symptome wurden zur Verdachtsdiagnose „Nephritis" zusammengefaßt und der Patient kam zur weiteren Abklärung, speziell zur Biopsieindikation der Nieren. Anamnestisch gab der Patient an: „Mir tun beim Mopedfahren ab und zu die Nieren weh…". Auf diesbezügliche Aufforderung zeigte er als Schmerzort auf die lumboiliakalen Winkel beiderseits und in die Nierenlager. EA: Unauffällig. Aus den Befunden: Status praesens der inneren Organe unauffällig, RR 120/80 mmHg. Allgemeine Hypermobilität der WS, segmentale Hypermobilität L_5/S_1 mit Bänderschmerz, der durch segmentale passive Dislokationsschübe a.-p., in der Rotation und in der Rückbeuge provozierbar ist, dabei irradiiert der Schmerz in die Gegend beider Nierenlager. In der Anamnese, im Status praesens und im Ausscheidungsurogramm kein Hinweis für Nierenerkrankung. Einziger pathologischer Urin-

befund ist eine geringfügige Proteinurie, kleiner als 0,5 g/24 h. Die Proteinurie ist in Nachturin-
proben nicht vorhanden.

Diagnose: Kreuz- und Rückenschmerzen bei allgemeiner und segmentaler Hypermobilität mit
Bandüberlastung lumbosakral. Die Proteinurie ist möglicherweise orthostatisch bedingt. DD:
GN? Verlaufsbeobachtung! Kein Anhalt für aktuelle Nierenerkrankung.

Beurteilung: Die Klärung der Schmerzursache war durch Anamnese und Schmerzanalyse möglich: Erschütterungsschmerz, Schmerzlosigkeit in Ruhe und Provozierbarkeit vom Bewegungssegment aus (mit Irradiation in die Nierenlager) klären die Ursache des Schmerzes. Dieses Vorgehen demonstriert beim Patienten eindrucksvoll, daß seine Nieren nicht schmerzhaft krank
sind. Die Klärung der Schmerzursache enthebt natürlich nicht der Kontrolle der Proteinurie
(Nachturin).

Fallbeispiel 2.

30jährige Patientin: Als Grunderkrankung besteht eine Polysklerose, mehrere Schübe sind abge-
laufen, die Patientin hat sensible und motorische Ausfälle in unterschiedlichen Körperregionen.
Da die Beine besonders betroffen sind, läuft die Patientin unkoordiniert, z. T. schwerfällig. Es
besteht eine chronische PN mit rezidivierenden akuten Exazerbationen.

Schmerzanamnese: Während der akuten Exazerbation treten vermehrt Rückenschmerzen auf,
gleichzeitig Pollakisurie, Dysurie, Leukozyturie, pathologischer Keimnachweis. Die Patientin ist
dann jeweils bettlägerig und führt die Rückenschmerzen („... das lange Liegen") auf die Wirbelsäule zurück. Auf nähere Exploration gibt die Patientin an, daß die Rückenschmerzen bei Bewegung nicht besser werden, es bleibt ein „tiefer, dunkler, ständiger, unveränderter, undefinierba-
rer" Schmerz. Er verschwindet erst, nachdem die PN nach adäquater Therapie wieder inaktiv
ist.

Diagnose: Rezidivierende PN-Exazerbationen, Schmerzauslösung durch die Nierenerkrankung.

Interpretation der Anamnese: Zeitliche Kombination des Rückenschmerzes mit Pollakisurie,
Dysurie und schlechtem Allgemeinbefinden weisen schon auf die Nierenerkrankung hin. Ein sta-
tisch-dynamischer Schmerz (langes Liegen) müßte sich bei Bewegung bessern und typisch provozierbar sein. Er würde auch außerhalb der PN-Schübe bei statischen Belastungen auftreten. Differentialdiagnostisch muß bei der geschilderten Art des Schmerzes (Organ- oder Tiefenschmerz!)
an eine pathomorphologisch determinierte Erkrankung im Bewegungssystem (z. B. Diszitis) gedacht werden. Sie war auch in diesem Fall ausgeschlossen worden. Es muß auch daran gedacht
werden, daß ein akuter PN-Schub durch Erniedrigung der allgemeinen Schmerzschwelle einen
bis dahin im Unbewußten kompensierten statisch bedingten Schmerz des Bewegungssystems
auslösen kann. Ob ein Rücken- oder Kreuzschmerz einer PN z. B. zugeordnet werden kann und
darf, ist durch die Anamnese weitgehend zu vermuten, Sicherung bringt nur die Verlaufsbeobachtung.

Fallbeispiel 3.

19jährige Patientin: Bei mehreren Routineuntersuchungen (Kreisjugendarzt) werden Leukozytu-
rien und geringfügige Proteinurie festgestellt. Die ständig bestehenden Rückenschmerzen werden
zusammen mit den pathologischen Urinbefunden als PN interpretiert und die Patientin wird zur
„Klärung" (Biopsie) überwiesen.

Anamnese: Leere Nierenanamnese (in der FA), gelegentliche Zystitis mit Pollakisurie und Dysurie, dabei keine Schmerzverstärkung. Bei adäquater Zystitistherapie bleiben die Rückenschmerzen. Sie bestehen seit der Kindheit, verstärken sich bei langem Stehen, längerem Liegen (die Patientin können deshalb „nie richtig ausschlafen"), Sitzen und bei LWS-Rückbeuge. Das Bewegungssystem sei nie untersucht worden. Die Schmerzen strahlen bei den oben genannten Provo-
kationen in die Lumbal- und Glutealgegend aus.

Befund: Zystitis (Leukozyturie), kein Anhalt für PN in den Labor- und Röntgenuntersuchungen. Bänderschmerzen lumbosakral mit schmerzhaften Ligamenta iliolumbalia im Test beiderseits bei steilem Beckentyp und gestörtem muskulären Stereotyp im Beckenbereich.

Beurteilung: Hier konnte die Ursache der Schmerzen klar aus der Anamnese abgelesen werden: statisch-dynamische Insuffizienz bei lumbosakraler Lockerung mit Bandschmerzen. Die Rücken- und Kreuzschmerzen können schon anamnestisch klar von der Zystitis getrennt werden und dürfen die Verdachtsdiagnose einer PN nicht stützen.

Zusammenfassend muß festgestellt werden, daß in den überwiegend meisten Fällen von chronischer GN und PN schon die Anamnese keine Zuordnung von Rücken- und/oder Kreuzschmerzen zur Grunderkrankung zuläßt und zulassen darf. Sie führt vielmehr mit einiger Regelmäßigkeit zum Bewegungssystem und hier überwiegend zu Funktionsstörungen als Verursacher der Schmerzen hin.

4.2.2 Nephrologische Diagnostik und Schmerzzuordnung

Die Schmerzzuordnung und Klärung von Schmerzursachen bei pathomorphologisch begründeten Erkrankungen und Funktionsstörungen des Bewegungssystems sind relativ einfach, weil das Bewegungssystem der anamnestischen Erfassung (s. 2.2.3; 3 und 4.2.1) und der Befunderhebung (s. 2.3.3; 4.2.3 und 4.2.4.4) relativ leicht zugänglich ist.

Anders bei chronischen Nierenerkrankungen. Sowohl die anamnestische Erfassung (s. 2.2.2 und 4.2.1.1) wie die Befunderhebung gestalten sich schwieriger beim inneren Organ. Die Schmerzzuordnung ist nur mittelbar (Anamnese, Ausschluß, Schmerzzeichen im Segment) möglich und kaum provozierbar. So mußte zunächst eine Schmerzzuordnung zu leicht erkennbaren gegensätzlichen Organzuständen im Krankheitsstadium oder -verlauf der Nierenerkrankung erfolgen, um zu untersuchen, ob Schmerzen zu bestimmten Krankheitszuständen korrelieren. Hier boten sich die Floridität (Aktivität) gegen die Inaktivität einer Entzündung und die Suffizienz bzw. Insuffizienz der Nierenfunktion bei den Grunderkrankungen der chronischen Glomerulonephritis und Pyelonephritis an.

Letzlich sollten hier die Fragestellungen 7–9 (S. 3) beantwortet werden.

Zum Teil sind in diesem Kapitel noch Details der anamnestischen Erfassungsmöglichkeiten und -notwendigkeiten enthalten. Um den Zusammenhang der Schmerzzuordnung zur nephrologischen Problematik nicht zu zergliedern, sind sie hier beschrieben worden. Von prinzipiellem Interesse ist, ob die subjektive Angabe der Empfindung Rücken- und/oder Kreuzschmerz bei chronischer GN und PN mit dem Druck- und Klopfschmerz der Nierenlager und Ureteren korrelieren (Tabelle 8).

4.2.2.1 Aktivität der Nierenerkrankung und Schmerzzuordnung

Die Ergebnisse der Positionen möglicher Schmerzzuordnung zum inaktiven und aktiven Zustand der chronischen Nierenentzündung sind im folgenden tabellarisch aufgestellt. Zunächst wurden die Angaben Rückenschmerz und Kreuzschmerz auf ihre Korrelation mit der Aktivität der GN/PN überprüft (Tabelle 9). Es wurde keine Signifikanz gefunden. Zur Beantwortung der Frage, ob die Symptome Rückenschmerz und Kreuzschmerz isoliert einer Aktivität der chronischen Nierenentzündung zugeordnet

Tabelle 8. Korrelation der subjektiven Angabe Rücken- und Kreuzschmerz zu den Druckschmerzen (DS) und Klopfschmerzen (KS) der Nierenlager (NL) und Ureteren. Dabei sind 2 wichtige Beobachtungen zu machen: 1. Nur bei etwa 7% der Patienten mit der subjektiven Angabe Schmerz bestehen DS der Ureteren und bei nur ca. 20% bestehen DS oder KS der Nierenlager. 2. Die Häufigkeit von DS und KS der Ureteren und Nierenlager bei Patienten ohne Rücken- oder Kreuzschmerzen ist noch geringer. Das heißt, daß keine signifikante Korrelation zwischen der subjektiven Angabe Rücken- und/oder Kreuzschmerz und den KS und DS der Nierenlager und Ureteren besteht

Untersuchungsergebnis bei der Palpation	Keine Schmerzen		Schmerzen	
	[n]	[%]	[n]	[%]
Kein DS re NL	54	91,5	117	79,6
DS re NL	5	8,5	30	20,4
(Chi^2=4,25/Phi=0,144=14,4%)				
Kein KS re NL	55	93,2	112	76,2
KS re NL	4	6,8	35	23,8
(Chi^2=7,96/Phi=0,197=19,7%)				
Kein DS re Ureter	59	100,0	136	92,5
DS re Ureter	0	0,0	11	7,5
(Chi^2=2,91)				
Kein DS li NL	51	86,4	112	76,2
DS li NL	8	13,6	35	23,8
(Chi^2=2,68)				
Kein KS li NL	53	89,8	116	78,9
KS li NL	6	10,2	31	21,1
(Chi^2=3,41)				
Kein DS li Ureter	56	94,9	137	93,2
DS li Ureter	3	5,1	10	6,8
(Chi^2=0,21)				

werden könne, erfolgte die Korrelationsanalyse zu den Einzelsymptomen (Tabelle 10). Dabei konnten folgende Feststellungen getroffen werden:

- Zu einem hohen Prozentsatz geben die Patienten mit chronischen Nierenerkrankungen die Symptome Rücken- und Kreuzschmerz an.
- Bei 73,5% der inaktiven Erkrankungen, bei 66,2% der aktiven Erkrankungen treten Schmerzen auf.
- Die differenzierte Angabe Rückenschmerz und Kreuzschmerz wird ebenfalls für die inaktive Nierenerkrankung vermehrt angegeben.

Tabelle 9. Korrelation der Angabe Rücken- und Kreuzschmerz (hier „Schmerz") mit der Aktivität der GN/PN: Es kann keine signifikante Zuordnung erfolgen

Aktivitätszustand der GN/PN	Keine Schmerzen		Schmerzen	
	[n]	[%]	[n]	[%]
Keine Aktivität	34	57,6	97	66,0
Aktivität	25	42,4	50	34,0

$(Chi^2 = 1,27)$

Tabelle 10. Korrelation der Schmerzeinzelsymptome gegen die Aktivität der Nierenentzündungen

	Inaktivität		Aktivität	
	[n]	[%]	[n]	[%]
Keine Schmerzen	34	25,8	25	33,8
Schmerzen	97	73,5	49	66,2

$(Chi^2 = 1,41)$

	Inaktivität		Aktivität	
Rückenschmerzen	21	15,9	10	13,5
Kreuzschmerzen	24	18,2	8	10,8

$(Chi^2 = 2,46)$

– Es bestehen keine signifikanten Unterschiede der Häufigkeit des Auftretens von Schmerzen zwischen Inaktivität und Aktivität.
– Es bestehen keine signifikanten Unterschiede zwischen dem Auftreten von Rückenschmerzen oder Kreuzschmerzen als Einzelsymptom.

Es war bereits (unter 4.2.1.1) festgestellt worden, daß relativ selten in der Anamnese aus Schmerzcharakteristika allein auf die chronische GN oder PN geschlossen werden kann. Es wurde überprüft, ob diese Aussage für inaktive und aktive chronische Entzündungen der Niere gilt (Tabelle 11). Dabei wurde folgendes deutlich:
Bei der GN/PN sind Hinweise mit typischen Schmerzzeichen für Erkrankung des nephrourologischen Systems relativ selten. Das gilt gleichermaßen für aktive wie inaktive GN/PN.
Dagegen treten Schmerzcharakteristika, die an eine Ätiologie des Schmerzes aus dem Bewegungssystem denken lassen, sehr häufig (ca. bei jedem 3. Patienten!) auf, bei inaktiven und aktiven GN/PN in annähernd ähnlicher Häufigkeit ohne signifikante Differenz.

Damit war für inaktive *und* aktive chronische Nierenentzündungen festgestellt worden, daß die Schmerzursache eher im Bewegungssystem als in der nephrogenen Grundkrankheit zu suchen ist.

Für den bekannten Systemcharakter vertebragener Schmerzkrankheiten wurde die gleiche Frage gestellt (Tabelle 12): Nehmen die aktuellen vertebragenen Beschwerden

Tabelle 11. Korrelation anamnestischer Schmerzangaben zur Inaktivität und zur Aktivität chronischer Nierenentzündungen

Anamnese	Inaktivität		Aktivität	
	[n]	[%]	[n]	[%]
Mit Hinweisen auf Schmerz aus dem Bewegungssystem	44	33,3	19	25,7
Mit Hinweisen auf Schmerz auf die Nierenerkrankung	2	1,5	1	1,4

(Chi^2 = 0,01)

Hinweise auf beide Organsysteme	52	39,4	29	39,2
Unspezifisch für beide Organsysteme	5	3,8	1	1,4

(Chi^2 = 0,91)

Tabelle 12. Korrelation der Zeichen des Systemcharakters vertebragener Schmerzzustände zu Inaktivität und Aktivität der GN/PN: keine signifikante Differenz

	Inaktivität		Aktivität	
	[n]	[%]	[n]	[%]
Keine aktuellen vertebragenen Schmerzen	72	54,5	41	55,4
Aktuelle vertebragene Schmerzen	60	45,5	33	44,6

(Chi^2 = 0,01)

Tabelle 13. Korrelationen der Druckschmerzen (DS) und Klopfschmerzen (KS) der Nierenlager (NL) und Ureteren bei Inaktivität und Aktivität der GN/PN

Untersuchungsablauf	Inaktivität		Aktivität	
	[n]	[%]	[n]	[%]
DS re NL	15	11,4	21	28,4
KS re NL	19	14,4	19	25,7
DS re Ureter	6	4,5	7	9,5
DS li NL	20	15,2	22	29,7
KS li NL	16	12,2	19	25,7
DS li Ureter	4	3,0	9	12,2
DS der Blase	8	6,1	6	8,1

(Chi^2 = nicht sicher)

außerhalb der Nierensegmente bei Aktivität der GN/PN zu? Es wurde keine signifikante Zunahme der aktuellen vertebragenen Beschwerden bei Aktivwerden der chronischen Nierenerkrankung gefunden.

Nach den Ergebnissen der Tabelle 8 korrelierten subjektiv bestehende Schmerzen nicht mit den Druck -und Klopfschmerzen der Nierenlager und Ureteren. Diese Aussage galt es, ebenfalls für die inaktive und aktive Phase der GN/PN zu überprüfen (Ta-

Tabelle 14. Korrelation der Schmerzreflexe in den Nierensegmenten bei Inaktivität und Aktivität der GN/PN: Bei der Aktivität sind die Schmerzreflexe signifikant ausgeprägter und häufiger

Schmerzreflexe in den Nierensegmenten	Inaktivität		Aktivität	
	[n]	[%]	[n]	[%]
Nein	90	86,2	31	41,9
Ja	41	31,1	43	58,1

(Chi^2 = 14,05)

Tabelle 15. Beziehungen der Funktionsstörungen des Bewegungssystems und ihrer segmentalen Schmerzzeichen zu den Nierensegmenten

Funktionsstörungen (F.) des Bewegungssystems (BS)	Inaktivität		Aktivität	
	[n]	[%]	[n]	[%]
Keine F. des BS mit (segmentalem) Bezug auf die chron. GN/PN	46	34,8	24	32,4
F. des BS mit (segmentalem) Bezug auf die chron. GN/PN	85	64,4	50	67,6

(Chi^2 = 0,15)

belle 13), um zu beantworten, ob DS und KS der Nierenlager und Ureteren aussagekräftig für die Aktivität einer chronischen Nierenentzündung sind.

Alle auf die Nieren und die Ureteren zielenden Untersuchungen (Druck, Klopfen) bei der Erhebung des Status praesens stellten sich bei Aktivität als häufiger gegenüber der Inaktivität heraus, eine statistische Signifikanz bestand nicht.

Die Schmerzreflexe in den Nierensegmenten korrelieren mit der Aktivität der chronischen Nierenentzündung (Tabelle 14): Im inaktiven Stadium chronischer GN/PN können bei jedem 3. Patienten, im aktiven Stadium bei jedem 2. Patienten objektivierbare Schmerzreflexe festgestellt werden.

Da die Schmerzreflexe in den Nierensegmenten sowohl mit den Funktionsstörungen des Bewegungssystems als auch mit der Aktivität einer GN/PN korrelieren, muß die Frage geklärt werden, ob die segmentalen Schmerzzeichen der Funktionsstörungen nicht mit denen der Nierenerkrankung verwechselt werden können und ob eine differenzierende Trennung möglich ist (Tabelle 15). Die überwiegende Mehrzahl der Funktionsstörungen im Bewegungssystem, die Rücken- und Kreuzschmerzen erklären könnten, waren in ihren topographischen oder/und reflektorischen Schmerzäußerungen kongruent mit den Nierensegmenten (in etwa $^2/_3$ aller Fälle). Bei inaktiven und aktiven chronischen Nierenentzündungen besteht gleiche Relation, eine signifikante Zunahme der Funktionsstörungen des Bewegungssystems bei Aktivität der GN/PN war nicht zu eruieren.

Bei allen vorangegangenen Untersuchungen schält sich als eine Kardinalfrage heraus, in welchem Umfang bei chronischen Nierenkranken die im Bewegungssystem ausgelösten Pseudoradikulärsyndrome an der Auslösung von Rücken- und/oder

Tabelle 16. Beteiligung des PRaSy an der Schmerzauslösung (von Rücken- und Kreuzschmerzen) und die Korrelation zu Inaktivität und Aktivität

Das Pseudoradikulärsyndrom (PRaSy)	Inaktivität		Aktivität	
	[n]	[%]	[n]	[%]
– ist an Schmerzauslösung nicht beteiligt	24	18,2	6	8,1
– ist an der Schmerzauslösung beteiligt	47	35,6	36	48,6

(Chi^2 = 5,15)

Kreuzschmerzen beteiligt sind und ob sich Änderungen bei Inaktivität und Aktivität der chronischen Nierenentzündungen ergeben (Tabelle 16).

Als an der Schmerzauslösung beteiligt wurden die Pseudoradikulärsyndrome (PRaSy) dann gewertet, wenn von den folgenden Kriterien mindestens eines sicher erfüllt war:

1) Der vom Patient subjektiv angegebene Schmerz wird mit gleichen Charakteristika (Lokalisation, Stärke, Ausstrahlung, sonstige Begleiterscheinungen) durch aktive Funktionsänderung, lokalen Druck etc. reproduziert.
2) Der subjektiv angegebene Schmerz wird bei lokalen Injektionen oder bei Nadelung ohne Injektion (am Locus dolendi) ausgelöst.
3) Der Schmerz wird durch Therapie der Funktionsstörung koupiert.
4) Der Schmerz wird durch lokale therapeutische Anästhesie gelöscht.

Dabei wurde festgestellt, daß

– an der Schmerzauslösung von Rücken- und/oder Kreuzschmerzen bei chronischer PN/GN häufig Pseudoradikulärsyndrome, die von Funktionsstörungen des Bewegungssystems verursacht werden, beteiligt sind;
– beiAktivität der nephrogenen Grundkrankheit diese PRaSy signifikant häufiger sind.

4.2.2.2 Nierenfunktion und Schmerzzuordnung

Als wichtigste Frage mußte geklärt werden, ob Schmerzen sich einer Niereninsuffizienz eher zuordnen lassen als einer chronischen Nierenentzündung ohne Nierenfunktionsstörung (Tabelle 17). Es wurden deutlich mehr Rücken- und Kreuzschmerzen von den Patienten ohne Niereninsuffizienz angegeben. Vielleicht ist die toxische Wirkung der Harnfixa auf die Rezeptoren einer der Gründe hierfür. Es war also nicht zu

Tabelle 17. Korrelation der subjektiven Aussage Schmerz zur chronischen PN/GN ohne und mit Niereninsuffizienz

	Keine Schmerzen		Schmerzen	
	[n]	[%]	[n]	[%]
Keine Niereninsuffizienz	21	35,6	87	59,2
Niereninsuffizienz	21	35,6	47	32,0

erwarten, daß sich wesentliche neue Aspekte ergeben, die eine Schmerzverursachung durch die Nierenerkrankung oder aus dem Bewegungssystem bei den Patients mit Niereninusffizienz speziell erklären würden, so daß auf weitere detaillierte Untersuchungen innerhalb der Gruppe der insuffizienten Patienten verzichtet wurde.

4.2.2.3 Diskussion

Die Ergebnisse der Korrelationsanalyse zeigen, daß Druckschmerzen und Klopfschmerzen der Nierenlager (NL) mit der subjektiven Aussage, es bestehen Kreuzschmerzen und/oder Rückenschmerzen, nicht korrelieren (s. Tabelle 8). Nur bei etwa 7% der Patienten mit der subjektiven Angabe Schmerz bestehen Druckschmerzen der Ureteren und nur bei ca. 20% bestehen Druckschmerzen und Klopfschmerzen der Nierenlager. Die Häufigkeit von Druckschmerzen und Klopfschmerzen bei Patients ohne subjektive anamnestische Schmerzangabe ist noch geringer (s. Tabelle 8). Das fordert die Abklärung, ob die anamnestisch angegebenen Schmerzen wirklich der Grunderkrankung GN/PN zuzuordnen sind, heraus. Sonst müßte jeder Druckschmerz und Klopfschmerz der NL der GN/PN zugeordnet werden. Dann wäre zu erwarten, daß im aktiven Stadium der chronischen PN/GN eine Korrelation der Druckschmerzen und Klopfschmerzen der NL sowie der subjektiven Angabe Schmerz zur Aktivität hin bestehen. Das ist aber tatsächlich nicht der Fall. Es bestehen auch keine signifikanten Unterschiede des Auftretens von Rücken- und/oder Kreuzschmerzen zur Aktivität chronischer Nierenentzündungen (Abb. 7), und es besteht auch keine Signifikanz der Klopfschmerzen und Druckschmerzen der NL zur Aktivität hin (s. Tabellen 9–11).

Die Symptome Kreuz- und/oder Rückenschmerzen dürfen also nicht ohne weiteres als Indiz für eine entzündliche Aktivität einer bestehenden chronischen Nierenerkrankung gelten.

Darüber hinaus ist es nach diesen Untersuchungen auch nicht zulässig, von Klopfschmerzen oder Druckschmerzen der NL ohne weiteres auf die Aktivität einer chronischen Nierenentzündung zu schließen.

Notwendig ist hier der nachdrückliche Hinweis, daß es sich beim Zustand der Aktivität nicht um einen akuten Schub mit dementsprechend akutem Krankheitszustand des Organs Niere sowie sekundär des Gesamtorganismus handelt, bei dem das akute Stadium der Nierenentzündung unschwer an Symptomen wie Fieber, Schüttelfrost,

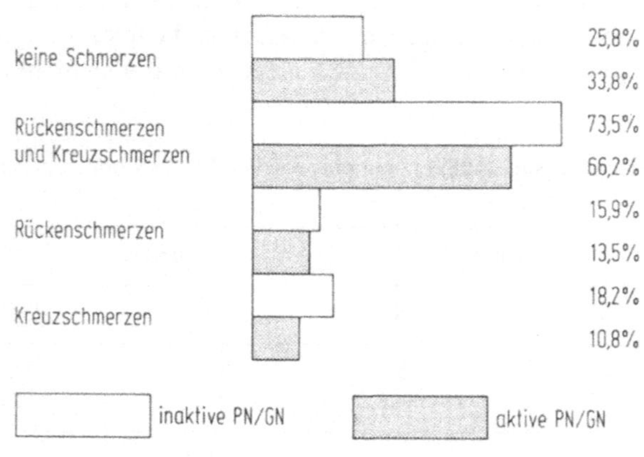

Abb. 7. Korrelation der Rücken- und Kreuzschmerzen zur Inaktivität und Aktivität der chronischen Glomerulonephritis und Pyelonephritis

52

Erbrechen, Kopfschmerzen, Pollakisurie, Dysurie, Leistungsschwäche, schlechtem Allgemeinbefinden, Ödemneigung, evtl. Anämie, dem charakteristischen „Tiefen- oder Organschmerz", dann obligatem Klopf- und Druckschmerz der NL ablesbar ist.

Die Kriterien der Aktivität sind unter 4.1.3 erklärt.

Die Ergebnisse (s. Tabelle 11) machen weiterhin deutlich, daß sowohl bei inaktiven wie aktiven chronischen Nierenentzündungen sehr wenig anamnestische Kriterien auf die Grunderkrankung hinweisen oder gar auf eine Schmerzauslösung durch diese. Dagegen zeigt ca. $^1/_3$ aller Patienten typische Kriterien der Schmerzauslösung und -erklärung aus dem Bewegungssystem. Wenn also bei etwa jedem 3. dieser Patienten bereits die Schmerzursache als aus dem Bewegungssystem stammend anamnestisch abzulesen ist, können hier die Untersuchungen des nephrourologischen Systems zunächst auf ein Minimalprogramm reduziert werden: Urinsediment, Eiweiß im Urin, bakteriologische Urinuntersuchungen, Blutdruckmessung.

Trotz einer Orientierung auf die Schmerzätiologie und damit schmerzorientierenden Therapie im Bewegungssystem ist eine weitere Langzeitbeobachtung der Urinbefunde selbstverständlich unumgänglich, da die Momentaufnahme solcher Untersuchungen keine starke Aussage hat.

Obgleich nun die Rücken- und Kreuzschmerzen auch bei aktiven GN/PN eher aus dem Bewegungssystem als aus der nephrogenen Grunderkrankung stammen, nehmen die vertebragenen Beschwerden in anderen Körperbereichen bei Aktivität der GN/PN nicht signifikant zu, wie eigentlich erwartet wurde (s. Tabelle 12). Prinzipiell neigen danach zwar Patienten mit chronischer GN/PN zu vertebragenen Beschwerden mit Systemcharakter vertebragener Schmerzkrankheiten. Es ist aber anhand der Schmerzanamnese allein nicht ablesbar, ob die GN oder PN aktiv ist.

Klopfschmerzen und Druckschmerzen im Bereich der Nieren dürfen nach den Ergebnissen (s. Tabelle 13) dieser Arbeit nicht obligat auf eine chronische PN oder GN bezogen werden. Bei aktiver Nierenerkrankung kann dies zwar häufig der Fall sein, aber auch hier konnte keine signifikante Sicherung nachgewiesen werden. Es bestätigt sich mit statistischer Sicherung lediglich die von anderen Autoren genannte Unzulänglichkeit solcher empirischen Schmerzzuordnungen (Precht et al. 1981 b; Hallauer 1974).

Es kann aus den Untersuchungen gefolgert werden:

Wenn ein Klopfschmerz oder Druckschmerz der NL bei vorher inaktiver chronischer GN/PN auftritt, muß dies solange als Zeichen einer aufgetretenen Aktivität gewertet werden, bis diese durch aktuelle Laboruntersuchungen ausgeschlossen ist.

Der als Giordano-Zeichen bekannte Klopfschmerz der Nierenloge wird in der Literatur ohnehin als wenig zuverlässig beschrieben (Hadorn 1979), weil er auch bei nichturologischen und nephrologischen Erkrankungen (retrozökale Appendizitis, Rippenfraktur, Lumbago, Myalgie, Wirbelsäulenerkrankungen, Pleuritiden usw.) auftreten könne. In dieser unsystematischen Aufzählung der möglichen Schmerzursachen sind die Funktionsstörungen des Bewegungssystems subsummiert.

Betreffs der Fragwürdigkeit, ob chronisch erkrankte Nieren überhaupt schmerzen, führt Brod (1964), ein international anerkannter kompetenter Nephrologe, folgendes aus:

„Nicht nur unter Laien, sondern auch unter Ärzten besteht die Ansicht, die kranke Niere sei schmerzhaft. Tatsächlich klagen viele Kranke, denen bekannt ist, daß sie an einer Nierenerkrankung leiden oder Eiweiß in ihrem Harn auftritt, über stumpfe oder stechende Schmerzen in der Lendengegend, die nirgendwohin ausstrahlen.

Ein Teil dieser Schmerzen hängt aber sicherlich mit pathologischen Zuständen der Wirbelsäule zusammen, und wir erkennen sie daran, daß sie sich beim Vorneigen verstärken. Größtenteils gibt der Kranke diese Zusammenhänge jedoch nicht an" (S. 325).

Brod hält in diesem Zusammenhang 2 Beobachtungen für wichtig:

1) Der Schmerzbezug wird oft ärztlich-iatrogen auf die Nieren gelenkt mit Fragen nach evtl. bestehenden Schmerzen, wenn pathologische Urinbefunde festgestellt werden oder eine definitive Nierenerkrankung vorliegt.
2) Viele Patienten mit chronischen Nierenerkankungen (gerade auch chronischer GN oder PN), die letztlich an Nierenerkrankungen enden, hatten nie Schmerzen in den Lenden.

Diese 2 Aspekte sprechen nach Brods Schlußfolgerung schon eindeutig gegen Schmerzen bei chronischen Nierenerkrankungen. Nach Meinung von Brod konnte nicht einmal die These, daß Nierenkapselspannung Schmerzen verursache, durch die Untersuchungen von Miles (zitiert bei Brod 1964, S. 328) gestützt werden, die experimentell dieser Frage nachgingen, so daß selbst diese Frage offenbleiben muß. Brod hält es allerdings für möglich, daß „eine pathologisch veränderte fibröse Kapsel die freie Ausdehnung der Niere verhindert, während die normale Kapsel geschmeidig ist und sich der veränderten Größe des Organs anpaßt. Das könnte die stumpfen Lendenschmerzen erklären, die manche an chronischer Pyelonephritis Erkrankten in der Anamnese angeben".

Und Brod weiter: „Anomale Nieren sind nur selten für die Palpation zugänglich mit Ausnahme der polyzystischen Nieren und Tumoren. Bei einer Eiterung in der Umgebung der Nieren (perinephritischer Abszeß) ist die entsprechende Lendengegend in der Regel empfindlich und ödematös. Ein Schlag auf die Lendengegend kann bei Entzündungen der Nieren und der umgebenden Strukturen schmerzhaft sein, häufig aber finden wir keine Empfindlichkeit." Es wurde festgestellt, daß die objektivierbaren Schmerzreflexe in den Nierensegmenten (Th_9–L_2) sowohl mit der Aktivität der Nierenerkrankungen als auch mit den Funktionsstörungen des Bewegungssystems korrelieren (s. Tabellen 14 und 15, Abb. 8).

Nimmt man zu diesen Ergebnissen, die sich mit den klinischen Beobachtungen in der täglichen ärztlichen Praxis decken, die Tatsachen hinzu, daß Pseudoradikulärsyndrome, die von Funktionsstörungen des Bewegungssystems ausgehen, häufig den Schmerz bei chronischer GN/PN erklären (s. Tabelle 16) und diese PRaSy bei Aktivität der GN/PN häufiger sind, können folgende Postulate aufgestellt werden, wenn

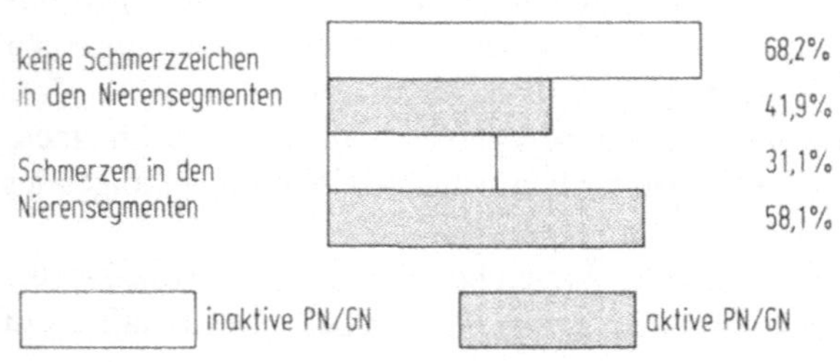

Abb. 8. Korrelation objektivierbarer Schmerzzeichen in den Segmenten Th_9–L_2 („Nierensegmenten") zur Inaktivität bzw. Aktivität der chronischen Glomerulonephritis und Pyelonephritis

54

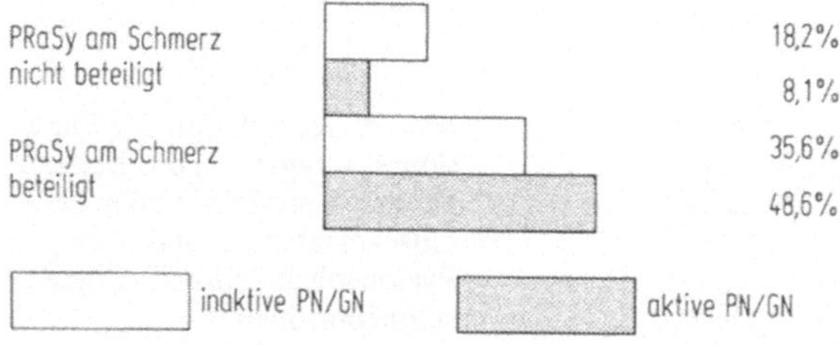

Abb. 9. Korrelation der an der Schmerzauslösung beteiligten Pseudoradikulärsyndrome des Bewegungssystems bei inaktiven und aktiven Pyelonephritiden und Glomerulonephritiden

andere Ursachen der Schmerzen (z. B. andere innere Organe, gynäkologische oder neurologische Krankheiten) ausgeschlossen sind:

Rücken- und Kreuzschmerzen bei chronischen Nierenentzündungen werden überwiegend (in ca. $^2/_3$ der Fälle) von Funktionsstörungen des Bewegungssystems ausgelöst.

Die bei solchen Schmerzzuständen auftretenden pseudoradikulären Syndrome (s. auch 2.3.1) sind dann meist durch diese Funktionsstörungen und nicht durch die Grunderkrankungen ausgelöst. Sie müßten dann aber bei adäquater Therapie des Bewegungssystems gelöscht oder reduziert werden.

Die Aktivität der chronischen PN/GN kann über eine Bahnung im Segment die Funktionsstörungen, somit die PRaSy und damit wieder die Schmerzen auslösen oder potenzieren (Erkrankung des inneren Organs→reflektorischer Muskelhartspann segmental oder suprasegmental→Funktionsstörung im Gelenk oder Segmentbereich→Auslösung von Schmerz und PRaSy) (Abb. 9).

Daraus folgt, daß bei bestehender chronischer Nierenentzündung und Neuauftreten von segmentalen Schmerzzeichen an eine neu auftretende Aktivität der GN/PN zu denken ist und Laboruntersuchungen zur weiteren Klärung notwendig sind. Dabei ist eine Schmerzauslösung nicht obligat zu fordern.

Bleiben die afferenten Nozizeptionen noch unterhalb der (zentral festgelegten) Schmerzschwelle, können die objektiven Schmerzzeichen des PRaSy auch ohne Schmerzempfindung bestehen. Aber auch dann (nämlich ohne subjektive Schmerzempfindung) setzt das PRaSy mit seinen Schmerzzeichen im Segment die gleichen Signale und der Arzt ist aufgefordert, nach Funktionsstörungen im Bewegungssystem einerseits und nach einer evtl. Aktivität andererseits zu fahnden. Summarisch heißt das: Wenn subjektiv Schmerzen bestehen, sind auch Funktionsstörungen des Bewegungssystems nachweisbar, unabhängig davon, ob die chronische PN/GN aktiv ist.

Bei der häufigen Kongruenz der Auslösung von PRaSy und Schmerzen im Bereich der Nierensegmente, einerseits durch die Nierenerkrankung und andererseits durch die Funktionsstörung, ist eine differentialdiagnostische Trennung nur unter Einbeziehung der Funktionsanalyse des Bewegungssystems möglich (Abb. 10). Allein mit der Feststellung der Schmerzzeichen und ihrem segmentalen Bezug auf die Nieren ist weder für inaktive noch für aktive GN/PN zu klären, ob ein Rücken- und/oder Kreuzschmerz aus dem Bewegungssystem oder von der nephrogenen Grunderkrankung ausgeht.

Maximalpunkte (Periost, Sehnen- und Muskelansätze) treten z. B. gehäuft als Zeichen (und Ursache) von Schmerz, nicht von Aktivität der PN/GN, auf. Über die Aktivität können Muskelstörungen und sekundär dann Enthesopathien (mit Maximalschmerzpunkt) auftreten. Wenn also Maximalpunkte verstärkt werden oder Funkti-

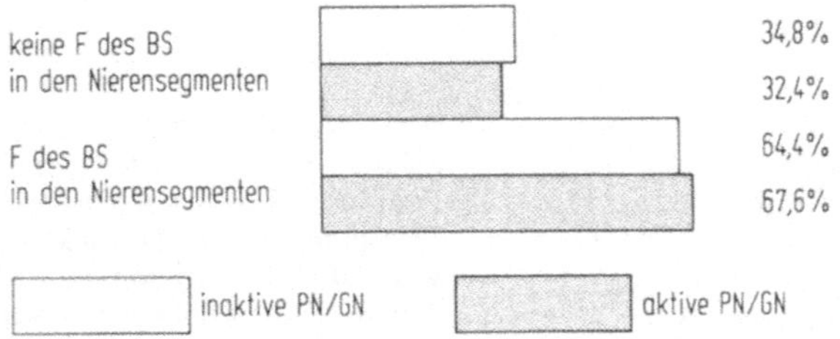

Abb. 10. Korrelation der Funktionsstörungen (*F*) des Bewegungssystems (*BS*) in den Nierensegmenten bei inaktiven Pyelonephritiden und Glomerulonephritiden

onsstörungen der Segmente der WS und muskuläre Stereotypstörungen bei der Angabe Schmerz gefunden werden, ist mit Aktivität der GN/PN zu rechnen.

Es kann aus den vertebroviszeralen reflektorischen Beziehungen, anatomischen Verknüpfungen und Schmerzproblematiken folgende Disposition aufgestellt werden, in deren einzelne Stufen der Patient aus dem subjektiven Schmerzerlebnis die Schmerzursache nicht oder kaum trennen kann und auch der Arzt neben der Anamnese das gesamte Rüstzeug der nephrologischen, segmental-funktionsanalytischen und segmental-reflektorischen Untersuchungen zur *Differenzierung* benötigt:

Schmerzen durch Erkrankung des inneren Organs

Die Schmerzen sind allein durch einen (akuten) Schub einer chronischen PN/GN ausgelöst:

Tiefenschmerz (Charakteristika s. 2.2.1) meist als Dauerschmerz, Allgemeinsymptome (Fieber, Schüttelfrost etc.), pathologische Urinbefunde, ausgeprägte Schmerzzeichen (multisegmental meist über die gesamte Strecke von Th_9–L_2 oder darüber hinaus).

Der Schmerz muß mit der adäquat behandelten Therapie der Grunderkrankung abklingen. Keine Indikation zur Therapie evtl. vorhandener Funktionsstörungen im Bewegungssystem. Sie würden rezidivieren, weil die Nierengrundkrankheit in der akuten Phase sie wieder induzieren würde. Es würde durch ihre Therapie keine Schmerzlinderung eintreten.

Schmerzen durch Funktionsstörung bei Erkrankung des inneren Organs

Die Schmerzen sind von Funktionsstörungen des Bewegungssystems ausgelöst, die von einer noch aktiven, aber nicht mehr akuten, Nierenentzündung reflektorisch unterhalten werden (z. B. über einen Muskelhartspann). Nach Behandlung der Funktionsstörungen (Reduktion nozizeptiver Afferenzen) kann eine Schmerzlinderung eintreten, die Funktionsstörungen neigen aber zu Rezidiven, da ihre Induktion durch die aktive GN/PN potentiell weiterbesteht.

Schmerzen durch Funktionsstörung nach Erkrankung des inneren Organs

Die akute Phase (evtl. auch nur eine aktive Phase) der Nierenerkrankung ist abgeklungen. Die während dieser Phase induzierten Funktionsstörungen des Bewegungssystems, das dazugehörige Pseudoradikulärsyndrom und die davon abhängigen Schmerzen bestehen weiter. Die Schmerzanamnese, Schmerzanalyse und die Funktionsuntersuchung des Bewegungssystems klären die Schmerzursache als vom Bewegungssystem ausgehend. Nach adäquater Therapie der Funktionsstörungen muß der Schmerz aufgehoben sein und die Funktionsstörungen sollten nicht zu Rezidiven nei-

56

gen. Das Weiterbestehen der aktiven bzw. akuten Erkrankung der Niere war dann durch den Schmerz nur vorgetäuscht.

Schmerzen durch Funktionsstörung ohne Erkrankung des inneren Organs

Es können unabhängig von der chronischen GN/PN Funktionsstörungen des Bewegungssystems bestehen, deren Schmerzprojektionen einen Nierenschmerz lediglich vortäuschen. Die Klärung erfolgt wieder über Schmerzanamnese und Schmerzanalyse. Die anhaltende Schmerzlöschung nach adäquater Therapie ist wie beim Beispiel 3 auch hier als diagnostisches Kriterium zu werten.

Abschließend zu diesem Kapitel ergeben sich folgende Überlegungen: Schmerz von der Niere kann nur ausgelöst werden, wenn ein krankhafter Prozeß rezeptornahe abläuft. Rezeptoren sind (s. 2.1.2) in der Niere aber nur in der Kapsel und im Pyelon anzutreffen. Es muß oder kann also eine chronische PN oder chronische GN keine Schmerzen verursachen, wenn sie im Nierenparenchym bzw. Interstitium weiterschwelt; denn sie erreicht dann nicht unbedingt Rezeptoren.

Sie kann aber wieder aktiv werden und dann die geschilderten reflektorischen Mechanismen alle wieder in Gang setzen. Nach Gayer (zit. nach Hornbostel et al. 1978, S. 587) und Zollinger (1964) muß das Nierenbecken nicht ständig obligat am Krankheitsprozeß bei der PN beteiligt sein, der Prozeß erreicht dann also nicht die Rezeptoren.

Selbst bei Klarheit der nephrologischen Diagnose bleibt die Zuordnung oder Abtrennung der Empfindung Schmerz oft eine der unsichersten Problematiken (Hegglin 1969; Lohmann et al. 1977; Hornbostel et al. 1978, Precht et al. 1981; Dutz et al. 1983) und ist noch in der offenen Diskussion. Auch werden Schmerzen oft zwar genannt, aber nicht differenziert beschrieben (z. B. Busse u. Nilius 1981; Zollinger 1964; Losseu. Kienitz 1966; Sarre 1976; Hornbostel et al. 1978).

Für manche Formen, wie die chronische interstitielle Nephritis habe ich in der Literatur keine Schmerzzuordnung finden können. Aus der Literatur waren im Sinne der Schmerzzuordnung nur wenige wirkliche Festlegungen zu finden (Brod 1964; Wehner et al. 1969; Bohle et al. 1969, 1976; Habib 1973; Hornbostel et al. 1978; Matz et al. 1981), zusammenfassend für folgende Aussagen:

- *Die akute endokapillär-proliferative GN* tritt mit ziehenden, dumpfen Schmerzen in der Lendengegend, als Kapselschmerz bei vergrößerter Niere auf. Der Schmerz ist häufig diskret oder fehlt ganz.
- Schmerzlosigkeit mit isolierter Erythrozyturie spricht im Ausheilungsstadium für glomeruläre Herkunft der Erythrozyten (*vorangegangene akute GN*).
- Schmerzen in den Nierenlagern mit makroskopischer Hämaturie (plus Leukozyturie, Bakteriurie) müssen zum Ausschluß einer *Papillennekrose* (Ausscheidungsurogramm) führen.
- Zum Teil schmerzlose Hämaturien, die mit schmerzhaften Episoden wechseln können, sind auf *Polypen* in den ableitenden Harnwegen, *Zystennieren, Urogenitaltuberkulose, Tumoren* der Blase oder Nierentumoren sowie *Gefäßmißbildungen, Steine* sowie Blutgerinnungsstörungen verdächtig.
- Die *mesangioproliferative GN* (charakteristisch die IgA-Nephritis Berger) soll „ohne wesentliche subjektive Symptomatik" mit lediglich inkonstanten ziehenden Schmerzen in beiden Nierenlagern ablaufen (Hornbostel et al. 1978, S. 544).

– Für die *membranoproliferative GN* wurden keine Schmerzen beschrieben (z. B. West 1973).
– Selbst die *subakute* oder *perakute GN,* die in Wochen oder Monaten schnell zur Urämie führt und letal endet, wird nur „mit gelegentlichen Schmerzen im Oberbauch, in der Regel ohne subjektive Krankheitszeichen an der Niere" (Hornbostel et al. 1978, S. 547) beschrieben.
– Für die mit *Nephrose* verlaufenden Formen (minimal proliferative GN, perimembranöse GN, fokale Glomerulosklerose, Syndrome der latenten GN) werden ausschließlich schmerzfreie Verläufe beschrieben. Deshalb sind offensichtlich hier Zufallsentdeckungen der Nephrose über Schmerzen, die über das Bewegungssystem ausgelöst werden, nicht die Ausnahme.
– Bei den *fokalen Glomerulonephritiden* im Rahmen ätiologisch und pathogenetisch unterschiedlicher Erkrankungen wie Lupus erythematodes visceralis, Goodpasture-Syndrom, Periarteriitis nodosa, Schoenlein-Henoch-Syndrom sollen die Patienten „gelegentliche Lumbalschmerzen verspüren" (Hornbostel et al. 1978, S. 561).
– Beim Goodpasture-Syndrom (GN mit Lungenhämorrhagie) sind „Schmerzen verschiedenster Lokalisation" benannt.
– Bei allen *endemischen* und *hereditären Nephropathien* (hereditär chronische Nephritis oder Alport-Syndrom, endemisches hämorrhagisches Fieber mit renalem Syndrom, hereditäre idiopathische juvenile Nephronophthisis) werden keine Schmerzen im Nierenbereich, keine Rücken- oder Kreuzschmerzen beschrieben. Lediglich bei der chronischen endemischen Nephropathie (Balkannephritis) werden „Schmerzen in der Nierengegend" erwähnt.
– Für die *Pyelonephritis* werden Rückenschmerzen/Kreuzschmerzen allgemein nur im akuten Stadium zur obligaten Symptomatik gezählt.

Alle diese Ausführungen betonen die allgemeine Unsicherheit, die in der Schmerzzuordnung zu chronischen Nierenkrankheiten auftreten muß.

Wenn Buder (1978, S. 103) schreibt: „Wir fanden zu unserer Überraschung keine signifikanten Unterschiede zwischen den subjektiven Beschwerden bei Patienten mit obstruktiver und nichtobstruktiver Pyelonephritis", weist auch dies darauf hin, daß wahrscheinlich die Schmerzursache in vielen Fällen nicht allein in der Nierenerkrankung zu suchen ist.

Die hier vorgelegten Untersuchungsergebnisse belegen, daß für die Beurteilung der Schmerzzeichen und der Schmerzen bei chronischer GN/PN außer der Nierenerkrankung selbst das Bewegungssystem mit seinen Funktionsstörungen an erster Stelle steht.

Es rangiert möglicherweise bei der Auslösung von Schmerzen bei chronischen und chronisch-rezidivierenden Nierenentzündungen noch vor der Grunderkrankung selbst.

Als Ergebnis der Untersuchung unter 4.2.2.2 wurde gefunden, daß die Empfindungen Rücken- und/oder Kreuzschmerzen nicht mit der Niereninsuffizienz korrelieren (s. Tabelle 17), so daß eine weitere Differenzierung in dieser Richtung nicht erfolgte. Das deckt sich mit der Aussage Buders, daß „die subjektiven Symptome nicht mit dem Funktionsverhalten der Niere parallel gehen".

Oft fällt die chronische Nierenentzündung bei Patienten, die nie subjektive Symptome, auch keine Schmerzen hatten, erst durch die Niereninsuffizienz (NI) auf (Prat 1967; Tredt 1974; Daschner 1975; Losse u. Loew 1977; Precht 1981 a).

Auch Buder fiel auf, daß bei NI seltener über Schmerzen geklagt wurde und daß demzufolge prognostische Schlüsse aus dem Symptom Schmerz nicht zu gewinnen waren, daß „Patienten mit subjektiven Symptomen sogar einen günstigeren Funktionsverlauf zeigten". Nach den Untersuchungsergebnissen unserer Arbeit ist dies unschwer zu erklären: Die subjektive Empfindung Schmerz ist meist nicht unmittelbar der Nierenerkrankung, sondern dem Bewegungssystem zuzuordnen, wobei die PN/GN durchaus als ein primärer Initiator von Funktionsstörungen des Bewegungssystems auftreten kann. Der so ausgelöste Schmerz kann nicht Kriterium für prognostische Einschätzungen des Funktionsverlaufs der Nierenfunktion sein.

Mittelbar spielt bei der Beurteilung der Nierenfunktion und evtl. bestehender Schmerzen das Analgetikaproblem eine eminente Rolle. Die Wahrscheinlichkeit einer Verschlechterung der Nierenfunktion durch Analgetika muß heute als gesichert angesehen werden. Schon deshalb ist es unbedingt erforderlich, die Funktionsstörungen des Bewegungssystems als häufigste Ursache von Schmerzen bei chronischer GN/PN zu diagnostizieren, um nichtmedikamentöse, also befundbezogene, Therapie (Physiotherapie, manuelle Therapie, Krankengymnastik, Verhaltenshinweise, therapeutische lokale Analgesieverfahren) indizieren zu können und damit zu verhindern, daß die NI durch unkontrollierte Medikamenteneinnahme noch verschlechtert wird.

4.2.3 Diagnostik des Bewegungssystems

Die Schmerzanamnese und die Schmerzanalyse bei den Patienten mit chronischer Pyelonephritis (PN) und/oder chronischer Glomerulonephritis (GN) hatten ergeben, daß Rücken- und/oder Kreuzschmerzen vordergründig von Funktionsstörungen des Bewegungssystems ausgelöst wurden. Schmerzanamnese und Schmerzanalyse erwiesen sich meist als geeignet, diese Schmerzursache zu vermuten oder zu diagnostizieren. Es mußten nun die Fragen nach Art, Lokalisation und Zahl von Einzelstörungen sowie nach evtl. vorhandenen typischen Mustern dieser Störungen bei chronischer PN/GN beantwortet werden.

4.2.3.1 Einzelbefunde

Vor der gezielten Untersuchung nach Einzelfunktionsstörungen mit möglicher Schmerzauslösung mußte die orientierende Prüfung erfolgen, ob warnende Hinweiszeichen auf ernste, pathomorphologisch verursachte Erkrankungen (Tumoren, Entzündungen, Strukturzerstörungen durch Trauma, Stoffwechselprozesse o. a.) vorlagen (Tabelle 18). Meist deuten sich solche Erkrankungen durch Druck- oder Klopfschmerz, Stauch- oder Erschütterungsschmerz sowie durch Traktionsschmerz der WS an.

Danach erfolgte die orientierende Analyse, ob die subjektive Angabe Schmerz mit Funktionsstörungen des Bewegungssystems und den durch sie ausgelösten Rücken- und/oder Kreuzschmerz korreliert (Tabelle 19). Das Vorgehen dabei ist unter 4.2.2.1 geschildert. Die Zuordnung ist signifikant. Es wurde überprüft, ob sich die Aussagen der Tabelle 18 und Tabelle 19 für aktive oder inaktive GN/PN ändern (Tabelle 20).

Eine signifikante Veränderung konnte nicht gefunden werden. Aus diesen Untersuchungen können als wesentliche Fakten festgehalten werden:

Tabelle 18. Zusammenhang der subjektiven Aussage Rücken- und/oder Kreuzschmerz mit orientierenden Untersuchungen an der LWS

Untersuchungsergebnis	Keine Schmerzen		Schmerzen	
	[n]	[%]	[n]	[%]
Kein Druckschmerz der LWS	59	100,0	126	85,7
Druckschmerz der LWS	0	0,0	21	14,3
$(Chi^2 = 23,69)Phi = 0,174 = 17,4\%)$				
Kein Klopfschmerz der LWS	59	100,0	123	83,7
Klopfschmerz der LWS	0	0,0	24	16,3
$(Chi^2 = 9,09/YATES = 7,70/Phi = 0,193 = 19,3\%)$				
Kein Stauch- und Erschütterungsschmerz der LWS	59	100,0	130	88,4
Stauch- und Erschütterungsschmerz der LWS	0	0,0	17	11,6
$(Chi^2 = 5,63)/YATES: 4,38/Phi = 0,146 = 14,6\%)$				
Kein Traktionsschmerz der LWS	59	100,0	135	91,8
Traktionsschmerz der LWS	0	0,0	12	8,2

Tabelle 19. Korrelation der subjektiven Schmerzangabe mit orientierenden Untersuchungen auf Schmerzauslösung durch Funktionsstörungen. Die Zuordnung ist signifikant

Untersuchungsergebnis	Keine Schmerzen		Schmerzen	
	[n]	[%]	[n]	[%]
Kein Funktionsschmerz der LWS	57	95,6	51	34,7
Funktionsschmerz der LWS bei aktiver Bewegungs-provokation	2	3,4	96	65,3
$(Chi^2 = 64,71/YATES: 62,26/Phi = 0,55 = 55,0\%)$				
Angegebener Schmerz passiv nicht auslösbar	54	91,5	41	27,9
Angegebener Schmerz durch passive Funktions-untersuchung auslösbar	5	8,5	106	72,1

$(Chi^2 = 68,61)/Phi = 0,577 = 57,7\%)$

1) Die Schmerzzeichen, die eher als Kriterien der morphologischen Schädigung im Sinne ernster morphologisch verursachter Erkrankungen gelten müssen, treten sehr viel seltener auf als solche Schmerzzeichen, die auf Funktionsstörungen des Bewegungssystems hinweisen.
2) Die orientierenden Kriterien bei der körperlichen Untersuchung, die auf Funktionsstörungen des Bewegungssystems hinweisen, treten bei der inaktiven und aktiven chronischen GN/PN gleich häufig auf.

Tabelle 20. Korrelation von Untersuchungsergebnissen der Schmerzanalyse zur Aktivität der GN/PN

Untersuchungsergebnis	Inaktivität		Aktivität	
	[n]	[%]	[n]	[%]
Keine schmerzfreie Position möglich	2	1,5	3	4,1
Druckschmerz der LWS	11	8,3	10	13,5
Klopfschmerz der LWS	14	10,6	10	13,5
Stauch- oder Erschütterungsschmerz der LWS	11	8,3	7	9,5
Traktionsschmerz der LWS	6	4,5	7	9,5

(Chi^2 = nicht sicher)

Funktionsschmerz der LWS	63	47,7	34	45,9
Der subjektiv angegebene Schmerz ist bei der Untersuchung des BS auslösbar	71	53,8	37	50,0

(Chi^2 = 0,01)

Arthrogene Störungen

Die arthrogenen Funktionsstörungen, die am häufigsten als an der Schmerzauslösung beteiligt gefunden wurden, sind in Tabelle 21 ausgewiesen. Von den arthrogenen Funktionsstörungen wurden diejenigen, die am häufigsten aufgetreten waren und deren Beteiligung durch Provozierbarkeit oder Löschbarkeit des Schmerzes wahrscheinlich oder sicher gemacht werden konnten, daraufhin überprüft, ob sie im aktiven Sta-

Tabelle 21. Korrelation der häufigsten arthrogenen Funktionsstörungen gegen die inaktiven und aktiven chronischen GN/PN

Funktionsstörungen des Bewegungssystems (BS)	Inaktivität		Aktivität	
	[n]	[%]	[n]	[%]
Kopfgelenke	71	53,8	43	58,1
Zervikothorakale Blockierungen	36	27,3	32	43,0
BWS oberhalb Th_9	45	34,1	42	56,8
$Th_9 - L_2$-Blockierungen	61	46,2	48	64,9
$Th_9 - L_2$-Hypermobilität	20	15,2	17	23,0
Rechtsseitige Rippen 10–12	53	40,2	42	56,8
Linksseitige Rippen 10–12	48	36,4	39	52,7
LWS Blockierungen	24	18,2	22	29,7
$L_2 - L_5$-Hypermobilitäten	12	9,1	2	2,7
L_5/S_1-Blockierungen	11	8,3	6	8,1
L_5/S_1-Hypermobilitäten	56	42,4	32	43,2
Rechtsseitige Beckenblockierung	49	37,1	21	28,4
Linksseitige Beckenblockierung	62	47,0	39	52,7
Rechtsseitige Beckenverwringung	7	5,3	4	5,4
Linksseitige Beckenverwringung	27	20,5	20	27,0
Kokzygodynie	41	31,1	31	41,9
Koxalgie	16	12,1	10	13,5

Tabelle 22. Signifikanzprüfung der Zuordnung arthrogener Funktionsstörungen zu inaktiver und aktiver GN/PN

Funktionsstörungen des BS	Inaktivität		Aktivität	
	[n]	[%]	[n]	[%]
Kopfgelenke nicht gestört	60	45,5	31	41,9
Kopfgelenke gestört	71	53,3	43	58,1
$(Chi^2 = 0,29)$				
Zervikothorakal nicht gestört	94	71,2	41	55,4
Zervikothorakal gestört	36	27,3	32	43,0
$(Chi^2 = 5,46)$				
BWS oberhalb TH_9 nicht gestört	86	65,2	31	41,9
BWS oberhalb Th_9 gestört	45	34,1	42	56,8
$(Chi^2 = 10,30)$				
$Th_9 - L_2$ keine Blockierungen	52	39,4	21	28,4
$Th_9 - L_2$ Blockierungen	61	46,2	48	64,9
$(Chi^2 = 4,33)$				
Rechtsseitige Rippen 10–12 ohne Störung	78	59,1	30	40,5
Rechtsseitige Rippen 10–12 gestört	53	40,2	42	56,8
$(Chi^2 = 5,96)$				
Linksseitige Rippen 10–12 ohne Störung	81	61,4	34	45,9
Linksseitige Rippen 10–12 gestört	48	36,4	39	52,7
$(Chi^2 = 5,68)$				
Keine LWS-Blockierungen	81	61,4	41	55,4
LWS-Blockierungen	24	18,2	22	29,7
$(Chi^2 = 3,92)$				
Keine Beckenblockierung links	68	51,5	35	47,3
Linksseitige Beckenblockierung	62	47,0	39	52,7
$(Chi^2 = 0,47)$				
Keine Beckenverwringung links	105	79,5	54	73,0
Linksseitige Beckenverwringung	27	20,5	20	27,0
$(Chi^2 = 1,16)$				

Tabelle 22 (Fortsetzung)

Funktionsstörungen des BS	Inaktivität		Aktivität	
	[n]	[%]	[n]	[%]
Keine Kokzygodynie	91	68,9	43	58,1
Kokzygodynie	41	31,1	31	41,9

($Chi^2 = 2,45$)

dium der chronischen GN/PN häufiger auftraten als im inaktiven Stadium (Tabelle 22).

Muskuläre Störungen

Muskuläre Funktionsstörungen traten bei den 206 untersuchten Patienten in der in Tabelle 23 aufgeführten Häufigkeit auf. Es sind in dieser Tabelle bereits die Korrelations- und Signifikanzprüfungen zum subjektiv angegebenen Kreuz- und/oder Rückenschmerz mit aufgeführt. Damit sind *die* Muskeln deutlich ausgewiesen, die häufig an der Schmerzauslösung beteiligt waren bzw. bei vorhandenen Schmerzen als gestört (verkürzt, hyperton, verspannt, abgeschwächt) auffielen.

Tabelle 23. Korrelations- und Signifikanzprüfungen der am häufigsten gestörten Muskeln bei Kreuz- und Rückenschmerzen („Schmerz") bei chronischer GN/PN

	Keine Schmerzen		Schmerzen	
	[n]	[%]	[n]	[%]
Hüftadduktoren rechts normal	38	64,4	78	53,1
Hüftadduktoren rechts verkürzt/verspannt	21	35,6	75	51,0

($Chi^2 = 2,95$)

Hüftadduktoren links normal	34	57,6	54	36,7
Hüftadduktoren links verkürzt	25	42,4	93	63,3

($Chi^2 = 7,51/Phi = 0,191 = 19,1\%$)

Iliopsoas rechts normal	45	76,3	91	61,9
Iliopsoas rechts verkürzt	14	23,7	56	38,1

($Chi^2 = 3,87/Phi = 0,137 = 13,7\%$)

Iliopsoas links normal	40	67,8	72	49,0
Iliopsoas links verkürzt	19	32,2	75	51,0

($Chi^2 = 6,01/Phi = 0,171 = 17,1\%$)

Tabelle 23 (Fortsetzung)

	Keine Schmerzen		Schmerzen	
	[n]	[%]	[n]	[%]
M. iliacus rechts normal	49	83,1	107	40,0
M. iliacus rechts Hartspann	10	16,9	40	27,2
(Chi² = 2,41)				
M. iliacus links normal	44	74,6	89	60,5
M. iliacus links Hartspann	15	25,4	58	39,5
(Chi² = 3,62)				
M. psoas rechts normal	43	72,9	74	50,3
M. psoas rechts Hartspann	16	27,1	73	49,7
(Chi² = 6,20/Phi = 0,173 = 17,3%)				
M. psoas links normal	39	66,1	69	46,9
M. psoas links verkürzt	20	33,9	78	53,1
Rückenstrecker normal	36	61,0	59	40,1
Hartspann der Rückenstrecker	23	39,0	88	59,9
(Chi² = 7,39/Phi = 0,189 = 18,9%)				
Bauchmuskulatur normal	25	42,4	47	32,0
Bauchmuskulatur abgeschwächt	34	57,6	100	68,0
(Chi² = 2,00)				
M. piriformis normal	51	86,4	107	72,8
M. piriformis verkürzt	8	13,6	40	27,2
(Chi² = 4,39/Phi = 0,146 = 14,6%)				
Kein gekreuztes Schultersyndrom (JANDA)	50	84,7	102	69,4
Gekreuztes Schultersyndrom	9	15,3	45	30,6
(Chi² = 5,13/Phi = 0,158 = 15,8%)				
Kein gekreuztes Beckensyndrom	43	81,4	85	57,8
Gekreuztes Beckensyndrom	11	18,6	62	42,2
(Chi² = 10,19/Phi = 0,222 = 22,2%)				

Auch die häufigsten Muskelfunktionsstörungen wurden daraufhin untersucht, ob sie bei Aktivität der nephrogenen Grundkrankheit häufiger auftreten als bei Inaktivität (Tabelle 24).

Aus der Aufarbeitung der Muskelfunktionsstörungen sind folgende Beobachtungen wesentlich:

1) Einige Muskeln sind bereits bei den Patienten ohne subjektive Schmerzangabe häufig gestört: M. iliopsoas (23,7% und 32,2%), M. iliacus links (25,4%), M. psoas beidseitig (27,1% und 33,9%), die langen Rückenstrecker (39,0%) und die Bauchmuskulatur (57,6%).
2) Die Häufigkeit dieser Muskelstörungen nimmt (mit Ausnahme bei der Bauchmuskulatur) bei subjektiver Angabe von Kreuz- und/oder Rückenschmerzen signifikant zu: M. iliopsoas (38,1% und 51,0%), M. iliacus links (39,5%), M. psoas beidseitig (49,7% und 51,3%), lange Rückenstrecker (59,9%).

Tabelle 24. Korrelations- und Signifikanzprüfung der am häufigsten gestörten Muskeln zu Inaktivität und Aktivität

Muskelfunktionsstörungen	Inaktivität		Aktivität	
	[n]	[%]	[n]	[%]
M. iliopsoas links nicht verspannt/verkürzt	78	59,1	36	48,6
M. iliopsoas links verspannt/verkürzt	54	40,9	38	51,4
($Chi^2 = 2,09$)				
Kein Psoas Hartspann links	76	57,6	33	44,6
Psoas Hartspann links	56	42,4	41	55,4
($Chi^2 = 3,21$)				
Kein Hartspann der langen Rückenstrecker	68	51,5	27	36,5
Hartspann der langen Rückenstrecker	64	48,5	47	63,5
($Chi^2 = 4,31$)				
Bauchmuskulatur normal	53	40,2	21	28,4
Bauchmuskulatur stark abgeschwächt	79	59,8	53	71,6
($Chi^2 = 2,86$)				
Kein gekreuztes Schultersyndrom	112	84,8	40	54,1
Gekreuztes Schultersyndrom (JANDA)	19	14,4	34	45,9
($Chi^2 = 24,39$)				
Kein gekreuztes Beckensyndrom	90	68,2	38	51,4
Gekreuztes Beckensyndrom (JANDA)	38	28,8	36	48,6
($Chi^2 = 7,38$)				

Tabelle 25. Häufigkeiten von Schmerzmaximalpunkten und ihre Korrelation zu subjektiv angegebenen Schmerzen und zur Aktivität

Untersuchungsbefund	Keine Schmerzen		Schmerzen	
	[n]	[%]	[n]	[%]
Keine Maximalpunkte rechts	56	94,9	90	61,2
Maximalpunkte rechts	3	5,1	57	38,8

(Chi² = 23,15/YATES = 21,55/Phi = 0,323 = 32,3%)

	Keine Schmerzen		Schmerzen	
Keine Maximalpunkte links	55	93,2	84	57,1
Maximalpunkte links	4	6,8	62	42,2

(Chi² = 24,51/YATES = 22,9/Phi = 0,334 = 33,4%)

	Inaktivität		Aktivität	
	[n]	[%]	[n]	[%]
Rechtsseitig keine Maximalpunkte	93	70,5	51	68,9
Rechtsseitig Maximalpunkte	37	28,0	23	31,1

(Chi² = 0,16)

	Inaktivität		Aktivität	
Linksseitig keine Maximalpunkte	93	70,5	47	63,5
Linksseitig Maximalpunkte	36	27,3	26	35,1

(Chi² = 1,30)

3) Auch die muskulären Stereotypstörungen (nach Janda 1976) nehmen zum subjektiv angegebenen Schmerz hin signifikant zu.
4) Zur Aktivität hin korrelieren lediglich die langen Rückenstrecker, das gekreuzte Schultersyndrom und das gekreuzte Beckensyndrom.

Da die Schmerzmaximalpunkte meist unmittelbar oder mittelbar von dem Belastungs- und/oder Funktionszustand der Muskulatur abhängig sind, wurden ihre Häufigkeiten und Korrelationen zur Schmerzangabe und zur Aktivität der GN/PN untersucht (Tabelle 25). Zur subjektiven Angabe Kreuz- und/oder Rückenschmerzen wurde eine Korrelation gesichert, zur Aktivität hin nicht.

Ligamentäre Störungen

Neben *den* Bandschmerzen, die von den Bändern der hypermobilen Bewegungssegmente der WS ausgehen, sind die starken lumbosakralen Bandmassen häufig Ursache von Rücken- und/oder Kreuzschmerzen. Deshalb sind diese Bänder bei unseren 206 chronisch nierenkranken Patienten mit geprüft worden (Tabelle 26).

Als häufig gestört (ca. 50%) erwies sich sowohl für die inaktiven wie für die aktiven chronischen GN/PN lediglich das Lig. iliolumbale beidseitig.

Tabelle 26. Häufigkeit von schmerzhaften lumbosakralen Bändern und ihre Korrelation zur Aktivität einer chronischen GN/PN

	Inaktivität		Aktivität	
	[n]	[%]	[n]	[%]
Rechtes Lig. iliolumbale	66	50,0	35	47,3
Linkes Lig. Iliolumbale	67	50,8	38	51,4
Rechtes Lig. iliosacrale	27	20,5	22	29,7
Linkes Lig. iliosacrale	32	24,2	22	29,7
Rechtes Lig. sacrotuberale	6	4,5	1	1,4
Linkes Lig. sacrotuberale	8	6,1	1	1,4

Haltung und Statik

Es wurde untersucht, in welcher Häufigkeit nicht kompensierte Haltungen auftraten, die erfahrungsgemäß Rücken- und/oder Kreuzschmerzen verursachen *können* (Tabelle 27). Als weitaus am häufigsten gestört erwiesen sich die sagittalen Haltungen, die im inaktiven Stadium in 32,6% und im aktiven Stadium der Nierenerkrankungen in 43,2% nicht kompensiert waren.

4.2.3.2 Muster von Funktionsstörungen

Nach den vorliegenden Einzelbefunden fiel ein Muster ("pattern") von Funktionsstörungen des Bewegungssystems bei chronischer GN/PN auf, das sich ziemlich stereotyp bei den von uns untersuchten Patienten wiederholte.

Nach Prüfung der Signifikanz der Einzelstörungen in der Zuordnung zum Schmerz wurde die Stärke des statistischen Zusammenhangs berechnet.

Bei der Zusammenstellung der am stärksten zum Schmerz korrelierenden Störungen ergibt sich folgendes *Muster an Funktionsstörungen* mit topographischer und/oder reflektorischer Kongruenz zu den „Nierensegmenten" (Th_9–L_2):

– Blockierungen im Bereich Th_9–L_2,
– Bandschmerzen (Hypermobilität) bei Th_9–L_2,
– Rippenfunktionsstörungen links und/oder rechts der 10.–12. Rippe (nicht alle Segmente obligat),

Tabelle 27. Häufigkeiten nicht kompensierter Haltungen und ihre Korrelation zur Aktivität chronischer GN/PN

Nichtkompensierte Haltungen	Inaktivität		Aktivität	
	[n]	[%]	[n]	[%]
Frontale Haltungen	21	15,9	6	8,1
Sagittale Haltungen	43	32,6	32	43,8
Frontale und sagittale Haltungen	16	12,1	9	12,2

(Signifikanz nicht zu berechnen)

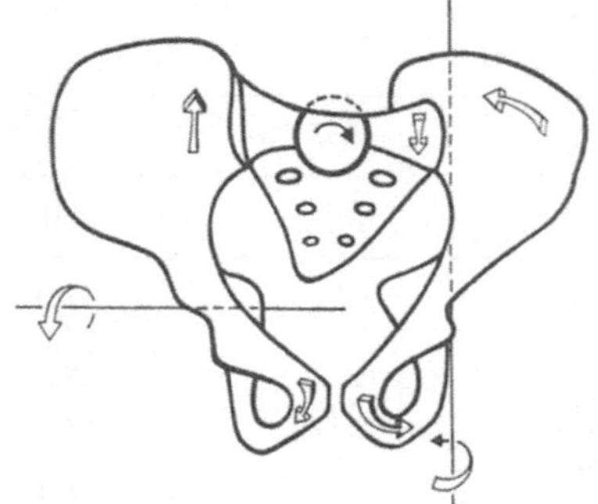

Abb. 11. Schematische Darstellung der Beckenverwringung nach Cramer. (Aus Lewit 1984)

- Rechts- und linksseitige „Maximalpunkte" (Dornfortsätze, Rippengelenke, Periostpunkte anderer Lokalisation, Bandansätze, Muskelansätze) in den Segmenten Th_9–L_2,
- Lig. iliolumbale (links und/oder rechts) schmerzhaft,
- Kokzygodynie,
- die Störungen und Pseudoradikulärsyndrome sind als an der Schmerzursache beteiligt zu identifizieren (Provokation des Schmerzes, Löschung des Schmerzes).

Einige weitere Funktionsstörungen weisen zwar keine so hohe Stärke des Zusammenhangs zum Schmerz auf, sind in der Zuordnung zu diesem aber signifikant:

- Kopfgelenkblockierungen,
- Verkürzung/Verspannung des M. iliopsoas (im Test nach Janda),
- Hartspann des M. psoas (Palpation durch die Bauchdecken beim liegenden Patienten),
- Verkürzung/Verspannung der langen Rückenstrecker,
- Verkürzung/Verspannung des M. piriformis,
- Linksseitige Beckenverwringung (Abb. 11).

Diese Parameter, die zum Schmerz hin eine starke Korrelation aufwiesen bzw. zumindest signifikant häufiger auftraten bei der Aussage, daß Schmerzen vorlagen, wurden daraufhin geprüft, ob sie im Stadium der Aktivität signifikant häufiger auftraten als im Stadium der Inaktivität der chronischen GN/PN.
Für folgende Störungen traf dies zu (Abb. 12):

- Blockierung in den Segmenten Th_9–L_2,
- Rippenfunktionsstörungen der 10. bis 12. Rippe einseitig oder beidseitig,
- Hartspann der langen Rückenstrecker,
- Nachweisbare Beteiligung des Pseudoradikulärsyndroms aus dem Bewegungssystem an der Auslösung der Rücken-und/oder Kreuzschmerzen durch Provokation oder Löschung. (Die Löschung des Schmerzes läßt differentialdiagnostische Schlüsse zu und ist gleichzeitig therapeutisch nutzbar.)

Eine signifikante Zunahme bei Aktivität gegenüber den inaktiven chronischen GN/PN wurde für weitere Parameter beobachtet, die bei der Schmerzzuordnung nicht signifikant vermehrt aufgetreten waren:

- Zervikothorakale Blockierungen,
- BWS-Blockierungen oberhalb Th_9,

68

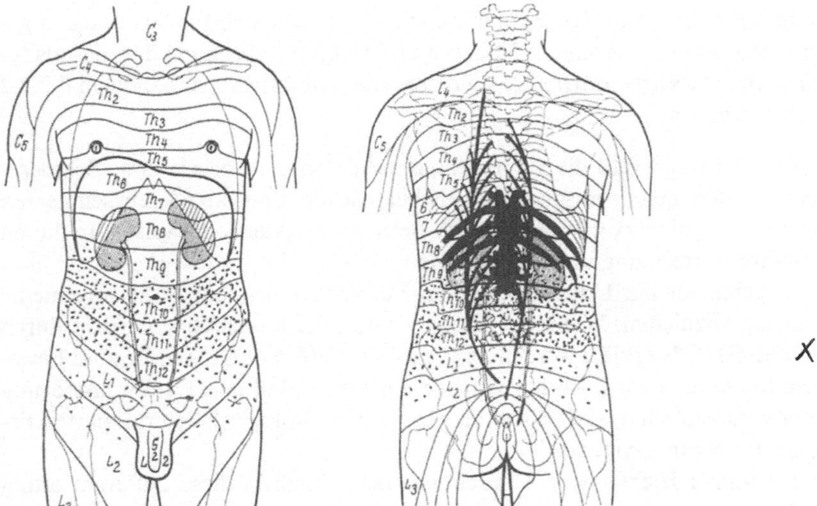

Abb. 12. Das auf die wichtigsten Störungen eingeengte „Muster" der Funktionsstörungen des Bewegungssystems bei chronischer PN und/oder GN: *1* Blockierungen Th$_9$–L$_2$, *2* Rippenstörungen der 10.–12. Rippe, *3* Hartspann/Verkürzung der langen Rückenstrecker mit möglichen (oft multiplen) schmerzhaften Enthesopathien (Ansatzschmerzen), *4* Pseudoradikulärsyndrom Th$_9$–L$_2$. (Unter Benutzung eines Segmentschemas aus Hansen u. Schliack 1962)

– LWS-Blockierungen,
– gekreuztes muskuläres Schultersyndrom (Janda 1979),
– gekreuztes muskuläres Beckensyndrom (Janda 1979),
– Schmerzreflexe in den Nierensegmenten.

4.2.3.3 Diskussion

Die Zusammenfassung der Ergebnisse der Funktionsuntersuchungen des Bewegungssystems bei chronischer Glomerulonephritis (GN) und chronischer Pyelonephritis (PN) ergibt folgendes Bild:

1) Schmerzzeichen, die auf Funktionsstörungen des Bewegungssystems hinweisen, treten bei chronischer GN/PN signifikant häufiger auf als Schmerzzeichen, die auf Kriterien für morphologische Schädigung im Bewegungssystem gelten müssen.
2) Orientierende Kriterien auf Funktionsstörungen des Bewegungssystems treten bei inaktiver und aktiver GN/PN gleich häufig auf.
3) Einige arthrogene, muskuläre und ligamentäre Funktionsstörungen korrelieren zur subjektiven Angabe, daß Rücken- und/oder Kreuzschmerzen bestehen oder/ und zur Aktivität der GN/PN.
4) Die Körperhaltung in der sagittalen Ebene erweist sich sowohl im inaktiven Stadium der GN/PN (zu 32,6%) als auch im aktiven Stadium der Nierenerkrankung (zu 43,2%) als häufig nicht kompensiert.
5) Aus diesen Faktoren ergibt sich ein Muster an Funktionsstörungen, das zum subjektiv angegebenen Rücken- und/oder Kreuzschmerz bei chronischer GN/PN als signifikant zuzuordnen gelten kann. Dieses Muster ist bereits in 4.2.2.2 beschrieben worden.

6) Im Stadium der Aktivität der chronischen GN/PN stellt sich für das unter 5) geschilderte Muster ein eingeengtes Muster von Funktionsstörungen dar, das als typisch für aktive GN/PN auftritt. Auch dieses spezielle Muster ist bereits in 4.2.2.2 beschrieben worden.

So findet die Aussage, daß die Schmerzanamnese und die orientierende Schmerzanalyse bei Patienten mit chronischer GN/PN bei Rücken- und/oder Kreuzschmerzen weitestgehend auf Schmerzverursachung des Bewegungssystems hinweisen, in diesen Ergebnissen ihre Fortsetzung und Bestätigung.

Aus den Ergebnissen der Untersuchung der Funktionsstörungen ist als allgemeine Schlußfolgerung abzuleiten: Wenn ein Rücken- und/oder Kreuzschmerz nicht durch eine chronische GN/PN erklärt werden kann und die Differentialdiagnose zum Bewegungssystem hin gestellt wird, ist die Wahrscheinlichkeit, daß eine Funktionsstörung den Schmerz verursacht hat, viel größer als die der morphologisch determinierten Erkrankung des Bewegungssystems.

Es ist nicht immer leicht und z. T. auch gar nicht möglich, diese Differenzierung zwischen schmerzhaften Funktionsstörungen des Bewegungssystems und schmerzhaften morphologischen Prozessen aus orientierenden Bewegungseinschränkungen ganzer WS-Abschnitte herauszulesen. Globale Bewegungseinschränkungen sind kein verläßliches Maß oder gar obligater Beweis für Schmerzverursachung.

Der Finger-Boden-Abstand z. B. bei der Vorbeuge wird sehr unterschiedlich beurteilt und ist in seiner Relevanz zur „Normalität" und evtl. Schmerzzuordnung mit großer Zurückhaltung zu beurteilen, da er aus unterschiedlichsten Gründen „vergrößert" sein kann (konstitutionelle Rigidität, schmerzhafte oder schmerzlose Blockierungen der LWS, Hartspann und Verkürzung der langen Rückenstrecker oder der Hüftstrekker, morphologische Verblockungen, schmerzhafte Bänder, Bandscheibenvorfall u. a.). Ähnliches gilt für die Zeichen nach Schober und Ott, die ohne segmentale Funktionsuntersuchung in ihrer Relevanz zu bestehenden Rücken- und/oder Kreuzschmerzen oft nicht zu interpretieren sind. Wir haben diese Globalprüfungen deshalb nicht bewertet. Erst die Funktionsuntersuchungen führen hier wirklich weiter bis zur Aufdeckung der Schmerzursache.

Dabei ist die notwendige Differenzierung bei der aktiven, passiven und isometrischen Untersuchung zu betonen: schmerzt ein Segment bei der aktiven Bewegung, können Gelenk (Segment) und/oder Weichteilapparat schmerzauslösend sein. Treten Schmerzen bei der passiven Untersuchung auf, wird die Ursache im Gelenk (Segment) zu suchen sein. Wenn bei schmerzfreier passiver Untersuchung ein isometrisch ausgelöster Schmerz auftritt, ist die Ursache im bewegenden Weichteilsystem zu suchen.

Dem noch 1971 gegebenen Postulat von Rütt (S. 25), nach dem „... es sich bei der Wirbelsäule um eine Gliederkette, deren einzelne Bewegungseinheiten sich infolge ihrer anatomischen Lage weitgehend einer exakten klinischen Erfassung entziehen", handelt, kann man sich nach der heutigen theoretischen und praktischen Kenntnis um die mögliche Funktionsanalyse des Bewegungssystems nicht mehr anschließen. Nach Frisch (1983) kommt man mit den manuellen segmentalen Untersuchungstechniken der WS zu folgenden Aussagen:

Welche Struktur des Arthrons ist als Störfaktor anzusehen?
Welche Segmente der WS müssen als funktionsgestört angesehen werden?
Handelt es sich um eine hypo- oder hypermobile Störung?

Kann die periphere Symptomatik eines Krankheitsbildes bestimmten Segmentstörungen, die im Sinne eines "referred pain", zugeordnet werden?

Welche WS-Abschnitte müssen gezielt einer morphologischen und evtl. auch funktionellen Röntgenuntersuchung zugeführt werden?

Unsere Untersuchungen sind nach diesen Kautelen durchgeführt worden. Die Angaben von Frisch sind vollinhaltlich zu bestätigen.

Vor der Funktionsanalyse müssen allerdings obligat orientierende Untersuchungen auf morphologisch determinierte Erkrankungen durchgeführt werden. Die orientierenden Untersuchungen Druckschmerz, Klopfschmerz, Stauch-, Erschütterungs- und Traktionsschmerz der LWS korrelieren bei unseren Untersuchungen mit der subjektiven Angabe Rücken- und/oder Kreuzschmerz (Tabelle 19). In der Größenordnung 8,2–16,3% traten solche Schmerzzeichen auf. Die Patienten von den 206 insgesamt untersuchten, bei denen Schmerzursachen durch morphologisch festgelegte Krankheitsbilder des Bewegungssystems vorlagen, zeigten alle oder einen Teil dieser Schmerzzeichen.

Aber auch bei einigen Patienten, bei denen eine Schmerzursache aus dem Bewegungssystem nicht durch eine pathomorphologisch verursachte Erkrankung erklärbar war, traten gelegentlich Klopf-, Druck-, Stauch-, Erschütterungs- und Traktionsschmerz auf.

Das erklärt sich daraus, daß es Funktionsstörungen des Bewegungssystems gibt, bei denen ebenfalls solche Schmerzphänomene auslösbar sind (s. auch Lewit 1984).

Auch hier erwiesen sich als wichtigste orientierende Prüfungen im Bewegungssystem überhaupt die von der Einzelstörung (Gelenkblockierung, Bandschmerz, Muskelverkürzung, Muskelansatzschmerz etc.) ausgehende Provozierbarkeit oder Löschbarkeit des pseudoradikulären Schmerzes. In der Tabelle 20 ist die signifikante Zuordnung dieser Provokationszeichen des Schmerzes zur subjektiven Angabe Schmerz ausgewiesen. ·

62,3% der Patienten, die Kreuz- und/oder Rückenschmerzen angegeben hatten, konnten diesen Schmerz reproduzierbar durch bestimmte, meist gut zu definierende Bewegungen (durch Atmungsbewegungen, Haltungsänderungen, Abstützmechanismen) aktiv provozieren.

Bei 72,1% war der Schmerz während der orientierenden oder segmentgezielten (und hier richtungsbezogenen!) Funktionsanalyse des Bewegungssystems (nach den Prinzipien der manuellen Medizin) auszulösen. Damit war der überwiegenden Anzahl der Fälle, bei denen subjektiv Schmerz bestand, die differentialdiagnostische Zielrichtung zu den Funktionsstörungen des Bewegungssystems als unmittelbare oder mittelbare Schmerzursache eröffnet.

Unsere Untersuchungen zeigen weiterhin, daß dies für inaktive und aktive GN/PN gleichermaßen zu erwarten ist.

Die wichtigsten von uns gefundenen *arthrogenen Funktionsstörungen* (s. Tabelle 22) bei den Patienten mit Rücken- und/oder Kreuzschmerzen sind Kopfgelenkstörungen, zervikothorakale Störungen, BWS-Blockierungen und -Hypermobilitäten, Blockierungen thorakolumbal (hier bis 64,9% unserer Patienten), Rippenstörungen der 10.– 12. Rippe (um 40–60%), LWS-Blockierungen und die Kokzygodynie. Seltener traten auch Beckenblockierungen und Beckenverwringungen auf. Alle diese Blockierungen können mittelbar oder unmittelbar an der Schmerzauslösung beteiligt sein, was in unseren Untersuchungen auch statistisch belegbar ist (Tabelle 7).

Es erfolgte auch die Prüfung der Signifikanz dieser Störungen zur Aktivität der GN/PN. Grund für diese Prüfung war die Vermutung, daß aktive Nierenentzündungen über die Reflexkette Interozeption→(Afferenz)→(Efferenz)→Muskelhartspann→vertebragene Funktionsstörungen die Zahl der schmerzauslösenden Pseudoradikulärsyndrome erhöhen müßten, somit auch die Zahl vertebragener Funktionsstörungen. Die signifikante Zunahme der arthrogenen Funktionsstörungen wies diese Überlegung als richtig aus, zumindest für einige Störungen (s. Tabelle 22): *Zervikothorakale Blockierungen* 27,3%/43,0%; *BWS-Blockierungen* 34,1%/56,8%; *Blockierungen in den Nierensegmenten* 46,2%/64,9%; Rippenfunktionsstörungen rechts 40,2%/56,8% und linksseitige Rippenfunktionsstörungen 36,4%/52,7%. Die Phänomene der Blockierungen und seiner klinischen Auswirkungen sind bekannt, so daß auch bekannt ist, daß die von uns gefundenen Blockierungen Rücken- und/oder Kreuzschmerz auslösen und auch Nierenschmerzen vortäuschen können. Schmerzsyndrome des Rückens, der Thoraxflanken und des Oberbauchs können bereits von Blockierungen und pathologischen Überbeweglichkeiten von Th_6–Th_7 ausgelöst werden.

Insgesamt sind die Hypermobilitäten der Gelenke und Segmente sehr gut bekannt, für die Aufarbeitung der pathologischen Hypermobilität als potentiellem Krankheitsfaktor hat sich besonders Sachse (1969, 1976) verdient gemacht. Das mit den Blockierungen und der pathologischen schmerzverursachenden Hypermobilität gleichermaßen angesprochene Bewegungssegment (Junghanns 1974) ist unter funktionellen Gesichtspunkten für die WS das entscheidende Grundelement. Es kann nach den Kautelen der manuellen Funktionsanalyse des Bewegungssystems untersucht werden und so kann seine Relevanz für bestehende Rücken- und Kreuzschmerzen geprüft werden (s. auch 4.1.4).

Für die segmentale Hypermobilität dürften neben der manuellen Prüfung im Segment die Lockerungszeichen nach Günz meist identische Befunde und Folgerungen liefern. Letztere gestatten allerdings im Gegensatz zur manuellen Untersuchung keine sichere Abgrenzung gegen schmerzhafte Bewegungsblockierungen arthrogener Genese. Auch die Iliosakralgelenke sind der direkten Untersuchung zugänglich: Klopf- und Druckschmerz, Mennell-Zeichen, manuelle Untersuchung.

Daß die thorakolumbalen Blockierungen und Rippenstörungen Ursache für Rückenschmerzen sein können, die einen Nierenschmerz vortäuschen, liegt auf der Hand. Aber auch Beckenstörungen spielen wegen ihrer möglichen Schmerzausstrahlung (Irradiation, Fazilitation) eine bedeutende Rolle.

So traten *Beckenblockierungen* bei den von uns untersuchten Patienten mit Schmerzen in 47,0% (inaktive Nierenerkrankung) bzw. in 52,5% (aktive Nierenerkrankung) auf, d. h. bei ca. jedem 2. Patienten, der Schmerzen angab. Dieser Schmerz bei Beckenblockierung tritt meistens halbseitig auf und hat lumbalgieformen Charakter.

Ursachen, klinisches Bild und Begleitsymptomatik sind allgemein anerkannt. Beckenverwringungen und die Beckenblockierungen traten bei den von uns untersuchten Patienten in 20,5% (inaktive Nierenerkrankung) auf.

Auch die *Beckenverwringung* kann einen halbseitigen lokalen Kreuz- und Rückenschmerz verursachen. Es handelt sich bei der Beckenverwringung um eine Veränderung der Relationen des Beckenringes aufgrund reflektorischer Störungen aus höherliegenden vertebragenen Funktionsstörungen wie thorakolumbalen Blockierungen,

Kopfgelenkblockierungen, durch viszerovertebrale Störungen bzw. Muskelfehlsteuerungen.

Der Anteil der *Kokzygodynien* an der Auslösung von Kreuz- und/oder Rückenschmerzen wurden von Manca et al. (1977) bei 1264 untersuchten Patienten mit 13,29% angegeben. Lewit (1967a) fand bei 150 untersuchten Patienten mit Kreuzschmerzen in 22% und bei den Patienten mit diffusen Rückenschmerzen in 20% eine Kokzygodynie bzw. ein schmerzhaftes Steißbein. Bei den von uns untersuchten Patienten bestand eine Kokzygodynie bei 31,1% (inaktive Nierenerkrankung) bzw. bei 41,9% (aktive Nierenerkrankung). Bei der möglichen Schmerzverursachung bei chronisch Nierenkranken muß also unbedingt auf die häufigen Beckenfunktionsstörungen geachtet werden. Rippengelenkläsionen im Sinne der Funktionsstörungen sind von uns sehr häufig gefunden worden als Ursache für Rückenschmerzen, die als Nierenschmerz falsch interpretiert werden können.

Caviezel (1974a) hat sich eingehend mit diesem Problem befaßt.

Er betont Häufigkeit und Wichtigkeit der Rippenfunktionsstörungen und gibt an, daß Rippengelenkstörungen selten spontan ausheilen und leicht zum primär chronischen Krankheitsbild werden.

Bei unseren Patienten war das in vielen Fällen zu beobachten (Fallbeispiel 5, 4.2.5).

Kopfgelenkstörungen und Störungen des zervikothorakalen Überganges nehmen bei Aktivität einer chronischen GN/PN zu, wahrscheinlich infolge der notwendigen statischen Kompensation der Funktionsstörungen im Rumpfbereich und durch direkte Fazilitation durch die Aktivierung (Exazerbation) der nephrogenen Grundkrankheit.

Bei Neuauftreten bzw. der Verstärkung von Funktionsstörungen des Bewegungssystems in den oben genannten Bereichen ist bei bekannter chronischer GN/PN an eine Aktivierung der chronischen Nierenentzündung zu denken (klinische Untersuchung, Laborbefunde).

Muskelfunktionsstörungen spielen für die mögliche Auslösung von Rücken- und/ oder Kreuzschmerzen bei der chronischen PN/GN eine ebenso wichtige Rolle. Dabei können die Muskelfunktionsstörungen als eigenständige Störungen bestehen, Teil eines ganzen Störkomplexes im Bewegungssystem sein, von anderen inneren Organen reflektorisch in Gang gesetzt worden sein.

Tabelle 24 weist die bei den 206 untersuchten Patienten aufgetretenen häufigsten Muskelstörungen aus. Am häufigsten gestört (d. h. verkürzt, hyperton, verspannt oder abgeschwächt) waren der M. iliopsoas, der M. iliacus, M. psoas, die langen Rückenstrecker, die Bauchmuskulatur, aber auch die Hüftadduktoren, der M. piriformis sowie die gekreuzten muskulären Syndrome im Becken- und Schulterbereich (nach Janda 1976).

Die einzelnen Häufigkeiten sind unter 4.2.3.1.2 ausgewiesen.

Aus den Ergebnissen der Muskeluntersuchungen kann gefolgert werden:

1) Bei Aktivwerden der chronischen GN/PN sind einige Muskeln oder Muskelgruppen stärker aktiviert (fazilitiert) als im inaktiven Stadium. Es ist erkennbar, daß dies *die* Muskeln sind, die bereits im inaktiven Stadium am häufigsten gestört waren. Zwei Wege der Entstehung der Muskelverspannung (Verkürzung, Tonuserhö-

hung) sind möglich: Die chronische GN/PN löst reflektorisch die Muskelstörung aus und von ihr gehen entsprechende Nozizeptionen (z. B. Ansatzüberlastung) zum Hinterhorn des Rückenmarks. Oder die chronische GN/PN als Organerkrankung wirkt fazilitierend (bahnend) auf vorhandene vertebragene Störungen und es kommt über diesen Umweg zur Muskelfunktionsstörung, die dann mittelbar über eine arthrogene Störung entsteht. Hier sind enge Verknüpfungen von Janda (1967, 1976) aufgezeigt worden.

2) Als „Kennmuskeln" für chronische Nierenerkrankungen (speziell der GN/PN bzw. deren Exazerbation) können somit sicher der M. psoas (links stärker als rechts), der M. iliacus links und die langen Rückenstrecker angesehen werden. Sie müssen in das Gesamtmuster von Funktionsstörungen des Bewegungssystems bei chronischer GN/PN einbezogen werden.

3) Das Auftreten von Dysbalancen der Muskulatur in ganzen Körperregionen scheint für aktive Erkrankungen innerer Organe (hier der chronischen GN/PN) pathognomonisch zu sein, worauf auch von anderen Autoren hingewiesen wurde (z. B. Kunert 1975). Ursache dafür ist offensichtlich der ständige Unruhefaktor viszeraler Nozizeptionen aus der floriden Erkrankung der inneren Organe. Der Körper muß ständig versuchen, diese gestörten muskulären Stereotype zu kompensieren. Da dies wegen der weiter schwelenden inneren Erkrankung oft nicht gelingt oder die sekundären komplexen Funktionsstörungen (arthrogen, ligamentär, statisch) des Bewegungssystems eine Kompensation verhindern, kommt es zu pathologischen (räumlichen und zeitlichen) Summationen der Nozizeptionen aus dem Bewegungssystem und zum Schmerz (hier Rücken- und/oder Kreuzschmerz).

4) Bei der Deutlichkeit der Zunahme der muskulären Störungen und Dysbalancen bei Aktivität ist für praktische Belange der Untersuchung und Beurteilung zu folgern, daß mit Wahrscheinlichkeit keine aktive chronische GN/PN vorliegt, wenn der M. iliacus, der M. psoas, der M. iliopsoas ingesamt, der M. erector spinae und die Bauchmuskulatur sowie die Muskelkoordination im Schulter- und Beckenbereich ungestört sind.

Die Abb. 13 zeigt das eindrucksvolle Röntgenbild einer unserer untersuchten Patientinnen, bei der ein wesentlicher Faktor der Ätiopathogenese der Rücken- und Kreuzschmerzen einseitige Muskelfunktionsstörungen waren: Iliopsoasverkürzung und -Hartspann links und asymmetrischer Hartspann der langen Rückenstrecker. Die Rücken- und Kreuzschmerzen waren jahrelang auf eine bestehende chronisch-rezidivierende Pyelonephritis zurückgeführt worden. Nach postisometrischer Relaxation der Muskulatur trat kurzfristig Besserung für Stunden bis Tage ein, bei gleichzeitiger manualtherapeutischer Lösung thorakolumbaler Blockierungen löste sich eine Beckenverwringung und die Patientin war über ca. 6 Monate beschwerdefrei, neigt aber wegen der weiterhin bestehenden sporadisch aktiven PN zu Rezidiven der vertebragenen und muskulären Funktionsstörungen und auch zu Schmerzrezidiven.

Die Nozizeptionen aus der Muskulatur, die über die reflektorische Verarbeitung zu Rücken- und/oder Kreuzschmerzen führen können, finden auch im Sinne der Erfahrungen bei den chronisch Nierenkranken dieser Studie Parallelen und Bestätigungen in der Literatur.

So beschreibt Rychlikova (1977) bis zu 80% positive Psoasverkürzungen und Psoashartspann bei Pyelonephritis, die nicht immer mit thorakolumbalen Blockierungen auftreten müßten.

Janda (1967) weist auf den Zusammenhang zwischen inneren Organen, vertebragenen Funktionen und Störungen der Muskelfunktion hin und betont folgende Phasen:

74

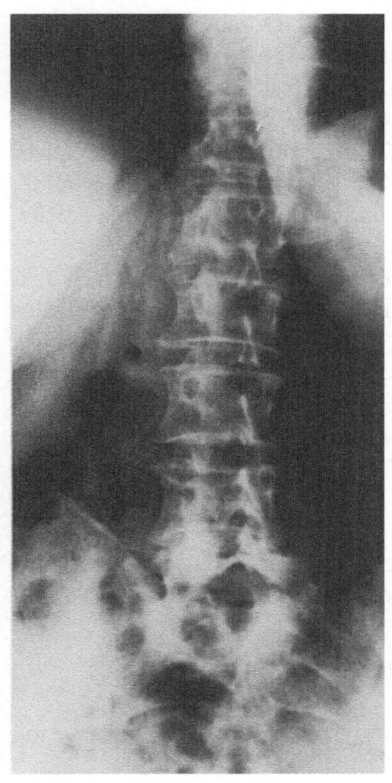

Abb. 13. Patientin H. W., 68 Jahre. LWS-Rotation ohne Schiefstand und ohne Skoliosierung. Die Rotation war (auch im Muskeltest bestätigt) durch asymmetrische Muskelfunktionsstörungen bedingt und löste heftige Rücken- und Kreuzschmerzen aus, die auf eine chronisch-rezidivierende Pyelonephritis zurückgeführt worden waren

Zuerst bestehen arthrogene Gelenk-(Segment-)Funktionsstörungen, die viszerogen induziert sein können oder einen Viszeralschmerz vortäuschen können. In der 2. Phase entstehen lokale Muskelfunktionsstörungen, die Schmerzen unterhalten können und in der 3. Phase zu den (zentral gesteuerten) Gesamtfunktionsstörungen führen können. Er betont, daß in der klinischen Diagnostik 2 Muskelsysteme zu unterscheiden sind, das eine mit posturaler (tonischer) Funktion, das zur Verspannung neigt (z. B. Hüftstrecker, Rückenstrecker, Iliopsoas) und das mit phasischer Funktion, deren Muskeln zur Abschwächung neigen (z. B. Glutealmuskulatur, Bauchmuskulatur).

Die autochthone Rückenmuskulatur beteiligt sich auch an der Rückenstreckung, der Seitneigung und Rotation, reagiert segmental, suprasegmental oder komplex und ist funktionell in 3 Gruppen geteilt (longitudinale Muskeln, 3 Schichten schräge Muskeln und sehr kleine Mm. interspinales und intertransversarii, die nur für 2 Segmente jeweils zuständig sind).

Vielleicht sind deshalb auch bei chronischen Nierenerkrankungen gerade die Rückenstrecker so irritierbar und stellen quasi eine „Kennmuskulatur" dar. Wenn erst einmal über die Nierenerkrankung die Muskelfunktion gestört ist, kommen Sekundärstörungen in Gang, die alle Rückenschmerzen auslösen können: Die Hüftbeuger neigen zur Verkürzung und nehmen direkt Einfluß auf die Stellung des Beckens und der LWS, ebenso wirkt die Rückenstreckerverkürzung und es kommt zu Kreuz- und Rückenschmerzen. Blockierungen der ISG können zu reflektorischer Hemmung der

Glutealmuskulatur führen und diesen Vorgang verstärken. Durch Nierenerkrankungen können reflektorisch Beckenverwringungen ausgelöst werden, durch diese wieder kommt es zur Verkürzung posturaler Muskeln wie des M. piriformis, der Hüftadduktoren sowie zur Abschwächung der Bauch- und Gesäßmuskeln (Schmid 1980), dadurch zum gekreuzten Beckensyndrom (Janda 1979) und zu Rückenschmerz. Solche Muskeldysbalancen können auch aus HWS- und Kopfgelenkbereichen mit beeinflußt werden, wie elektromyographisch von Vélé (1971) und reflexographisch von Klawunde u. Zeller (1979) nachgewiesen wurde.

So werden die von uns bei chronischen GN/PN festgestellten häufigen zervikookzipitalen und zervikothorakalen Blockierungen im Gesamtgeschehen der gestörten Dynamik bedeutsam.

Sundermann schreibt zum klinischen Bild der akuten(!) Pyelonephritis (1968, S. 699): „... die Lumbalmuskulatur ist dabei frei, ... lediglich eine erhebliche Druckschmerzhaftigkeit des Nierenlagers...". Für die chronische PN können wir dagegen zeigen, daß die lange Rückenstreckermuskulatur fast obligat verkürzt, verspannt und hyperton ist, wahrscheinlich, weil sich die zentrale Steuerung dieser Fehlfunktion eingeschliffen hat.

Es gibt einige Prädilektionsstellen des schmerzhaften Hartspanns im Rückenbereich, die durch ihre Schmerzlokalisation oder -irradiation Nierenschmerzen vortäuschen können (nach Heipertz u. Schmitt 1978):

– die langen Rückenstrecker paravertebral in Höhe L_1–L_3,
– die kurze quere Rückenmuskulatur Th_{12}–L_2,
– die untersten Anteile (Ansätze) des unteren M. trapezius (obgleich dieser sonst zur Abschwächung neigt),
– die Ansätze der langen Rückenstrecker an den Querfortsätzen im thorakolumbalen Übergang,
– die Ansatzbereiche der Glutealmuskulatur knapp unterhalb der Cristae iliacae.

Alle diese Befunde sind zu tasten und zu testen. Eine große Anzahl der durch die Nierenerkrankungen irritierbaren Muskulatur reicht auch mit Ansatz und/oder Ursprung nach funktionellen Gesichtspunkten in die „Nierensegmente" (Th_9–L_2) hinein (nach Brügger 1977): Der M. iliopsoas (Th_{12}–L_3 funktionell wirksam), der M. longissimus (C_1–L_5), die Mm. levatores costarum longi et breves (C_1–S_1), die Mm. rotatores (Th_1–Th_{12}), der M. rectus abdominis (Th_6–L_1), der M. obliquus externus abdominis (Th_5–L_1), der M. obliquus internus abdominis (Th_8–L_2), der M. transversus abdominis (Th_6–L_1).

Der Verlauf der tiefen Rückenmuskulatur (Abb. 14) veranschaulicht den funktionellen Zusammenhang dieser komplizierten Muskelmassen mit den vertebragenen Segmenten einschließlich der zervikookzipitalen Region und der Beckenregion. Und diese Muskulatur weist sich als „Kennmuskulatur" bei chronischer PN/GN aus! Wirbelsäulenstörungen sind folglich häufig das Ergebnis von Muskelstörungen. Muskelstörungen wieder sind selten Primärstörungen, sie sind meist induziert. Häufiger Auslöser sind Erkrankungen innerer Organe. Der Mechanismus ist reflektorischer Art. Es erhebt sich die Frage, warum die Muskelfunktionsstörungen nicht als noch stärkere Parameter im Zusammenhang zum Rücken- und/oder Kreuzschmerz bei chronischen Nierenerkrankungen auftreten, da die Muskeln doch als hauptsächliche Effektoren der verarbeiteten Nozizeption reagieren. Eine Erklärung könnte sich in folgendem

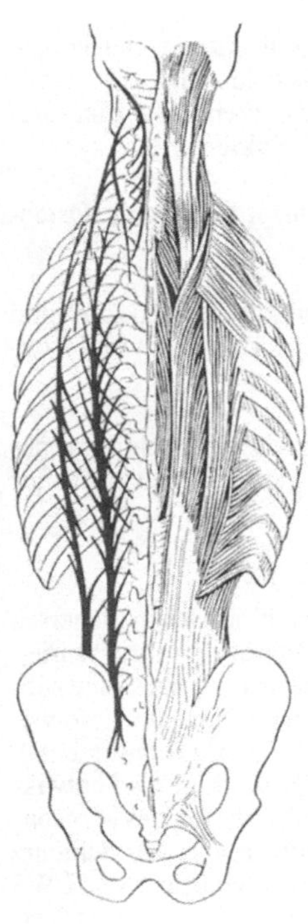

Abb. 14. Verlauf der tiefen Rückenmuskulatur. Deutlich die multiplen Muskelansätze an den beschriebenen Knochenstrukturen in den Segmenten (auch Th_9–L_2!). (Aus Heipertz u. Schmitt 1978)

Ablauf finden: Die Funktionsstörungen der Muskulatur sind in Akut- und Exazerbationsstadien der Erkrankung der inneren Organe (hier der Nieren) besonders stark ausgeprägt. Sie induzieren dann die arthrogenen Funktionsstörungen. Diese letzteren bleiben dann bestehen, machen einen wesentlichen Teil des „Musters" der Gesamtstörungen chronischer Nierenerkrankungen (GN/PN) aus und täuschen (im inaktiven wie aktiven Stadium der GN/PN) im weiteren Verlauf der Erkrankung den Organschmerz, der längst abgeklungen ist, vor.

Diese Erklärung würde Stützung in der in dieser Studie nachgewiesenen signifikanten Zunahme der Muskelfunktionsstörungen während der Phase der Aktivität der chronischen GN/PN finden (s. auch 4.2.2.1).

Als Beispiel von den durch uns untersuchten Patienten, wo Muskelfunktionsstörungen Schmerzen ausgelöst hatten, die als „Nierenschmerz" falsch interpretiert worden waren, sollen folgende 2 Fallschilderungen beschrieben werden:

Fallbeispiel 1

19 jährige Frau: Die Patientin wird aus fachgynäkologischer Sprechstunde wegen einer geringfügigen Proteinurie bei Rücken- und Kreuzschmerz in das nephrologische Dispensaire überwiesen.

E.A.: Unauffällig, bis auf Schmerzen, die eindeutig vertebragene Charakteristika zeigen, und die Anamnese deutet auf statisch-dynamische Insuffizienz.

FA.: Unauffällig.

Befunde: Kein pathologischer Organbefund innerer Organe, RR 120/80 mmHg. Funktionsanalyse des BS: Allgemeine Hypermobilität, leichter Beckenschiefstand nach links (auch im Sitzen). Typische Sitzkyphose der Hypermobilen. Erheblich gestörter Stereotyp: Abschwächung der Bauchmuskulatur, der unteren Schulterblattfixatoren und der tiefen Halsbeuger, dagegen Verkürzung bzw. Hartspann der ischiokruralen Muskulatur, des Iliopsoas beidseitig, der langen Rückenstrecker, des M. pectoralis beidseitig und des oberen M. trapezius beidseitig.

Laborbefunde: Hgb, Leuko, quantitatives Urinsediment nach Stansfeld-Webb, EW quantitativ, 3 mal EW im Nachturin, Kreatinin i.S. normal. Keine pathologische Bakteriurie.

Röntgen: Ausscheidungsurogramm unauffällig bis auf ausgeprägte Nephroptose rechts, Osteosklerose der Sakroiliakalgelenke.

Beurteilung: Nephroptose ohne Zeichen derzeitiger urologischer Komplikationen. Rücken- und Kreuzschmerz durch gestörten muskulären Stereotyp bei allgemeiner Hypermobilität und frontaler Fehlhaltung.

Therapie: Keine Nierentherapie, Heilgymnastik. Nach 3 monatiger gezielter Umschulung des muskulären Stereotyps ist die Patientin beschwerdefrei. Die Schmerzen waren bis zu einem Jahr (bei beibehaltenem Hausübungsprogramm) nicht rezidiviert.

Fallbeispiel 2

43 jährige Frau: In nephrologischer Dispensairebetreuung wegen einer bioptisch gesicherten chronischen GN im Stadium der kompensierten Retention, mäßige Aktivität (Erythrozyturie). Es bestehen ein renaler Bluthochdruck, eine renale Anämie, eine Koronarinsuffizienz, eine subdepressive psychische Fehlentwicklung (larvierte Depression?). Die Patientin klagte rezidivierend über Rücken- und Kreuzschmerzen, die in den Bauch ausstrahlen (links stärker als rechts). Die Patientin führt die Beschwerden auf die Nierenerkrankung unmittelbar zurück und entwickkelt entsprechende Phobien. Der subjektiv angegebene Schmerz ist durch Palpation des M. psoas und durch Kontraktion des Psoas gegen Widerstand auslösbar. Zu koupieren ist der Schmerz durch entlastete Hüftbeugung, Ileopsoasdehnung und Aufgabe der Lordosehaltung der LWS (besonders im Liegen).

Befund: Thorakolumbale vertebragene Blockierungen und Psoashartspann (stärker links). Nach Mobilisation thorakolumbal und Psoasdehnung (postisometrisch) Besserung der Rücken- und Kreuzschmerzen. Rezidivneigung, Krankengymnastik wird indiziert.

Beurteilung: Rücken- und Kreuzschmerzen durch Psoashartspann, der die vertebragenen Funktionsstörungen unterhält. Die Rezidivneigung besteht durch die mäßige Aktivität der GN.

Für die *ligamentären Funktionsstörungen* sind für die chronischen Glomerulonephritiden (GN) und Pyelonephritiden (PN) nach den Ergebnissen unserer Arbeit 3 Prädispositionsstellen für die Ursache von Rücken- und/oder Kreuzschmerzen gefunden worden:

1) Die segmentalen Hypermobilitäten mit Bandüberlastungen in den „Nierensegmenten" Th_9-L_2 (für inaktive GN/PN in 15,2%, für aktive in 23,0%).
2) Die Hypermobilität L_5/S_1 mit interspinalem Bandschmerz (in 42,4% bzw. 43,2!).
3) Die Schmerzhaftigkeit der Ligg. iliolumbalia bds. mit jeweils etwa 50% bei inaktiver oder aktiver Nierenerkrankung.

Auch die Bandschmerzen können also bei etwa jedem 2. Patienten(!) zumindest einen Faktor der Schmerzauslösung darstellen. Das Reaktionspotential der Bänder mit ihren reichen Rezeptorenfeldern ist sehr groß. Die Ligamente verbinden als passive Halteelemente die einzelnen Bauteile. Die wichtigsten sind das vordere Längsband der WS, das dorsale Längsband (das sich auch mit den Rückflächen der Bandscheibe verbindet), das von Bogen zu Bogen verlaufende Lig. flavum sowie die Bänder zwischen Dornfortsätzen, Querfortsätzen und Gelenkfortsätzen.

Alle diese Bänder sind sensibel versorgt und ihre Überlastungsreaktionen (Funktionsstörungen) können am (segmentalen) Schmerzgeschehen beteiligt sein.

Der Weg von der chronischen Nierenerkrankung (vom inneren Organ also) zum Bandschmerz kann unterschiedlich sein:

- Eine allgemeine Hypermobilität ist mit allgemein herabgesetzter Belastbarkeit kombiniert, die Betroffenen sind für Bandschmerz prädisponiert. Die chronische GN/PN ist der weitere Faktor, der die Kompensationsfähigkeit mindert und die (zentral festgelegten) Schmerzschwellen senkt.
- Die GN/PN verursacht reflektorisch Muskelstörungen, diese nehmen Einfluß auf die Haltung, die unphysiologische Haltung provoziert Bandschmerz.
- Die Muskelfunktionsstörungen selbst provozieren durch ihre veränderten Aktivitäten (meist segmentale) Bandschmerzen, die als Pseudoradikulärsyndrome wirksam werden.

Die wesentlichen klinischen Aspekte des Bänderschmerzes sind bekannt. Wesentlich ist die von Eder u. Tilscher (1978) herausgearbeitete Differentialdiagnose zwischen den Rücken- und Kreuzschmerzen mit ligamentärer pseudoradikulärer Schmerzform und dem radikulären Schmerzbild (s. 4.2.6.1). *Maximalpunkte* sind meist Enthesopathien, die oft mit überlasteten Bandansätzen identisch sind. Man tastet dazu die Dornfortsätze am oberen, unteren und beiden seitlichen Rändern gesondert auf Schmerz ab, dann die Querfortsätze der WS, sonstige Perioststrukturen an Rippen, Rippengelenken, Beckenrändern, den Spinae iliacae, den Kreuzbeinstrukturen etc. Bänderschmerzen können vielfach von chronischen GN/PN provoziert oder unterhalten werden, können aber, und das ist ebenso wahrscheinlich wie häufig, neben der nephrourologischen Krankheit bestehen. Dann dürfen die Beschwerden nicht auf die Grundkrankheit im nephrourologischen Bereich bezogen werden. Zur Demonstration soll die folgende Fallschilderung stehen.

Fallbeispiel

15jährige Patientin: Die Überweisung erfolgte wegen einer „chronischen Pyelonephritis mit subjektiven Beschwerden" von einer Kreisjugendärztin, bei welcher die Patientin wegen rezidivierender Kreuzschmerzen vorstellig geworden war. Eine pathologische Leukozyturie und die einer Nierenerkrankung zugeschriebenen Kreuzschmerzen führten zur Überweisung.

EA: Leere Nierenanamnese (subjektiv und objektiv). Schilderung eines typisch statisch-dynamischen Kreuzschmerzes lumbosakral mit Verschlechterung beim Stehen, Sitzen, Liegen. Das Bewegungssystem war trotz vielfacher Klagen über Kreuzschmerzen nie untersucht worden (auch beim Sportarzt nicht).

Befund: Allgemeine Hypermobilität, segmentale Hypermobilität L_5/S_1 mit schmerzhaften Ligg. iliolumbalia bds. Gestörter muskulärer Stereotyp im Beckenbereich, "party-disease" nach Barbor.

Beurteilung: Kreuzschmerzen durch statisch-dynamischen Bänderschmerz lumbosakral bei allgemeiner und segmentaler Hypermobilität. Die Diagnose ist aus der Anamnese zu stellen, die Funktionsuntersuchung ist lediglich Bestätigung. Eine Zystitis bzw. Pyelonephritis besteht unabhängig vom Kreuzschmerz.

Auch diese Schmerzen dürfen nicht als Nierenschmerz fehlgedeutet werden, da sonst therapeutische Fehlindikationen unausbleiblich wären.

Die Statik wird meist zuerst untersucht und nimmt in Publikationen oft noch vorrangige Plätze ein. Auch in der Praxis ist das Problem der Dynamik, wie z. B. schon bei der Darstellung der Muskelstörungen gezeigt wurde, primär und beeinflußt sekundär die Statik.

Dabei wird die Fehlhaltung in der Frontalebene im wesentlichen durch Schiefebenen hervorgerufen. Ursachen können z. B. Beinverkürzungen, Beckenasymmetrien, Kreuzbein- oder Wirbelschiefstände, arthrogene Funktionsstörungen im Beckenbereich, Wirbelasymmetrien usw. sein. Die asymmetrische Belastung führt zu pathologischen Dehnungen und Spannungen in Bändern, Gelenken und Muskelansätzen, die dann zu Schmerzen führen. Große Zurückhaltung ist bei der Beurteilung der Schmerzursache dennoch geboten, wenn z. B. Stoddard (1961) in 28% bei Normalpersonen ohne Schmerzen Beinlängendifferenzen fand. Die sagittale Haltung im Lenden-Becken-Hüft-Bereich dagegen ist weniger statisch von der Basis her aufgebaut, sondern durch die Dynamik der Muskelbalance im Rumpfbereich geprägt, weil sich der Körper im dreidimensionalen Raum mit der Schwerkraft einerseits, mit den baulichen Gegebenheiten des Körpers andererseits und weiterhin mit unterschiedlichsten Nozizeptionen aus Funktionsstörungen und inneren Organen auseinandersetzen muß. Alles das hat Einfluß auf die Haltung. So finden die chronischen Nierenerkrankungen (GN/PN) über die von ihnen induzierten Muskelstörungen und pseudoradikulären Schmerzabläufe Einfluß auf Statik und Haltung und über diese wieder auf sekundäre Schmerzauslösung. Hier gilt es, Ursache und Wirkung aufzudecken.

Als Ergebnis der Untersuchung der 206 Patienten dieser Arbeit fanden wir folgende nicht kompensierte, also für mögliche Schmerzauslösung relevante, Haltungen:

- Frontale nichtkompensierte Haltung bei inaktiver GN/PN in 15,9%, bei aktiver GN/PN in 8,1%.
  Wir richteten uns dabei nach den von Lewit (1984) angegebenen Kriterien, die jeweils mit den Gegebenheiten im Funktionsröntgenbild korreliert wurden (s. auch 4.2.4.3).
- Sagittale nichtkompensierte Haltungen fanden wir bei inaktiver GN/PN in 32,6% aller Fälle und bei 43,2% aller aktiven Fälle.
- 12,1% der Patienten hatten bei inaktiver GN/PN und 12,2% bei aktiver GN/PN in beiden Ebenen nichtkompensierte Haltungen.

Am häufigsten gestört erweist sich also bei chronischen Nierenerkrankungen die sagittale Haltung, die von der muskulären Funktion und Balance direkt abhängig ist.

Die direkte Ursache der Schmerzauslösung ist bei Haltungs- oder Statikstörungen schwer beweisbar, zumal die „Übergänge von guter und normaler Haltung fließend sind" (Heipertz u. Schmitt 1978, S. 10).

Abgesehen von den Angaben Lewits, richteten wir uns nach bewährten Anhalten der Praxis: Der Patient mußte (entkleidet, stehend) von der Ruhehaltung zur „straffen Haltung" seine WS-Form (Lordosierungen, Kyphosierungen, Beckenhaltung) ändern können.

Mit Schoberth (1971) forderten wir die Möglichkeit, daß ein symmetrischer, normalgeformter Rumpf bei freier Beweglichkeit in aufrechter Haltung ohne übermäßigen Kraftaufwand über längere Zeit in gleicher Haltung belassen werden konnte. Nicht erfüllt haben wir Schoberths Forderung, daß für eine „pathologische Haltung" und mögliche Schmerzauslösung durch sie keine andere Ursache für Schmerzentstehung gefunden werden darf.

Wenn man allerdings einräumen muß, daß die Haltung von Muskelfunktion, Stellung des Beckens im Raum, Gelenkfunktionen, einem gesunden Nervensystem, der

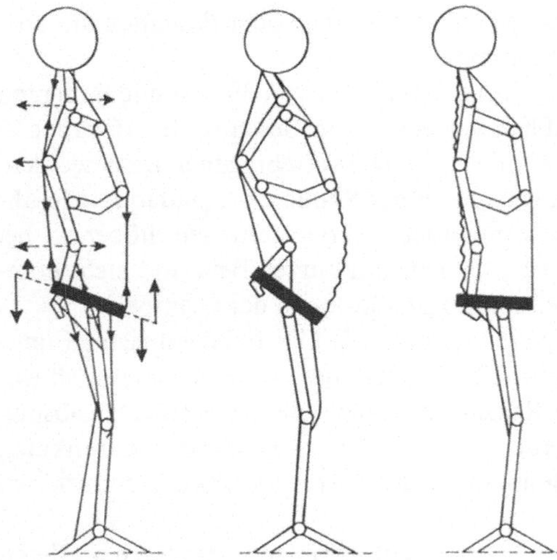

Abb. 15. Einfluß der Beckenstellung und der Muskelfunktionen auf die Haltung und die Form der LWS. (Aus Heipertz u. Schmitt 1978)

psychischen Verfassung und der Beschaffenheit innerer Organe abhängt, ist diese Forderung wohl kaum erfüllbar, da die Haltung immer ein Sekundärprodukt ist.

Es gelingt in Einzelfällen durch Korrektur von Schiefständen, Schmerzen augenblicklich zu koupieren, dann ist die diagnostische Beurteilung ziemlich sicher. Meist ist aber eine Verlaufsbeobachtung notwendig, die es ermöglicht, nach statischer oder krankengymnastischer Korrektur die mögliche Schmerzbeeinflussung beurteilen zu können, wobei motorische individuelle Stereotypen eine große Rolle spielen.

Das Kreuzbein macht jede Stellungsänderung des Beckens im Raum mit. Da die Wirbelsäulenfunktion, besonders im LWS-Bereich, sich auf dem Kreuzbein aufbaut, spielt die Beckenposition für die Haltung und evtl. Schmerzauslösung eine eminente Rolle (Abb. 15).

Köhler (1937) beschrieb bereits in einer medizinischen Dissertation Beobachtungen, die noch heute Gültigkeit haben. Leider sind in dieser Arbeit keine Funktionsuntersuchungen durchgeführt worden.

Köhler (1937) beschreibt in 80,7% bei inneren Erkrankungen des Abdominalraum „krankheitskonkave Skoliosen", bezeichnet sie als „nephrogene Skoliosen" und meint, daß sie entweder durch direkten lokalen Muskelzug oder durch „zentral bedingte, willkürliche oder unwillkürliche Änderung des Spannungszustandes der Muskulatur" entstünden. Die Ergebnisse unserer Muskeluntersuchungen können diese von Köhler beschriebene „nephrogene Skoliose" als asymmetrische Muskelfunktion erklären. Auch Brissaud, Blumensaat und Nestmann (alle zitiert nach Köhler 1937) sowie Rizzi (1979) geben diese Erklärung und nennen als hauptsächlich gestörte Muskulatur den M. psoas und die langen Rückenstrecker.

Das deckt sich mit unseren Ergebnissen. Diese (unwillkürliche) Schutzhaltung erzeugt neue Afferenzen, die zum Rücken- oder Kreuzschmerz beitragen können. In einer eigenen Arbeit fanden wir 1979, daß Nierenerkrankungen oft über einen veränderten muskulären Stereotyp des unteren Rumpfbereiches zu einer unphysiologisch veränderten Statik der LWS führen. Nierenkranke können solche Störungen der Statik aufgrund des ständigen interozeptiven Unruhefaktors der chronisch-rezidivierenden

Nierenerkrankung viel schlechter kompensieren als Gesunde oder Patienten mit ausschließlich vertebragenen Störungsmechanismen.

Wir hatten in dieser Arbeit 115 Patienten untersucht, davon 30 gesunde Patienten (Gruppe 1), 41 Patienten mit ausschließlich vertebragenen Beschwerden (Gruppe 2) und 44 Patienten mit chronischer GN/PN und zusätzlich vertebragenen Beschwerden. Die ungünstigen statischen Reaktionen, wie „paradoxe Skoliosen", inadäquate Reaktionen der WS auf Schiefebenen, nicht kompensierte Skoliosierungen, höher als bei LWK_5 gelegene Schiefebenen, Beckenausladungen zum kurzen Bein und nicht kompensierte sagittale Haltungen, waren weitaus am häufigsten in der Gruppe 3.

Außerdem bestanden in dieser Gruppe mit chronischer GN/PN die meisten Funktionsstörungen, die mit dem im Abschnitt 4.2.3.2 geschilderten Muster identisch waren. Es kommt bei diesen Patienten zu Reizsummationen, die zu Schmerzauslösung führen: Die nozizeptiven Afferenzen werden durch die chronische Nierenerkrankung, die primär bestehenden und die sekundär durch die Nierenerkrankung induzierten Funktionsstörungen ausgelöst.

Die Nierenerkrankung kann Muskel- und Gelenkstörungen verursachen, deren weitere Folge eine gestörte Statik ist. Die unphysiologisch veränderte Statik führt zu Bänderüberlastung und somit zu Bänderschmerzen. Die hohe Zahl an thorakolumbalen intervertebralen Blockierungen und Rippenstörungen ist durch den Psoashartspann erklärbar. Alle Störungen können allein oder summiert Rücken- und/oder Kreuzschmerzen hervorrufen.

Thorakolumbale Blockierungen und Rippenstörungen, Psoashartspann und lumbosakrale Bänderschmerzen korrelieren mit der pathologisch veränderten Statik. Weiterhin fielen in unseren Untersuchungen kurzbogige Skoliosen lumbosakral mit Schiefstellung der oberen Lendenwirbel auf, die nicht statisch bedingt, sondern reflektorisch durch kleine segmentale Muskelwirkung ausgelöst sein dürften.

Zusammenfassend muß gesagt werden, daß offensichtlich die chronischen GN/PN permanente Unruhefaktoren darstellen, die über die afferenten Nozizeptionen an der Störung der sagittalen Haltung besonders stark beteiligt sind. Demzufolge nimmt diese nicht kompensierte Haltungsstörung, wie unsere Untersuchungen auch zeigen, bei Aktivität der Nierenerkrankung zu.

Zur Funktionsanalyse des Bewegungssystems bei Rücken- und/oder Kreuzschmerzen bei chronischen Nierenerkrankungen gehört also zwangsläufig die kritikvolle Einschätzung der Statik. Das aus unseren Ergebnissen resultierende *Muster von Funktionsstörungen* ist im Abschnitt 4.2.3.1 eingehehend beschrieben worden, und es muß als pathognomonisch für chronische Glomerulonephritiden (GN) und Pyelonephritiden (PN) angesehen werden (s. Abb. 11). Nach unseren Ergebnissen sollte die nichtkompensierte sagittale Haltung in dieses Muster einbezogen werden, leider war eine statistische Sicherung dieses Parameters aus technischen Gründen nicht möglich.

Beim Bestehen einer chronischen GN/PN ist also mit diesem typischen Muster an Funktionsstörungen des Bewegungssystems zu rechnen. Von der anderen Seite betrachtet, ist beim Auftreten dieses typischen Musters (besonders eingeengt auf thorakolumbale Blockierungen Th_9–L_2, Rippenstörungen Th_{10}–Th_{12}, Hartspann der langen Rückenstrecker und Pseudoradikulärsyndrome Th_9–L_2) an eine chronische Nierenerkrankung (GN/PN) zu denken und es muß nach ihnen gefahndet werden, unabhängig von aktuell bestehenden Rücken- und/oder Kreuzschmerzen (Anamnese, klinische Untersuchung, Labor, Röntgen, evtl. spezielle Untersuchungsverfahren). Vielleicht können auch mit Hilfe dieses „Umweges" schwelende Pyelonephritiden und Glomerulonephritiden erkannt werden.

Wie ernst dieses Problem ist, zeigt ein Zitat von Jackson (zit. nach Lunow u. Engel 1974, S. 1 171): „Es muß nachdenklich stimmen, wenn man erfährt, daß auch heute noch etwa 80% der Pyelonephritiserkrankungen unerkannt bleiben". Vielleicht führt hier die aufmerksame und kritikvolle Zusammenarbeit zwischen Fachbereichen, die sich wesentlich mit dem Bewegungssystem befassen, und den Internisten, Nephrologen und Urologen weiter.

Bei der Komplexität der Problematik muß klar bleiben, daß Rücken- und Kreuzschmerzen keine Diagnosen, sondern Empfindungen sind, die Leitschienen sein können in die eine oder andere Richtung.

Die differentialdiagnostisch mögliche Abgrenzung zu Mustern von Funktionsstörungen des Bewegungssystems bei Erkrankung anderer innerer Organe wird im Abschnitt 4.2.8.1 beschrieben.

Hier soll noch zum *Muster der Funktionsstörungen* des Bewegungssystems *bei der Nephroptose* Stellung genommen werden.

Wir haben in einer früheren Arbeit über die „Bedeutung vertebragener Funktionsstörungen für den Beschwerdekomplex bei Nephroptose" das Muster von Funktionsstörungen bei Nephroptose (NP) herausgearbeitet (Metz et al. 1980). Die Nephroptose wird erst zur Erkrankung per se durch urologische Komplikationen oder durch Schmerzen. Einige Patienten konsultieren den Arzt wegen Schmerzen, die auf urologische Komplikationen wie Pyelonephritis, Nephrourolithiasis, Harnstauung oder auch auf Dittel-Krisen zurückzuführen sind. Diese Ursachen klären sich durch nephrourologische Untersuchungen. Von den meisten Patienten mit NP werden jedoch uncharakteristische Schmerzen im Rücken, den Thoraxseiten, des Epi- und Hypogastriums, der Lumbal-, Sakral- und Inguinalregion angegeben. Häufig wird der gesamte Beschwerdekomplex auf die schon bekannte oder dann nachgewiesene NP zurückgeführt.

Dadurch wird die Indikation zur Nephropexie schon sehr lange von den Schmerzen mitbestimmt. Da der operative Eingriff nicht immer zur Besserung der subjektiven Symptomatik führte, wurde die Annahme eines kausalen Zusammenhangs zwischen Beschwerden und NP fragwürdig.

Wir untersuchten insgesamt 120 Patienten:

Gruppe 1 (n = 40): Patienten mit Nephroptose (NP)
Gruppe 2 (n = 40): Patienten mit Zustand nach Nephropexie
Gruppe 3 (n = 40): Patienten mit PN (Vergleichsgruppen)

Ergebnisse aus diesen Untersuchungen:

Gruppe 1: Alle Patienten (100%) klagten über Rückenschmerzen mit Kulmination thorakolumbal und lumbosakral, die Schmerzen wiesen vertebragene Charakteristika (s. auch 2.2.3) auf.

Bei 15 Patienten tastbar, meist indolent, bewegliche Niere.

Bei allen 40 Patientinnen (es waren obligat Frauen, NP bei Männern ist extrem selten!) wurden Funktionsstörungen des Bewegungssystems festgestellt, von denen bekannt ist, daß sie Schmerzen verursachen *können*, aber nicht *müssen*.

Diese Funktionsstörungen traten mit folgendem stereotypen Muster auf:

- Asthenischer oder normaler Habitus,
- rechtsseitige Ptose (links ist allgemein selten),
- meist steiler Beckentyp, häufige Fehlhaltung der LWS,
- allgemeine Enteroptose und allgemeine Hypermobilität des Bewegungssystems,
- Tendenz zu anderen vertebragenen Beschwerden (migräneartige Kopfschmerzen, Schulter-Arm-Schmerzen),
- vertebragene Funktionsstörungen Th_9–L_2 mit Betonung bei Th_{11}–L_1 (vorwiegend mit Hemmung der Linksrotation),
- Störungen der 11. und 12. Rippe (häufiger rechts),
- Psoashartspann, Bauchmuskelinsuffizienz,
- lumbosakrale Bänderschmerzen (oft mit Segmentlockerung L_5/S_1),
- Iliosakralblockierungen (rechts häufiger als links).

Die Einzelstörungen waren fakultativ.

Gruppe 2: 35 (88%) der Patientinnen gaben nach der Operation die gleichen Rückenbeschwerden an. Auch hier bestanden mit gleicher Häufigkeit der Schmerz im thorakolumbalen und lumbosakralen Übergang sowie die bei Gruppe 1 genannten Funktionsstörungen.

Gruppe 3: Hier bestanden die gleichen Schmerzen und Funktionsstörungen des thorakolumbalen Übergangs, aber wesentlich weniger die subjektive und objektive Symptomatik des lumbosakralen Übergangs.

Diese Ergebnisse können folgendermaßen interpretiert werden:

Die Niere selbst kann bei Nephroptose die Ursache von Schmerzen sein, wenn schmerzsensible Rezeptoren pathologische Veränderungen am Organ (Harnstauung durch Abknickung des Ureters, Harnweginfekte, Steinleiden, Kolikschmerz durch Zug am Gefäßstiel, Blutüberfüllung des Nierenparenchymkörpers infolge Überdehnung und Abflußstörung der Nierenvene) signalisieren. Daneben können die beschriebenen Funktionsstörungen des Bewegungssystems gemeinsam oder als Einzelstörung über die nozizeptiven Afferenzen und eine Reizsummation Anlaß zu Schmerzentstehung sein.

Nephroptose (Enteroptose) und allgemeine sowie segmentale Hypermobilität im Bewegungssystem mit entsprechenden Beschwerden haben in einer verminderten Belastbarkeit des Bindegewebes eine gemeinsame Ursache.

Das thorakolumbale Muster der Funktionsstörungen bei NP entspricht im wesentlichen dem von uns vorher beschriebenen Muster für die chronische GN/PN. Die lumbosakralen Schmerzen werden durch die lumbosakrale Lockerung mit Bänderschmerzen verursacht. Da von hier aus eine Schmerzausstrahlung in Leisten und Unterbauch häufig ist, kann die Abgrenzung vom (Nieren-)Organschmerz schwierig sein. Hier helfen die diagnostischen Tests zur Untersuchung der WS-Segmente und Bänder (Literatur und Kurse zur manuellen Therapie).

Die Funktionsstörungen des Bewegungssystems und damit die Rückenschmerzen werden durch die Nephropexie nicht beeinflußt, diese Beschwerden und ihre vertebragene Genese müssen also vor(!) der Operation geklärt werden; denn als Indikation zur Nephropexie gelten urologische Komplikationen oder lagebedingte Harnabflußstörungen (die durch Isotopennephrogramm im Liegen und Sitzen bei unseren 120 Patienten geklärt wurden).

Der Schmerz ist keine Indikation zur Nephropexie, aber er muß Verpflichtung zu intensiver Differentialdiagnose sein.

Für die Diagnostik von Funktionsstörungen des Bewegungssystems ist es wichtig, ob sie vom Patienten schmerzlos kompensiert werden. Das heißt, es muß immer die Relevanz bestehender Schmerzen und gefundener Funktionsstörungen geprüft und beurteilt werden. Hat ein Patient z. B. eine kompensierte statische Skoliosierung (Th_{12}-Mitte im Stehen genau über L_5-Mitte) und keine Schmerzen, wird ein Korrekturversuch der skoliotischen Einstellung unterbleiben können. Blockierungen in Schlüsselregionen (zervikookzipital, zervikothorakal, thorakolumbal, lumbosakral) z. B. müssen auch bei schmerzfreiem Intervall behandelt werden, da sie als potentiell schmerzauslösend bekannt sind.

Dagegen können z. B. Funktionsstörungen der mittleren BWS bei schmerzfreiem Zustand und kompensierter Haltung vorerst unbehandelt bleiben, bis ihre Schmerzrelevanz anhand der aufgezeigten Charakteristika klar ist. Bei Schmerzen und dem Auftreten irgendwelcher Störungen, die in das hier beschriebene Muster für chronische GN/PN oder die Nephroptose passen, sollte obligat behandelt werden, *diese* Störungen sollten aber auch im schmerzfreien Intervall therapiert werden. Solche differentialdiagnostische Überlegungen sind für eine differentialtherapeutisch orientierte Handlungsweise unerläßlich und erfordern die Kenntnis der Zusammenhänge zwischen Funktionsstörungen des Bewegungssystems, Erkrankungen des Viscus und auftretenden Schmerzen. Wir sind, um richtige Schmerzbehandlung indizieren zu können, betreffs der Funktionsstörungen zu einer „pathogenetischen Aktualitätsdiagnose" (Gutmann 1974) gezwungen.

4.2.4 Röntgenuntersuchungen

Die Röntgenuntersuchungen galten einerseits der Auffindung nephrologischer Krankheiten, die die Empfindung „Nierenschmerz", „Rücken-" und/oder „Kreuzschmerzen" hätten primär erklären können (z. B. Harnstauung, Obstruktionen durch Steine, Papillennekrosen, Tumoren) oder der (unterstützenden) Diagnosebestätigung der Pyelonephritis sowie der beweisenden Diagnosefindung der Nephroptose. Für das Bewegungssystem galt es, das Morphologische auszuschließen (Entzündungen, Tumoren, Verletzungen, Stoffwechselprozesse) oder zu registrieren (Degeneration, Reparation, Reaktion) bzw. das Funktionelle zu bestätigen oder zu ergänzen (s. auch 4.1.7 und 4.1.8).

4.2.4.1 Nephrourologische Aspekte

Obligat wurde das Ausscheidungsurogramm durchgeführt, nach jeweiligem Verlauf Kontrollen. Bei speziellen Verdachtsmomenten schlossen sich das Renovasogramm, Miktionszystogramme, Isotopennephrogramm, die Nierenfunktionsszintigraphie oder statische Szintigraphie an, um weitestgehend die Nierenerkrankung, die primär und obligat einen Organschmerz mit Ausstrahlung in den Rücken oder das Kreuz bedingen können, auszuschließen und der notwendigen nephrologischen bzw. urologischen Therapie zuzuführen (s. 4.2.8.1).

Auf diese Weise wurden lediglich Patienten ausgewählt, bei denen eine Pyelonephritis oder Glomerulonephritis bestand ohne Krankheitsprozesse (s. oben), die die Rezeptoren in der Nierenkapsel, im Pyelon, im Nierengefäßstiel oder im Ureterbereich hätten primär reizen können. Lediglich einige Patienten mit „ruhenden Kelchsteinen", 2 mit Nierenzysten, 5 mit Zystennieren und jeweils eine Patientin mit Niereninfarkt, eine Patientin mit Markschwammniere und ein Patient mit Hufeisenniere wurden in der Gesamtgruppe von 206 Patienten belassen, nachdem wir beobachtet hatten, daß keine typischen permanenten oder rezidivierenden Organschmerzen von diesen Erkrankungen ausgingen.

Auch die Patienten mit Nephroptose wurden in der Gesamtgruppe belassen, da wir aus Voruntersuchungen wußten, daß sie sich betreffs der Schmerzcharakteristika und Differentialdiagnose zum Bewegungssystem hin innerhalb der Pyelonephritisgruppe identisch oder leicht zu charakterisieren verhielten (s. auch 4.2.3.3).

Auf diese Weise wurden differenziert: 157 Patienten mit PN, davon 15 mit rechtsseitigen Röntgenzeichen, 12 mit linksseitigen Röntgenzeichen und 107 mit bilateralen Röntgenzeichen für PN.

23 Patienten hatten davon „ruhende" Kelchsteine, 28 rechtsseitige Nephroptosen und 3 beiderseitige Nephroptosen.

Die in der Gesamtarbeit interessierenden Problematiken der Schmerzzuordnung zu diesen röntgenologischen Kriterien (hier die Tatsache, daß eine PN bestätigt wurde) sind in 4.2.1.3 und 4.2.2.3 bereits analysiert worden.

4.2.4.2 Morphologie des Skelettsystems

Die Fragestellungen der Gesamtstudie machten es erforderlich, die Relevanz der röntgenologisch nachweisbaren morphologischen Veränderungen des Skelettsystems zu den subjektiven Schmerzangaben der Patienten und zum Aktivitätsgrad der bestehenden Nierenerkrankung (chronische GN/PN) zu überprüfen.

Degeneration, Reaktion und Reparation

Es mußte überprüft werden, ob bei chronischer Glomerulonephritis (GN) oder Pyelonephritis (PN) die bestehenden Rücken- und/oder Kreuzschmerzen mit röntgenologisch nachweisbaren degenerativen, reaktiven und reparativen Prozessen (im weiteren

Tabelle 28. Es kann keine Korrelation der degenerativen Veränderungen der Wirbelsäule mit der subjektiven Angabe Rücken- und/oder Kreuzschmerz nachgewiesen werden

	Keine Schmerzen		Schmerzen	
	[n]	[%]	[n]	[%]
Keine Degeneration	29	49,2	78	53,1
Geringe Degeneration	15	25,4	41	27,9
$(\text{Chi}^2 = 0{,}002)$				
Mäßige Degeneration	13	22,0	25	17,0
Fortgeschrittene Degeneration	3	5,1	7	4,8
$(\text{Chi}^2 = 0{,}06)$				

86

Tabelle 29. Korrelationsuntersuchung der degenerativen Veränderungen zur Inaktivität der chronischen GN/PN

	Inaktivität		Aktivität	
	[n]	[%]	[n]	[%]
Geringe degenerative Veränderungen	35	26,5	17	23,0
Mäßige degenerative Veränderungen	30	22,7	14	18,9
Fortgeschrittene degenerative Veränderungen	6	4,5	4	5,4

lediglich „Degeneration" genannt), gemeint sind spondylotische, spondylarthrotische und osteochondrotische Veränderungen, korrelieren (Tabelle 28). Es besteht keine Korrelation.

Destruktionen

Nur in insgesamt 7 Fällen waren röntgenologisch Destruktionen nachweisbar. Es bestand keine Korrelation zur subjektiven Angabe Schmerz, was bei den kleinen Zahlen (4 Patienten klagten über Schmerzen, 3 dagegen nicht) keine repräsentative Aussage hat (Tabelle 30).

Die 7 Patienten mit Destruktionen teilten sich so auf:

Patienten ohne Schmerzen
1) Osteogenesis imperfecta hereditaria
2) M. Scheuermann
3) Hüft- und LWS-Osteolysen durch Langzeitkortisontherapie.

Patienten mit Schmerzen
4) M. Paget
5) M. Scheuermann
6) M. Scheuermann
7) Osteolysen der LWS (durch Langzeitkortisontherapie?).

4.2.4.3 Statische Funktion des Skelettsystems

Bei der Normalhaltung soll die Schwerelinie im Seitenbild vom Porus acusticus durch den 7. HWK gehen, das Promunturium berühren, etwa 2,5 cm vor dem 2. Sakralwirbel laufen und in der Aufstellfläche der Füße etwa das CHOPART-Gelenk treffen.

Tabelle 30. Korrelation der Destruktionen zum Rücken- und/oder Kreuzschmerz. Es besteht keine Korrelation

	Keine Schmerzen		Schmerzen	
	[n]	[%]	[n]	[%]
Keine Destruktion	55	93,2	141	95,9
Destruktion	3	5,1	4	2,7

($Chi^2 = 0,73$)

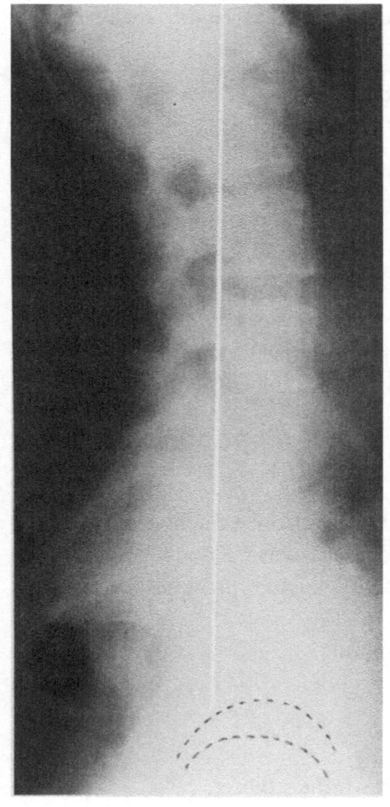

Abb. 16. Normale Haltung im Seitenbild (Aufnahme stehend mit Kopflot)

Der Körper soll sich hierbei ohne Anspannung von Muskeln und Bändern im Gleichgewicht befinden.

Die Abb. 16 zeigt eine annähernd normale Haltung im Seitenbild.

Zunächst wurde die Korrelation der subjektiv angegebenen Rücken- und/oder Kreuzschmerzen zu den frontalen und sagittalen statischen Funktionsstörungen überprüft (Tabelle 31).

Danach bestehen die frontalen statischen nichtkompensierten Funktionsstörungen gleich häufig bei Patienten ohne und mit Schmerzen. Die in der Sagittalebene nicht kompensierten statischen Störungen sind bei den Schmerzpatienten weitaus zahlreicher (Anstieg von 28,8% auf 56,5%!).

Von der „paradoxen Skoliosierung" (Diskrepanz zwischen Beckenschiefstand, Skoliosierung und LWS-Rotation), der nichtkompensierten Haltung in der Frontalebene und den Störungen der Haltung in der Sagittalebene wurde angenommen, daß sie mit der Aktivität der (entzündlichen) Nierengrunderkrankung wegen der damit verbundenen muskulären Instabilität zunehmen. Diese Annahme bestätigte sich nur für die statischen Störungen in der Sagittalebene, aber auch nicht signifikant (Tabelle 32).

Die Beckentypen wurden auf ihre Relevanz zum Schmerz sowie auf die Korrelation zur Aktivität der chronischen GN/PN hin überprüft.

Die Ergebnisse zeigen die Tabellen 33 und 34.

Tabelle 31. Korrelation der statischen Funktionsstörungen mit Rücken- und/oder Kreuzschmerzen

	Keine Schmerzen		Schmerzen	
	[n]	[%]	[n]	[%]
Keine statischen Funktionsstörungen frontal	16	27,1	47	32,0
Kompensierte statische Funktionsstörungen frontal	27	45,8	63	42,9

($Chi^2 = 0,39$)

	Keine Schmerzen		Schmerzen	
Nichtkompensierte statische Funktionsstörungen frontal	12	20,3	30	20,4
Sagittale statische Funktionsstörungen	17	28,8	83	56,5
Statik der Sagittalebene normal	40	67,8	64	43,5

($Chi^2 = 2,44$)

Tabelle 32. Korrelation statischer Störungen des Bewegungssystems mit inaktiven und aktiven GN/PN

	Inaktivität		Aktivität	
	[n]	[%]	[n]	[%]
Nichtkompensierte Störungen in der Frontalebene (Schiefebene)	28	21,8	16	21,6
Paradoxe Skoliose	14	10,6	3	4,1

($Chi^2 = 2,00$)

	Inaktivität		Aktivität	
Keine statischen seitlichen Störungen	66	50,0	33	44,6
Statische Störungen sagittal	57	43,2	38	51,4

($Chi^2 = 0,93$)

Tabelle 33. Korrelation der Beckentypen I (Steiltyp) und III (Horizontaltyp) zum Rücken- und/oder Kreuzschmerz. Es bestehen keine Korrelationen zum Schmerz, allerdings ist der Schmerz beim Steiltyp am häufigsten

Beckentyp/Röntgen	Keine Schmerzen		Schmerzen	
	[n]	[%]	[n]	[%]
Beckentyp normal	45	76,3	103	70,1
Beckentyp I	7	11,9	34	23,1

($Chi^2 = 2,86$)

Beckentyp/Röntgen	Keine Schmerzen		Schmerzen	
Beckentyp normal	45	76,3	103	70,1
Beckentyp III	6	10,2	10	6,8

($Chi^2 = 0,40$)

Tabelle 34. Beziehungen der Beckentypen I (Steiltyp), II (Normaltyp) und III (Horizontaltyp) zur Aktivität der chronischen GN/PN. Es bestehen keine Häufungsdifferenzen

Röntgenbefunde	Inaktivität		Aktivität	
	[n]	[%]	[n]	[%]
Beckentyp I	23	17,4	16	21,6
Beckentyp II	93	70,5	50	67,6
Beckentyp III	12	9,1	9	12,2

4.2.4.4 Diskussion

Zusammengefaßt ergeben sich für die Korrelation von subjektiv angegebenen Kreuz- und/oder Rückenschmerzen zu röntgenologisch erfaßbaren Kriterien folgende Fakten:

Keine Korrelation bestand

1) zwischen degenerativen, reaktiven und reparativen Veränderungen der WS (also zu Osteochondrosen, Spondylosen, Spondylarthrosen) und Schmerzen;
2) zwischen degenerativen Veränderungen der WS und der Aktivität der Nierenerkrankung;
3) zwischen destruktiven Veränderungen der WS und der subjektiven Angabe Schmerz;
4) zwischen nichtkompensierten statischen Störungen und bestehenden Schmerzen;
5) zwischen röntgenologisch nichtkompensierten statischen Störungen und der Aktivität der Nierenerkrankung;
6) zwischen den unterschiedlichen Beckentypen und bestehenden Rücken- und/oder Kreuzschmerzen;
7) zwischen den unterschiedlichen Beckentypen und bestehender Aktivität der Nierenerkrankung.

Aus diesen Ergebnissen muß gefolgert werden, daß aus der Tatsache des röntgenologischen Nachweises von Degenerationen oder Destruktionen, von nicht kompensierten Haltungen (in beiden Ebenen) und dem Erkennen bestimmter Beckentypen allein nicht auf eine Schmerzverursachung oder Aktivitätsbeeinflussung der Nierenerkrankung geschlossen werden darf. Diese statistisch signifikanten Aussagen bestätigen für den kritisch beobachtenden Arzt die täglichen Fragestellungen in der Praxis.

Daß sich die röntgenologisch nachgewiesenen Pyelonephritiden signifikant (in ca. 70%!) mit der subjektiven Angabe der Empfindungen Rücken- und/oder Kreuzschmerzen decken, wurde bereits betont.

Die Ergebnisse der Kap. 4.2.1, besonders 4.2.2 und 4.2.3 zeigten aber eindeutig, daß diese Korrelation eines Röntgenbefundes und einer subjektiven Empfindung einer klinischen Überprüfung in keiner Weise standhält, weil die Schmerzen zwar mit Funktionsparametern des Bewegungssystems, nicht aber den klinischen Zeichen der PN korrelieren.

Bei den Röntgenuntersuchungen sind aber doch einige Tendenzen ablesbar, daß bei angegebenen Schmerzen einige Röntgenkriterien deutlich vermehrt auftreten, auch wenn sich mathematisch-statistisch keine signifikante Zuordnung errechnen läßt.

*Bei der Angabe Rücken- und/oder Kreuzschmerzen treten folgende
Röntgenzeichen gehäuft auf:*

Die nichtkompensierten statischen Haltungen in der Sagittalebene. Sie bestanden bei
Patienten ohne Schmerzen in 28,8%, bei Patienten mit Schmerzen in 56,5%(!) aller
Fälle (Abb. 17).
Der steile Beckentyp (hohes Assimilationsbecken), der bei Patienten ohne Schmerzen
in 11,9% und bei Patienten mit Schmerzen in 23,1% aller Fälle bestand.

Nur diese beiden Kriterien nehmen (im Gegensatz zu allen anderen von uns korrelierten Röntgenzeichen) auch bei der Gruppe der aktiven Nierenerkrankungen zu,
d. h., daß ihnen die Tendenz zur Mitreaktion beim Aktivwerden (höhere Rate von Interozeptionen aus dem Organ Niere!) eigen ist (s. Tabellen 32–34). Wenn man also
vom Schmerz ausgeht, wäre bei der Schmerzanalyse im Bereich der Röntgenologie der
Hinweis durch die Feststellung eines oder beider dieser Parameter gegeben, daß in der
nichtkompensierten sagittalen Haltung bzw. dem steilen Beckentyp ein Faktor für die
Schmerzauslösung liegen kann. Das ist insofern logisch, als der Beckentyp die Haltung mitbestimmt.
Die Haltung wiederum hat in der Muskulatur (s. 4.2.4.4) ihr aufbauendes und un-
terhaltendes Korrelat.

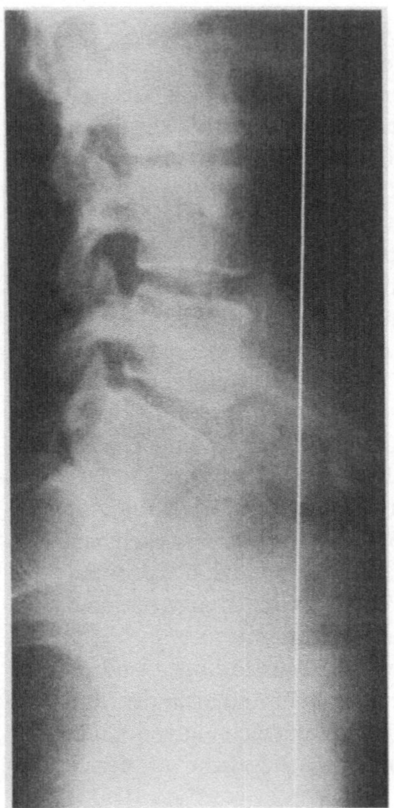

Abb. 17. Nichtkompensierte Haltung in der sagittalen Ebene, das Kopf- und Schwerelot trifft auf
die Hüftgelenkquerachse und liegt erheblich vor
dem Promonturium. (Patient M. W., 50 Jahre,
nicht aktive PN beidseitig mit mäßiger NI und
Mischform einer RO. Es bestanden Rückenschmerzen durch ein Radikulärsyndrom und
dadurch bedingte muskuläre Fehlhaltung. Die
Anamnese hatte Hinweise sowohl für Schmerzauslösung aus dem nephrourologischen System
wie aus dem Bewegungssystem gezeigt. Die PN
war letztlich an der Schmerzauslösung nicht
aktuell beteiligt.)

Folgender gedanklicher und praktischer Ablauf für Rücken- und/oder Kreuzschmerzen bei chronischer GN/PN und für die Nephroptose findet für diese Kriterien somit Stützung: Es bestehen Schmerzen→in der Schmerzanamnese und -analyse finden sich Hinweise auf das Bewegungssystem→eine nicht kompensierte statische Haltung in der sagittalen Ebene wird gefunden→die Muskulatur muß untersucht werden.

Findet sich ein steiler Beckentyp, müssen zusätzlich eine segmentale und allgemeine Hypermobilität sowie Bandschmerzen ausgeschlossen werden.

In der einschlägigen Literatur werden den röntgenologischen Kriterien betreffs der Schmerzrelevanz und auch der Zuordnung zu klinischen Syndromen bis heute sehr unterschiedliche Bedeutungen und Zuordnungen beigemessen.

Auch erfolgen Röntgenaufnahmen bei Kreuz- und Rückenschmerzen „noch zu oft in Unkenntnis der Möglichkeiten und Grenzen des Verfahrens", wie Kunert (1975) verallgemeinert. Jede röntgenologisch faßbare Veränderung läßt Funktionsstörungen erwarten. Liegen keine Funktionsstörungen des Bewegungssystems im klinischen Status bei bestehenden Schmerzen vor, sind auch keine pathologisch faßbaren morphologischen Röntgenkriterien des Skelettsystems zu erwarten. Es könnten viele Röntgenuntersuchungen durch eine genaue klinische Untersuchung gespart werden.

Gerade bei der LWS spielt die Röntgenuntersuchung gegenüber dem klinischen Befund und Funktionszustand eine untergeordnete Rolle. Und „Veränderungen der LWS können theoretisch und praktisch keine Funktionsstörungen innerer Organe provozieren" (Kunert 1975, S. 116).

Die „degenerativen" Veränderungen der Wirbelsäule, und unter dem Begriff sind oft reaktive und reparative Prozesse mit erfaßt, erfahren eine unterschiedliche Wertung. Manche Autoren sind auch heute noch der traditionell einseitig auf das morphologische Substrat ausgerichteten Denkweise verhaftet (Bene et al. 1979; Böck et al. 1979). Bene et al. (1979) beschreiben z. B. bei 1 000 Patienten die Entwicklung degenerativer Veränderungen, ohne die Funktion zu untersuchen und stellen trotzdem fest, daß „die Übergangswirbel" einen „locus minoris resistentiae" und somit häufig die Ursache von Kreuzschmerzen darstellen. Es bleibt also bei reinen Röntgenzeichen.

Bleuler (1968) formuliert demgegenüber sehr richtig: „Man untersucht und untersucht und führt schließlich die Beschwerden auf irgendeinen Befund zurück, unter anderem im Röntgenbild." Er nennt dann u. a. degenerative Veränderungen, Skoliosierungen, Übergangswirbel und die Spina bifida als irrelevant für Schmerzen ohne Funktionsuntersuchung.

Bogner (1979) gesteht morphologischen Veränderungen bei der Schmerzentstehung lediglich die Rolle von „Störfaktoren" zu und fordert eine Dekompensation der Funktion zur Schmerzauslösung. Als solche Störfaktoren nennt er lumbosakrale Asymmetrien, die vermehrte Bewegungsmöglichkeit bei hohem Assimilationsbecken nach Erdmann (1971), Fehlstellungen der Achse bei Skoliosen, die Spondylolisthesis und degenerative Veränderungen. Die oft groteske Diskrepanz zwischen ausgeprägten morphologischen Veränderungen und Schmerzlosigkeit ist bekannt.

Das Umdenken zur Schmerzauslösung durch Funktionsstörungen und entsprechendes Handeln in der medizinischen Praxis setzt sich mehr und mehr durch. Unsere Untersuchungen bestätigen, daß die Betonung in der Verursachung von Kreuz- und Rückenschmerzen auch bei chronisch Nierenkranken weitestgehend auf den Funktionsstörungen liegt.

92

So bildet das Röntgenbild bei der Diagnostik der WS und bei Differentialdiagnostik der Rücken- und Kreuzschmerzen nur eine Ergänzung oder Bestätigung. Die Degenerationen weisen eine positive Korrelation zum Alter aus, aber nicht zum klinischen Bild der Rückenschmerzen.

Nach Klein (1977) stellen die degenerativen Gelenk- und Wirbelsäulenschäden ca. 80% aller Erkrankungen des Bewegungssystems, werden aber mit Schmerzen erst über unphysiologische Belastungen, dadurch entstehende Durchblutungs- und Stoffwechselstörungen sowie Reizzustände im Gelenk, die sich auf die bewegende Muskulatur übertragen, wirksam. Die Arthrosen der kleinen Wirbelgelenke sollen in der Häufigkeit nur von der Kniegelenkarthrose übertroffen werden (Heipertz u. Schmitt 1978), seien folglich epidemiologisch extrem bedeutsam.

Nach Erdmann (1971) besteht in bezug auf die Spondylarthrosen und die Funktionsstörung keine absolut zuverlässige Relation, aber die überwiegende Zahl der Fälle ist doch mit einer Funktionseinbuße verknüpft (zu etwa 80%!). Erdmann betont, daß beim Nachweis der 3 Kardinalsymptome der Spondylarthrose (röntgenologische Verschmälerung des Gelenkspaltes, Randsklerose der Gelenkfazetten, Randwülste an den Fazettenrändern) immer Funtionsstörungen bestehen, aber nicht immer gleichzeitig „die subjektive Empfindung einer störenden Behinderung oder Schmerz". Diese Aussage wird durch unsere klinischen Erfahrungen bestätigt und durch die Ergebnisse unserer vorliegenden Arbeit belegt.

Hohmann (1971) weist auf die funktionsabhängige Genese der Arthrosen der Kostotransversalgelenke hin, die in den Segmenten Th_8–Th_{10} am häufigsten auftreten sollen. Wir können die häufigen Funktionsstörungen der unteren Rippengelenke ebenfalls bestätigen.

Hellinger u. Manitz (1981) stellten eine Gliederung der degenerativen Wirbelsäulenerkrankungen nach den Formen des Schmerzes unter Einbeziehung neurologischer Befunde vor.

Wir (Metz et al. 1981) untersuchten zur Klärung der Relevanz degenerativer Wirbelsäulenveränderungen für die Diagnostik von Rücken- und/oder Kreuzschmerzen bei chronisch Nierenkranken 2 Patientengruppen:

Gruppe 1: 50 Patienten (30 Frauen, 20 Männer), die mit unterschiedlichen Fragestellungen zum Ausscheidungsurogramm kamen.

Gruppe 2: 100 Patienten mit chronischer Pyelonephritis (n = 66) oder chronischer Glomerulonephritis (n = 34).

In der Gruppe 1 bestanden bei 47% der Patienten Degenerationen der WS, 64% klagten über Schmerzen. Bei den 100 Nierenkranken der Gruppe 2 wurden in 49% Degenerationen registriert, aber 83% klagten über Rücken- und/oder Kreuzschmerzen, Frauen häufiger als Männer.

Von den 83 Patienten mit Schmerzen hatten nur 47% Degenerationen, aber bei allen 83 wurden Funktionsstörungen des Bewegungssystems nachgewiesen. Degenerationen waren also nicht obligat mit Funktionsstörungen kombiniert, die Schmerzen wurden aber immer durch die Funktionsstörungen ausgelöst.

Diese können in der degenerativen Veränderung einen gewichtigen prädisponierenden Faktor haben.

Als häufigste Funktionsstörungen wurden bei diesen Patientengruppen thorakolumbale Störungen (Blockierungen, Rippenstörungen, Psoashartspann) zu 61,4%,

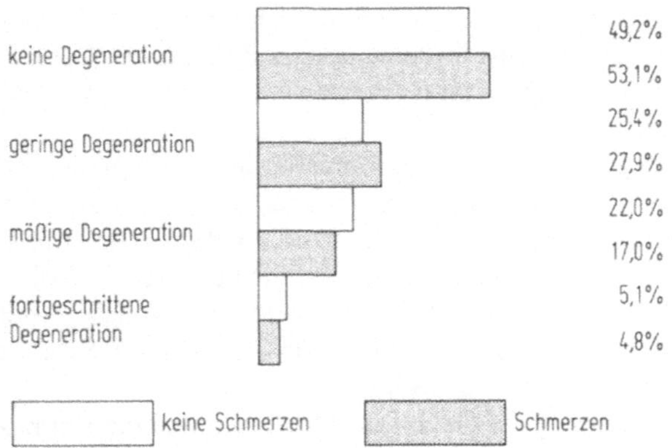

Abb. 18. Beziehungen zwischen Degenerationen der WS und Schmerzen

Beckenblockierungen (74,7%) und Beckenverwringungen, lumbosakrale Bandschmerzen (zu 71,1%), eine pathologische Statik (59,0%) und Muskeldysbalancen (44,6%) gefunden.

Degenerative Wirbelsäulenveränderungen sind also für die Klärung der Ursachen von Rücken- und/oder Kreuzschmerzen bei chronischen Nierenerkrankungen und für die Therapieindikation nur im Zusammenhang mit gleichzeitig bestehenden Funktionsstörungen des Bewegungssystems interessant. Sonst sind sie röntgenologisch zu registrierende Nebenbefunde.

Darüber darf der scheinbare Zusammenhang zwischen Schmerzen und Degenerationen, der sich auch bei der graphischen Darstellung unserer Ergebnisse zeigt (Abb. 18), nicht hinwegtäuschen. Die wirkliche Schmerzursache klärt nur die Funktionsanalyse.

Nun gibt es aber doch eine ganze Reihe röntgenologisch erfaßbarer Zustände und Erkrankungen, deren Relevanz zu bestehenden Rücken- und/oder Kreuzschmerzen immer wieder differentialdiagnostische Fragen aufwirft. Die wichtigsten, die auch bei unserer Arbeit interessierten, sollen hier genannt werden:

– Die *Spondylosis deformans* ventralis ist, wie für die Degenerationen allgemein schon ausgeführt wurde, isoliert „klinisch und neurologisch bedeutungslos" (Kunert 1975). Auch die dorsalen Wirbelexostosen sind an der LWS erstens selten und meist nur gering ausgeprägt, können die Cauda equina meist nicht erreichen, das Mark endet bei LWK 1.
Eine von Gutzeit (1951) für die Degenerationen gegebene „Röntgenregel" sei hier zitiert, nach der gerade fortgeschrittene Röntgenveränderungen ohne klinische Fernsymptome sind, weil „die anfangs durch Bandscheibendegenerationen erfolgte Lockerung und pathologische Verschieblichkeit im Sklerotom durch Knochenwucherungen und Verstellungen der Wirbelkörper einer sekundären Stabilisierung der Wirbelsäule Platz gemacht hat".
– *Blockwirbelbildungen* können Bedeutung erlangen, wenn benachbarte Segmente konsekutiv unphysiologisch überlastet werden (auch hier die Dominanz der Funktion!).
– *Übergangswirbel* haben besonders bei asymmetrischer Belastung (Funktion!) eine prämorbide Bedeutung und lösen dann Beschwerden aus.

94

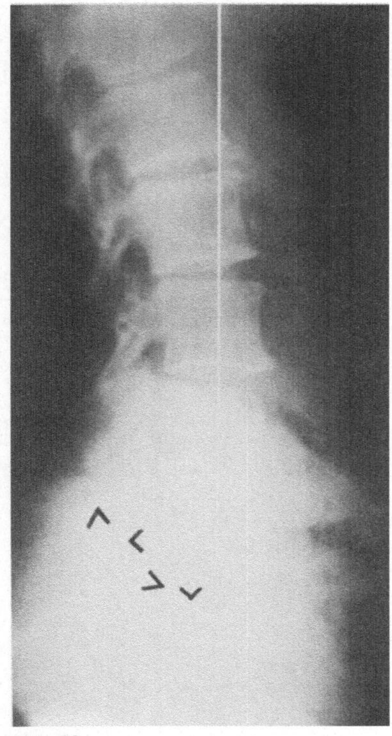
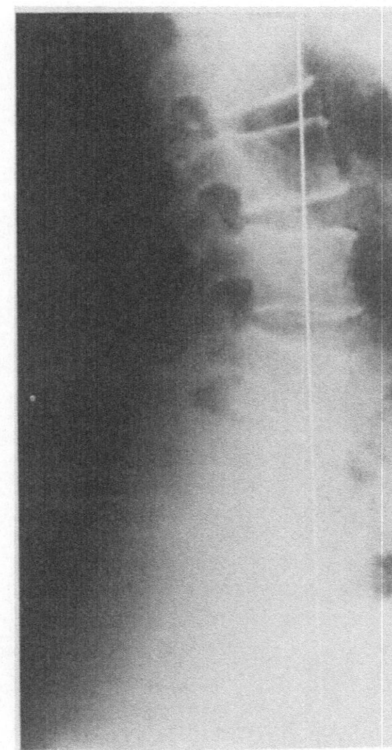

Abb. 19   **Abb. 20**

Abb. 19. Spondylolisthesis vera bei Spondylolyse. Die Kanten von L_5 und S_1 wurden zeichnerisch kenntlich gemacht. Keine Rücken- und/oder Kreuzschmerzen. (Patientin J. M., 47 Jahre, chronische PN mit mäßiger NI)

Abb. 20. Pseudospondylolisthesis (ohne Spondylolyse) L_4/L_5. Rücken- und Kreuzschmerzen bestanden und waren auf die PN bezogen worden. Die Schmerzauslösung war als aus dem Bewegungssystem stammend anamnestisch erfaßbar, Ursache waren Gelenk- und Bandschmerzen (Funktionsstörungen) L_3 und L_4/L_5 sowie Beckenblockierungen mit Iliolumbalbandschmerz, sekundär nichtkompensierte statische Haltung in der Sagittalebene (Belastung der Hüftgelenke). (Patient W. M., 27 Jahre, PN beidseitig, inaktiv, renale Osteopathie, geringe Niereninsuffizienz)

- Patienten mit *Spondylose* und *Spondylolisthesis* „leiden weniger unter Schmerzen als vielmehr unter dem Erkennen des Befundes" (Buchmann 1978).
  Nach Baumgartner u. Taillard (1971) verursachen diese Veränderungen in maximal 50% aller Fälle Schmerzen, Bedeutung erlangen sie erst bei Funktionsstörungen, die Schmerzen auslösen (Abb. 19 und 20).
  Erdmann (1971) betont, daß bei Spondylolisthesis die Schmerzen nur bei wenigen Patienten und erst nach Abschluß des Gleitprozesses auftreten (zwischen dem 20. und 40. Lebensjahr). Nicht die Listhesis selbst, sondern Funktionsstörungen der Umgebung (in den Wirbelgelenken, Bändern) lösen dann die Schmerzen aus.
- Meist sind Röntgenbilder für die Vermutungsdiagnose eines *Bandscheibenvorfalles* entbehrlich, weil die Diagnose allein mit Hilfe der klinisch-neurologischen Symptomatik zuverlässig genug zu stellen ist und weil das einzige Verdachtszeichen, die

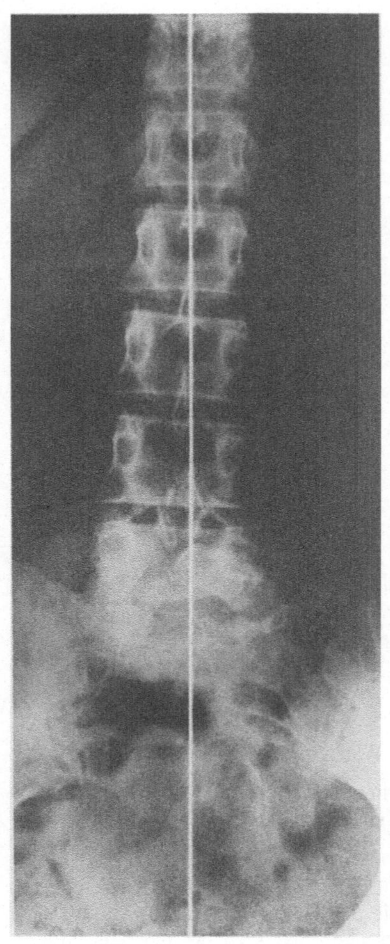

Abb. 21. Spina bifida als röntgenologischer Nebenbefund bei einer Patientin mit chronischer Pyelonephritis. Bestehende Kreuz- und Rückenschmerzen waren hier durch allgemeine und segmentale Hypermobilität (L_5/S_1) bei steilem Beckentyp mit Bänderschmerzen erklärt

Verschmälerung des Zwischenwirbelbereichs, auch ohne klinischen Krankheitswert auftreten kann. Ist ein Verdacht zu sichern, lohnen nur die weiterführende röntgenologische Kontrastmitteluntersuchung oder die Computertomographie.

- Betreffs der *Osteoporose* sind die normalen Routinebilder unzuverlässig und wenig aussagekräftig. Wir haben die Einschätzung der Knochendichte deshalb nicht in unsere Untersuchungen einbezogen.
- Die meisten *Dysplasien*, wie z. B. die Spina bifida occulta, sind für Schmerzen irrelevante röntgenologische Nebenbefunde. Die Abb. 21 zeigt das Bild einer unserer Patientinnen mit chronischer Pyelonephritis, bei der die Rückenschmerzen auf die Nierengrundkrankheit zurückgeführt worden waren.
  Die Schmerzen kamen bei steilem Beckentyp und allgemeiner wie segmentaler (L_5/S_1) Hypermobilität aus überlasteten lumbosakralen Bändern und dem Hartspann der langen Rückenstrecker. Der Bogenspalt L_5 ist ein Nebenbefund ohne Schmerzrelevanz.
- Für *Knochentumoren* (s. auch 3) ist das Leitsymptom des Klinikers der Schmerz, das Leitsymptom des Röntgenologen dagegen ist der umschriebene Substanzdefekt

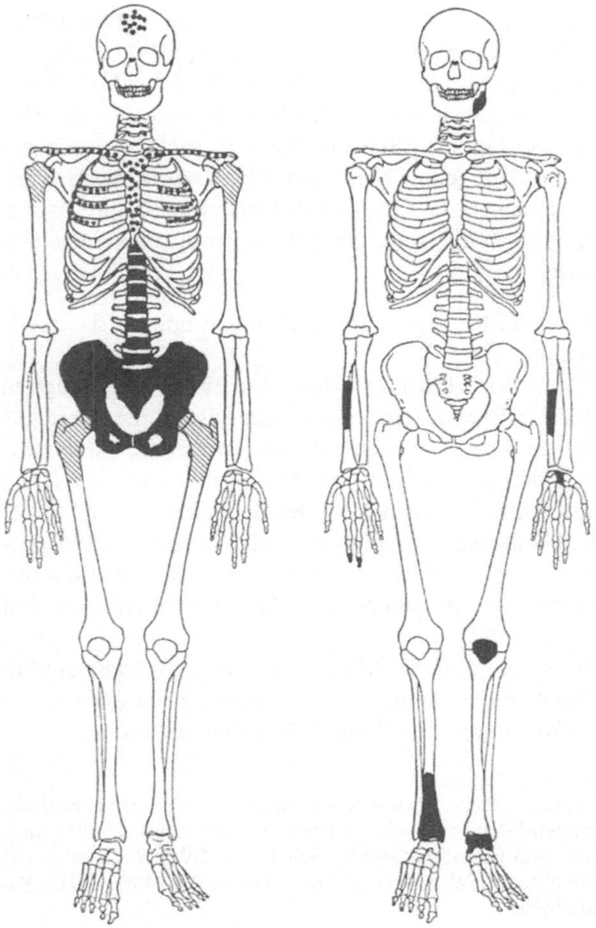

Abb. 22. Hauptlokalisation von Skelettmetastasen. (Aus Hadorn 1979)

oder die umschriebene Substanzverdichtung. Alter, Lokalisation, Anamnese, Verlauf und klinische Parameter sind einzubeziehen. Nicht immer schmerzen Tumoren und Metastasen der WS, sondern nur in etwa 30–40% aller Fälle (Front et al. 1979; Nagel 1980). Der Schmerz ist also eher unzuverlässig als ein Leitsymptom. Besteht aber Schmerz bei entsprechenden Röntgenzeichen, ist die DD zu Tumoren und Metastasen dringlichst!

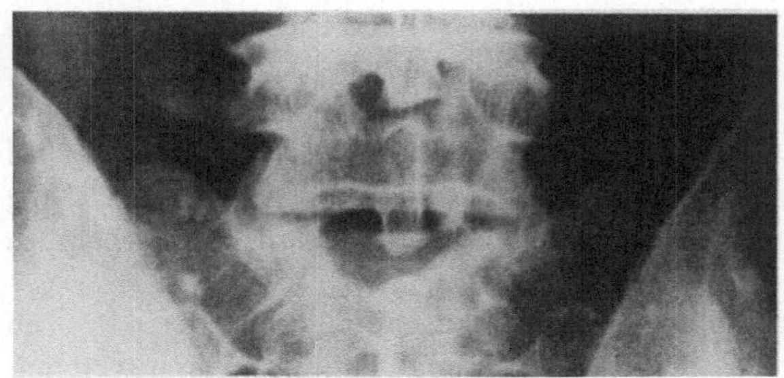

Abb. 23. Baastrup-Phänomen L_4/L_5 mit funktioneller Schmerzauslösung. Der Schmerz war als Nierenschmerz fehlgedeutet worden

Druck-, Klopf- oder Stauchschmerzen z. B. sind bei entzündlichen und auch destruierenden Prozessen der WS schon dann positiv, wenn das Röntgenbild noch ganz normale Befunde bietet (Schoberth 1971). Der Nachweis von Knochenmetastasen gelingt aber oft erst szintigraphisch oder histologisch. Auf erste warnende Zeichen (s. auch 2.2.3) hinsichtlich evtl. vorhandener Skelettmetastasen muß bei den chronischen Nierenerkrankungen sehr häufigen Rücken- und/oder Kreuzschmerzen immer geachtet werden, da Knochenmetastasen im LWS-Beckenbereich ihre hauptsächliche Lokalisation haben (Abb. 2) und somit bei Schmerzauslösung einen Nierenschmerz vortäuschen können.

Abgesehen von solchen ernsten Erkrankungen sind häufige Befunde wie das *BAASTRUP-Phänomen* (Abb. 23) wichtig.

Diese Schliff-Flächen zwischen 2 Wirbeldornfortsätzen sind zwar morphologisch ein Nebenbefund, funktionell und für die evtl. Schmerzauslösung aber äußerst bedeutsam. Die Diagnose als Ursache für Kreuz-Rücken-Schmerz ist aus der Anamnese (Schmerz meist bei Rückbeuge verstärkt) und beim interspinalen Druck mit spitzem Finger zu stellen. Die Röntgenaufnahme ist Bestätigung. Bei der Patientin der Abb. 23 irradiierte der Schmerz bei Rückbeuge und interspinalem Druck in die Kreuzbeingegend und die rechte Flanke und wurde als „Nierenschmerz" von der Patientin interpretiert und diese Auslegung wurde von vorbehandelnden Ärzten nicht entsprechend dementiert.

Wie weit der morphologische Befund und die Schmerzauslösung divergieren können, soll folgende Fallschilderung demonstrieren, wo trotz massivster Befunde im nephrologischen Bereich und im Bewegungssystem keine Schmerzen bestanden:

18 jährige Patientin: Seit 1979 in unserem Dispensaire.
EA: April–August 1972 akute Glomerulonephritis mit Nephrose mit Übergang in chronische GN. Es kommt zur prednisonbedingten Femurkopfnekrose beidseitig und zu erheblichen morphologischen Veränderungen (Deck- und Grundplatteneinbrüchen) der BWK 9–12 sowie des LWK I. Im aktiven Stadium einer Nephrose (EW-Ausscheidung bis etwa 7.0 g/24 h) wird die Patientin in unser Dispensaire übernommen.
Seitdem ist die Nephrose nie ganz inaktiv, die Hüft- und WS-Veränderungen bleiben seit ca. 2 Jahren ohne Kortisontherapie stationär. Trotz der erheblichen sekundären morphologischen Veränderungen mit konsekutiv stark gestörtem Gangbild niemals Rücken- und Kreuzschmerzen.

Wie unter 4.2.3.3 ausgeführt wurde, spielen *nichtkompensierte statische Störungen der Lenden-Becken-Hüft-Region* in der Sagittalebene eine erhebliche Rolle bei der Auslösung von Rücken- und/oder Kreuzschmerzen, besonders da diese Störungen im ständigen Wechselbild mit den Muskelstörungen und den Erkrankungen innerer Organe stehen, die die Muskelstörungen verursachen können. Dem muskulären Faktor kommt also offensichtlich größere Bedeutung für die Schmerzentstehung bei chronischer GN/PN zu als der rein statisch bedingten Haltungsveränderung.

Oft kann die meist nichtkompensierte statische Störung erst mit Röntgenaufnahmen im Stehen unter Gesichtspunkten der Funktionsanalyse gedeutet werden, wobei die Aufnahmen mit Kopf- und Basislot stehend obligate Untersuchungsforderung sein müssen (s. Abb. 17 und 19), da so die Gesamthaltung auf den LWS-Aufnahmen ablesbar ist (s. 4.1.7).

Die dann besonders auf dem sagittalen Bild „ablesbaren Relationen der statischen Parameter sind ... eindeutig relevant für Art und Ausmaß der muskulären Aktivität

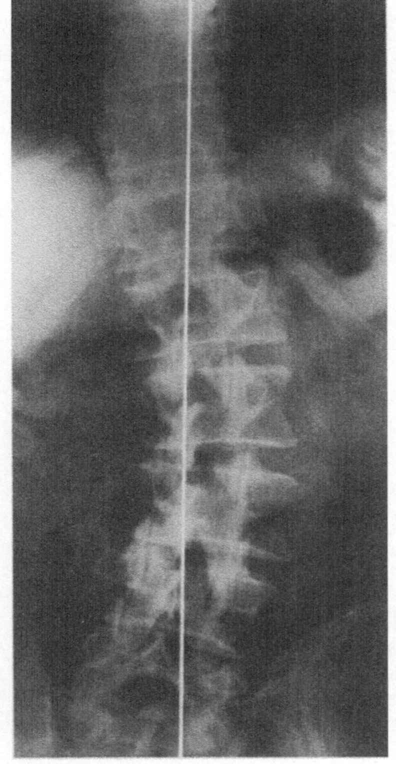
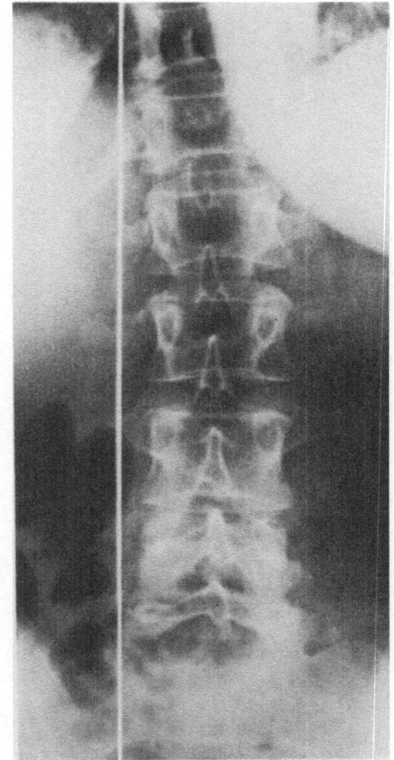

Abb. 24.   **Abb. 25.**

Abb. 24. Bei dem Patient F. K. bestand eine linkskonvexe Skoliosierung auf geradem (!) Kreuzbein. Die Skoliosierung ist kompensiert (Th$_{12}$-Mitte über L$_5$-Mitte). Das Kopflot weicht fast nicht von der Mitte ab. Der Patient hatte keine Schmerzen. Es bestanden Funktionsstörungen ohne Pseudoradikulärsyndrom

Abb. 25. Bei der Patientin P. M. bestand eine Seitneigung der LWS nach rechts bei geradem Kreuzbein ohne wesentliche Rotation in die Seite der Konvexität. Das Kopflot ist nach rechts abgewichen. Klinisch Rücken- und Kreuzschmerzen bei abklingendem Radikulärsyndrom (schmerzbedingtes „Haltungsprovisorium" nach Gutmann)

im Rücken-, Becken- und Beinbereich, vermutlich aber bis hinauf zu den Kopfgelenken" (Gutmann 1975).

Die Forderung nach LWS-Aufnahmen im Stehen zur modernen Funktionsbeurteilung ist nicht neu und findet zögernd auch Eingang in Vorschläge zur Standardisierung von LWS-Röntgenaufnahmen.

Einige Beispiele solcher Aufnahmen zeigen aus den von uns untersuchten Patienten die Abb. 15, 16, 18, 19 und 24 bis 27, in denen ein Metallfaden das Kopflot markiert und die Bildmitte dem Basislot entspricht.

Nach Eder u. Tilscher (1978) bestehen bei der Auswertung solcher statischen Funktionsanalysen bei Patienten mit Rücken- und Kreuzschmerzen folgende signifikanten Zusammenhänge:

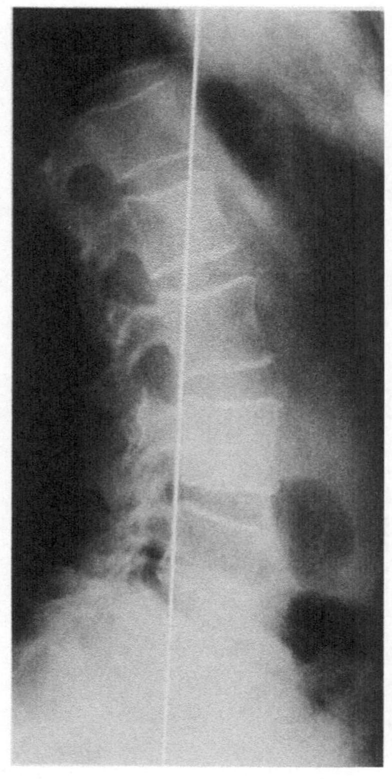

Abb. 26. Kompensierte Haltung in der Sagittal-ebene. Die bestehenden Schmerzen haben mit der Haltung und der Muskelfunktion mit großer Wahrscheinlichkeit nichts zu tun. In diesem Fall handelt es sich um Blockierungen thorakolumbal und um Rippenfunktionsstörungen

Bei asymmetrischem Schmerz oft Abweichen des Kopflotes zur Seite, bei Schmerz mit Radikulärsyndrom Abweichen des Kopflotes zur Seite, bei Beckenschiefstand oft asymmetrischer Schmerz.

Unterschiedliche *Beckentypen* spielen für die Beurteilung und Schmerzrelevanz der Statik und Dynamik eine wesentliche Rolle (Abb. 28).

Das *steil aufgerichtete Becken* neigt zur Hypermobilität (Lockerung) lumbosakral, in der Folge zu Bänderschmerzen L_5/S_1 und Osteochondrose (Verschleiß) der letzten Bandscheibe. Diskusprolapse treten meist bei L_5/S_1 auf. Dieser Beckentyp ist häufig bei Nephroptose.

Das sog. *Normalbecken* prädestiniert zu unkomplizierten Blockierungen der Iliosa-kralgelenke und der LWS, Diskusprolapse meist bei L_4/L_5.

Bei *horizontalem Becken* wird mit einer Vorverlagerung der Hauptschwerelinie des Körpers meist nach ventral und dadurch mit einer Überlastung der Lumbosakral-, Hüft- und Kniegelenke, Neigung zu Blockierungen, Hyperlordosen mit Baastrup-Phänomen sowie möglicher statischer Dekompensation zu rechnen sein.

Wir (Metz u. Badtke 1975) konnten in Querschnittsuntersuchungen zeigen, daß sich die Beckentypen offensichtlich in Abhängigkeit von stereotypen Arbeits- und Sportbelastungen im Laufe des Lebens in Richtung zum horizontalen Becken hin än-dern können.

Zusammenfassend kann als Ergebnis unserer Röntgenanalysen festgestellt werden:

100

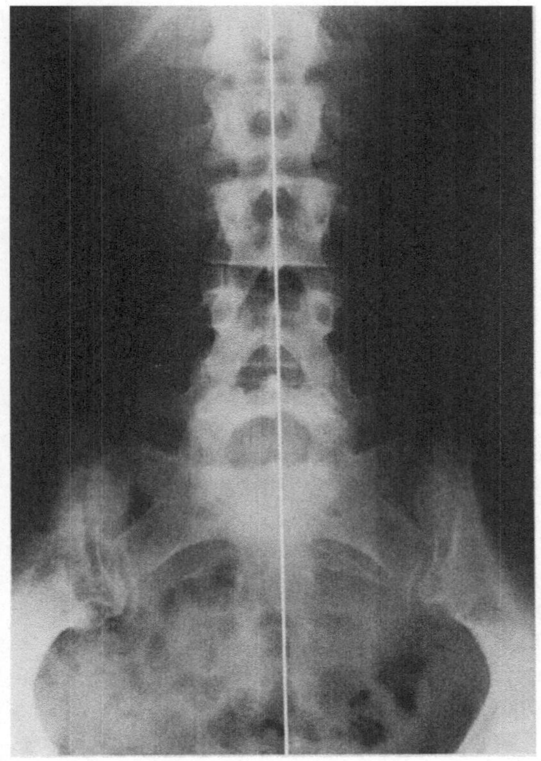

Abb. 27. Patientin C. R., 42 Jahre. Kompensierte Haltung in der Frontalebene bei steilem Beckentyp. Morphologisch Normalbefunde. Kopf- und Basislot mittelständig. Bestehende Rücken- und Kreuzschmerzen waren durch Psoassyndrom, thorakolumbale Blockierungen und Bandschmerz L_5/S_1 erklärt

1) Als potentielle Ursachen für mögliche Kreuz- und/oder Rückenschmerzen müssen an nephrourologischen Erkrankungen (Ausscheidungsurogramm, evtl. Renovasogramm) ausgeschlossen werden: ruhende Kelch- und Beckensteine, Kelchausgußsteine, Steineinklemmung, Harnleiterstenose, Harnleiterkompression, hypernephroides Karzinom, Wilms-Tumor, Zystennieren, Nierenzyste, Nebennierentumor, retroperitoneale Fibrose, vertebrale oder regionäre Metastasierung, Hufeisen- oder Beckenniere.
2) Degenerative, reparative, reaktive und destruktive Veränderungen der Wirbelsäule dürfen nicht primär als Schmerzursache verantwortlich gemacht werden.
3) Die sagittale nichtkompensierte Haltung und der steile Beckentyp sind häufige Ursachen für Kreuzschmerzen und Rückenschmerzen (auch bei Patienten mit chronischen Nierenerkrankungen).
4) Die Funktionsanalyse ist der Röntgendiagnostik zur Klärung von Schmerzursachen aus dem Bewegungssystem weit überlegen. Die Funktionsanalyse muß immer *vor* der Röntgenuntersuchung erfolgen, um eine richtige Indikation mit den richtigen Fragen an den Röntgenologen zu richten und die Indikation für Röntgenaufnahmen möglichst einzuengen.
5) Zur Beurteilung, ob ein Röntgenbefund einem angegebenen Rücken- und/oder Kreuzschmerz zuzuordnen ist, ist die Kenntnis der Funktion des entsprechenden Teils des Bewegungssystems notwendig, sie muß dem Röntgenologen vom untersuchenden Arzt angegeben werden.

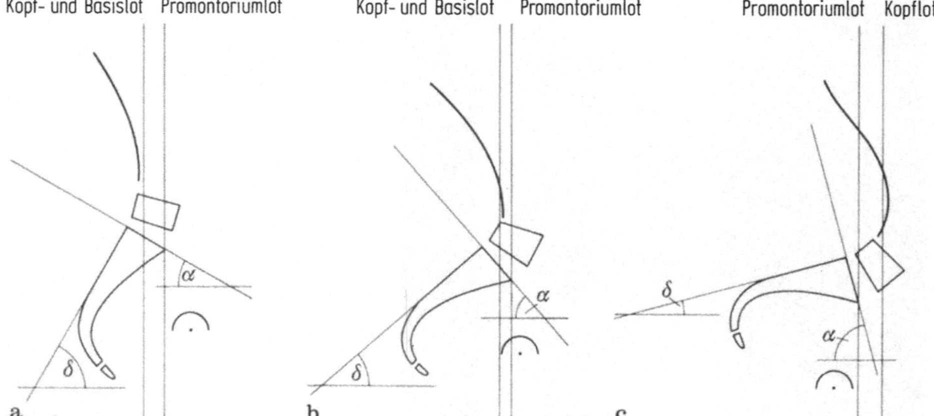

Abb. 28 a–c. Schematische Darstellung der Beckentypen nach Gutmann. **a** Hohes Assimilationsbecken (steiles Becken, Lockerungstyp), **b** Normal- oder Blockierungsbecken, **c** horizontales Becken. (Aus Lewit 1984)

6) Funktionsstörungen des Bewegungssystems sind (abgesehen von den röntgenologischen Parametern der Haltung) keine Röntgendiagnosen, sondern Ergebnisse eingehender klinischer Diagnostik.
7) Der Röntgenologe muß neben morphologischen Aspekten auf die gestellten Fragen nach der funktionellen Schmerzrelevanz und auf die Haltungsbeschreibungen (Funktionsaufnahmen im Stehen!) eingehen (möglichst viel Information aus möglichst wenigen Röntgenaufnahmen!).

Nur wenn klinische und röntgenologische Befunde auf diese Weise differenziert werden und andererseits als Einheit Beurteilung finden, kann die Röntgendiagnostik bei der Klärung von Rücken- und/oder Kreuzschmerzen bei der chronischen GN/PN und Nephroptose optimal genutzt werden.

4.2.5 Renale Osteopathie

Bei der Differentialdiagnose von Rücken- und/oder Kreuzschmerzen bei chronischer Pyelonephritis und chronischer Glomerulonephritis, besonders im Stadium der Niereninsuffizienz, muß an die renale Osteopathie gedacht werden. Dazu sind Kenntnisse über das Wesen und das klinische Bild der RO notwendig. Besonders interessierte beim Rahmenthema dieser Arbeit die Frage, ob Knochenschmerz als ein Leitsymptom der RO gelten muß und ob Rücken und Kreuz dabei eine häufige oder gar obligate Lokalisation darstellen und somit auch „Nierenschmerz" vorgetäuscht werden könnte.

Um diese Fragen klären zu können, wurde von den insgesamt 206 Patienten eine Gruppe niereninsuffizienter Patienten (n = 49) knochenbiopsiert.[1]

---

[1] Die Biopsien wurden im Bezirkskrankenhaus Potsdam oder im St. Josefs-Krankenhaus Potsdam, in der Klinik für Ernährung (Akademie der Wissenschaften) Potsdam-Rehbrücke oder im Bezirkskrankenhaus Neuruppin (Nephrologische Abteilung) durchgeführt. Den Mitarbeitern dieser Kliniken, die mir bei den Untersuchungen behilflich waren, danke ich an dieser Stelle.

Tabelle 35. Beziehungen der Zeichen für renale Osteopathie im Blutserum zu Rücken- und/oder Kreuzschmerzen. Es besteht keine Korrelation

	Keine Schmerzen		Schmerzen	
	[n]	[%]	[n]	[%]
Keine Osteopathiezeichen i. S.	51	86,4	131	89,1
Zeichen für Osteopathie i. S.	7	11,9	13	8,8

(Chi²-Test = 0,43)

Tabelle 36. Korrelation der Rücken- und/oder Kreuzschmerzen zu der histologisch gesicherten renalen Osteopathie

	Keine Schmerzen		Schmerzen	
	[n]	[%]	[n]	[%]
Knochenbiopsie normal	10	45,5	7	24,1
Renale Osteopathie histologisch	12	54,5	22	75,9

Tabelle 37. Beziehungen der renalen Osteopathie zur Aktivität der PN/GN.

	Inaktive PN/GN		Aktive PN/GN	
	[n]	[%]	[n]	[%]
Keine renale Osteopathie	121	91,7	51	70,3
Histologisch renale Osteopathie	11	8,3	23	29,7

Bei allen Patienten bestand eine geringe oder mäßige Niereninsuffizienz. Die Grunderkrankung bei dieser Gruppe war 31 mal eine PN, nur 3 mal eine GN. Bei 34 von 49 Patienten wurde eine RO diagnostiziert.

Nur 6 Patienten von diesen 34 hatten auf gezieltes Befragen „Knochenschmerzen" angegeben und hatten diese Schmerzen in die Zehen- und Fingergelenke, die Hand-, Ellbogen- und Kniegelenke sowie in die Schienbeinkanten ventral lokalisiert. 22 von den 34 Patienten mit histologisch gesicherter RO hatten auf gezielte Exploration hin Rücken- und/oder Kreuzschmerzen angegeben. Die 34 sicher nachgewiesenen renalen Osteopathien teilten sich so auf: 5 Patienten mit Osteomalazie, 11 Patienten mit den Zeichen des sekundären Hyperparathyreoidismus (SHP) und 18 Patienten mit den bei RO häufigen Mischformen dieser beiden Knochenveränderungen.

Zu den Zeichen für Osteopathie i.S. (Phosphatstau, Hypokalzämie, Anstieg der alkalischen Phosphatase) konnten Schmerzen nicht signifikant zugeordnet werden (Tabelle 35). Dagegen war die Zuordnung zur histologisch bestätigten Osteopathie deutlich (Tabelle 36).

22 Patienten gaben Schmerzen an, davon 7 diffuse, dumpfe Rückenschmerzen, nur 2 Kreuzschmerzen (lumbosakral) und 13 beide Schmerzqualitäten. In der untersuch-

ten Gruppe trat die renale Osteopathie deutlich häufiger im aktiven Stadium der Nierenerkrankung auf (Tabelle 37).

4.2.5.1 Diskussion

In den Phasen der Niereninsuffizienz und besonders der Langzeitdialysebehandlung ist die renale Osteopathie (RO) eine gefürchtete Komplikation. Da von den 34 Patienten, bei denen wir histologisch eine RO gesichert hatten, immerhin 22 (n = 74,8%) über Rücken- und/oder Kreuzschmerzen klagten, mußten wir wissen, ob diese Beschwerden obligat an die RO gekoppelt waren oder ob für diese Schmerzempfindungen auch andere Ursachen in Frage kamen.

Wir zweifelten aus folgenden Gründen daran, daß Kreuz- und Rückenschmerzen Leitsymptome für die RO sein sollten:

1) Die Angaben in der neueren Literatur sind betreffs der Knochenschmerzen und besonders der vertebragenen Beschwerden sehr unsicher oder gar widersprüchlich (Schmitt-Rohde 1962; Ruiz-Torres u. Neuhaus 1968; Massry et al. 1969; Katz et al. 1969; Coburn et al. 1977; Madsen et al. 1978; Franke 1979b; Kokot et al. 1979).

2) 21 von den 22 Patienten, die Rücken- und/oder Kreuzschmerzen angegeben hatten, zeigten bei genauer Kontrolle in der Schmerzanamnese deutliche Kriterien der Schmerzauslösung aus Funktionsstörungen des Bewegungssystems, und es bestanden auch Funktionsstörungen, denen der Schmerz zugeordnet werden konnte. Diese Zuordnungskriterien ergaben sich u. a. durch positive segmentale Provokationsteste, Löschungsphänomene durch funktionsverbessernde Therapie oder therapeutische Anästhesie (s. auch 4.2.2.1).

3) 74,8% der Patienten, bei denen eine RO histologisch nachgewiesen wurde, hatten über Rückenschmerzen geklagt. Das entsprach der Tatsache, daß von unseren insgesamt 206 untersuchten Patienten mit chronischer GN/PN 147 (73,3%) ebenfalls Rücken- und Kreuzschmerzen angegeben hatten (s. 4.2.1.3) und daß in einer anderen Studie (Metz 1979b) von 423 Patienten mit GN/PN 294 (69,5%) über Rückenschmerzen und Kreuzschmerzen klagten. Die Größenzuordnungen waren identisch, ohne daß in den anderen Gruppen die RO eine vordergründige Rolle gespielt hätte.

4) Wir hatten typische Vorläufe aus der Gruppe dieser 34 Patienten beobachtet, bei denen histologisch eine RO festgestellt wurde, bei denen aber keineswegs die RO, sondern Funktionsstörungen des Bewegungssystems die Rücken- und/oder Kreuzschmerzen ausgelöst hatten. Nach Therapie dieser Funktionsstörungen waren die Schmerzen aufgehoben oder reduziert.

Zur Dokumentation einige Fallbeispiele

Fallbeispiel 1. L.L., 44 jährige Frau: Knochenbioptisch Malazie, Rückenschmerzen, Hinweise für Schmerz aus dem Bewegungssystem.
Befund: Deutliche Haut- und Unterhautzonen Th_{10}–L_2, in der mittleren BWS Blockierungen, Bandschmerz bei Hypermobilität L_5/S_1, einseitige Beckenblockierungen, Lig. iliolumbale beidseitig schmerzhaft.
Röntgen: Nichtkompensierte statische Skioliosierung, geringe „degenerative" Veränderungen. Der Schmerz ist eindeutig durch Federung im ISG und durch Bandspannung der Ligg. iliolumbalia auslösbar, nach therapeutisch lokaler Analgesie Schmerz aufgehoben.
Beurteilung: Rückenschmerz durch Funktionsstörungen, nicht durch die RO.

Fallbeispiel 2. P.W., 27jähriger Mann: Histologisch Malazie, Rücken- und Kreuzschmerzen. Anamnestisch Hinweise auf Schmerzentstehung aus dem Bewegungssystem.
Befund: Blockierungen mittlerer Thoraxbereich, Beckenblockierung links, Psoashartspann links, gekreuztes muskuläres Beckensyndrom (Janda 1979). Schmerz ist durch Psoasanspannung provozierbar, nach postisometrischer Relaxation dieses Muskels nicht mehr auslösbar.
Beurteilung: Kein Schmerz durch RO, sondern Muskelfunktionsstörung.

Fallbeispiel 3. E. M., 64jährige Frau: Histologisch Mischform der RO, Kreuzschmerzen mit Hinweisen auf Ursache im Bewegungssystem, Stauch- und Erschütterungsschmerz, Schmerz durch Bewegung und Segmentuntersuchung auslösbar.
Befunde: Neurologisch Normalbefunde, beidseitig Rippenstörung Th_{11} bis Th_{12}, Beckenblokkierung und BVW li., Koxalgie, lumbosakrale Bänderschmerzen, Psoassyndrom links.
Röntgen: Kompensierte statische Skoliosierung, nicht kompensierte seitliche Haltung, mäßige degenerative und reaktive Veränderungen, Spondylolisthesis (vera) $L_{4/5}$(?).
Beurteilung: Schmerz (provozierbar) durch Listhesis und sekundäre Funktionsstörungen und Fehlhaltung, nicht durch RO.

Fallbeispiel 4. L. S., 63jährige Frau: Sekundärer Hyperparathyreoidismus, Kreuzschmerzen und rechtsseitiger Flankenschmerz. Subjektiv angegebener Schmerz ist durch vertebragene Funktionsuntersuchung auslösbar. Segmentbefunde Th_8–Th_{11} in Haut und Unterhaut, hier auch interspinale Bandschmerzen. Psoas- und Iliakushartspann links, gestörter muskulärer Stereotyp im Beckenbereich. Nach interspinaler lokaler Analgesie ist der Schmerz nicht mehr auslösbar, die algetischen Segmentzeichen sind auf das Segment $Th_{10/11}$ eingeengt.
Beurteilung: Kreuz- und Flankenschmerz (zum NL hinziehend) nicht durch RO, sondern durch vertebragene Hypermobilität und (sekundäre?) Muskeldysbalance.

Besonders eindrucksvoll zeigte sich *diese* Schmerzsymptomatik:

Fallbeispiel 5. U. Sch., 44jähriger Mann: Histologisch Mischform der RO. Anamnestisch wurde Rückenschmerz angegeben, der bei Bewegung, gebeugtem Stehen, Erkältung, Wetteränderung und Erschütterung stärker war. Der Schmerzcharakter wurde als dumpf, ständig bestehend und gut abgrenzbar beschrieben, der Patient zeigte den Schmerz ca. bei $Th_{10/11}$ rechts an. Er klagte weiterhin über Druck auf der Blase, häufiges Wasserlassen, Brennen beim Wasserlassen. Es sind also Hinweise auf mögliche Schmerzursache sowohl von der chronischen Nierenerkrankung (Rezidiv einer PN?) als aus dem Bewegungssystem vorhanden. Der Patient selbst führt den Schmerz auf die Nierenerkrankung zurück.
Befund: Patient gibt Druckschmerz und Klopfschmerz im rechten NL an, neurologisch normaler Befund, Zeichen für Aktivität einer PN. Erhebliche muskuläre Dysbalance im Rumpfbereich. Starke hyperalgetische und hyperästhetische Zone bei Th_{11-12} rechts, nur angedeutet Th_{8-10} links. Der vom Patienten subjektiv geschilderte Schmerz wird durch Druck auf das 12. Rippengelenk rechts ausgelöst mit allen Schmerzcharakteristika und vegetativen Begleitzeichen (Übelkeit, Schweißausbruch) und der gleichen Lokalisation (Abb. 29). Nach lokaler therapeutischer Analgesie des rechten 12. Rippengelenks und rechtsseitiger Psoasdehnung sind der Schmerz koupiert und die hyperalgetische und hyperästhetische Zone gelöscht.
Beurteilung: Schmerzauslösung durch Funktionsstörungen des Bewegungssystems und einen (sekundären) Triggerpunkt am 12. Rippengelenk rechts, nicht durch die RO.

In ähnlicher Weise wie in diesen 5 Fällen konnte für fast alle Patienten mit RO die Schmerzsymptomatik durch Funktionsstörungen des Bewegungssystems erklärt, durch adäquate Therapie behoben oder doch gebessert werden. In keinem der von uns untersuchten Fälle überzeugte die RO als alleinige Ursache bestehender Kreuz- und/ oder Rückenschmerzen. Allerdings fanden wir bei diesen Patienten auch in keinem Fall fortgeschrittene röntgenologisch faßbare Veränderungen der renalen Osteopathie, wie sie z. B. für Langzeitdialysepatienten beschrieben werden (z. B. Coburn et al. 1977). Knochen selbst kann nicht schmerzen, denn er besitzt keine Rezeptoren. Diese befinden sich erst im Periost, den Bändern, Muskelansätzen und Gelenkkapseln. Um Schmerz zu erzeugen, müßte die RO soweit fortgeschritten sein, daß der Knochen Ela-

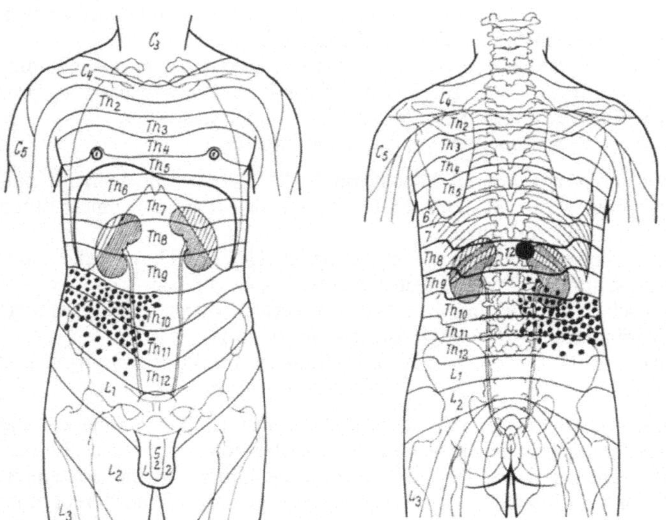

Abb. 29. Schema der Schmerzauslösung (Patient U. Sch., s. Text), eingezeichnet sind der Schmerzpunkt über dem 12. Rippengelenk rechts und die Reizzeichen in den Dermatomen Th_{10}–Th_{12}. (Gezeichnet nach Hansen u. Schliack 1962)

stizitätsverluste zeigt, verformt wird und somit Rezeptoren gereizt (gedehnt, gedrückt) werden. Das ist für die Osteomalazie am ehesten denkbar.

Die Forschung ist in den letzten Jahren in die Pathophysiologie der RO als Störung der Parathormonwirkung, des Kalziumphosphat- und Vitamin-D-Mechanismus immer mehr eingedrungen.

In der histologischen Knochenuntersuchung sind mit ausreichender Aussagefähigkeit die Vorgänge am gesamten Skelettsystem bei NI einzuschätzen (z. B. Fong et al. 1974; Fünfstück et al. 1980; Krempien et al. 1978), so daß die Möglichkeit zur Schmerzentstehung im gesamten Skelett gleichermaßen bestünde. Die röntgenologischen Veränderungen der RO werden mit folgenden wesentlichen Kriterien (Nortmann u. Coburn 1978) beschrieben: Osteopathie, subperiostale Resorptionen, Zystenbildungen, rutschende Epiphysen, Auflockerung in der Struktur („Salz und Pfeffer"), periostale Knochenappositionen, Osteosklerosen, Pseudofrakturen (Looser-Zonen), Wirbeleinbrüche, spontane Rippenfrakturen, Protrusio acetabuli und aseptische Knochennekrosen. Nach Nortmann u. Coburn korrelieren die Empfindungen und Symptome nicht mit den röntgenologischen Kriterien. Dennoch sollte man annehmen, daß mit der Ausprägung der Röntgenzeichen die Schmerzen, die die RO verursacht, zunehmen. Sonst kommt die Vermutung auf, daß andere Faktoren an der Schmerzauslösung beteiligt sein können (Funktionsstörungen?).

In der Literatur (z. B. Bombor 1977, Schmid 1977; Buder 1978; Madsen et al. 1978; Nortmann u. Coburn 1978; Hesch u. Hehrmann 1979) wird als subjektiv häufigstes, z. T. einziges Zeichen der RO der Knochenschmerz angegeben.

Die Hauptlokalisationen sollen in Hand- und Ellbogengelenken, dem Femur, den Akromioklavikulargelenken, auch in anderen peripheren Knochen und Gelenken liegen.

106

Andere Autoren nehmen zum Schmerzproblem trotz Beschreibung der klinischen Symptomatik keine Stellung (Weiss et al. 1979; Flury u. Descoudres 1979; Fröhling 1981).

Von unseren 34 Patienten mit histologisch gesicherter RO hatten 6 Patienten „Knochenschmerzen" in den peripheren Gelenken angegeben, dagegen klagten 22 von ihnen über Rücken- und/oder Kreuzschmerzen. Nun scheint aber der Knochenschmerz bei der RO, ebenso wie bei allen anderen Osteopathieformen, in den Frühstadien dieser Stoffwechselstörungen ein ebenso seltenes wie unzuverlässiges Zeichen dieser Knochenveränderungen zu sein, was sich in der widersprüchlichen Literatur widerspiegelt.

Katz et al. (1969) gibt Knochenschmerz bei RO nur in 3(!) von 195 Fällen an, Massry et al. (1969) in 2 von 15 Fällen, Coburn et al. (1977) bei 28 von 47 Patienten, Madsen et al. (1978) in 7 von 88 Fällen. Nach Kokot et al. (1979) ist für die morphologischen Belange der Entstehung der RO auch nach eingehenden Untersuchungen der Parathormon-Kalzitonin- und 25-OH-D_3-Bestimmungen im Blutserum bei der chronischen NI noch vieles ungeklärt. So bleibt auch wohl die subjektive Symptomatik noch weitgehend offen.

Für die Kreuz- und Rückenschmerzen sind die Angaben ebenfalls different. Von Smith (1969) werden für die renale Osteomalazie Knochenschmerzen auch für die Wirbelsäule, die Rippen und das Becken beschrieben, Nortman u. Coburn (1978) beschrieben Rückenschmerzen als inkonstante und variable Beschwerden, die nicht mit röntgenologischen und histologischen Befunden korrelieren. Von Franke (1979a) werden die Ausbildungen von "rugger jersey" (Wirbelkörperverdichtungen der Grund- und Deckplattenbereiche mit Atrophie des zentralen Wirbeldrittels) mit Rükkenschmerzen angeführt.

Madsen et al. (1978) beschrieb auch einen gewissen Systemcharakter dieser Knochenschmerzen, wie er allerdings u. a. auch für die vertebragenen Funktionsstörungen ganz gleichartig bekannt ist (s. auch 2.2.3). Bei allen diesen Beschreibungen, auch der Schmerzangaben, fällt eines auf: Sie sind rein morphologisch und laborchemisch orientiert und in keiner Arbeit sind Funktionsuntersuchungen beschrieben, so daß in allen Fällen die Schmerzzuordnung zu RO, wenn nicht ausgeprägte Knochenveränderungen bestehen, angezweifelt werden darf.

Das wird besonders offenkundig in Angaben, wie sie Ruiz-Torres u. Neuhaus (1968) machten: Einerseits geben sie als Leitsymptom für Osteopathie Rückenschmerzen an, andererseits postulieren sie, daß Schmerz und Ausmaß der Veränderungen nicht relativiert zueinander seien. Und sie untersuchen keine Funktionsstörungen. So bleibt das eigentliche Problem offen, nämlich ob nicht in vielen Fällen Funktionsstörungen das Bild der Schmerzen bei RO verfälschen, wie wir es bei unseren Ergebnissen sahen. Die Patienten mit der RO verhalten sich betreffs der Schmerzauslösung genauso wie alle anderen Patienten mit chronischer GN/PN auch. Die Funktionsstörungen des Bewegungssystems treten in gleicher Häufigkeit auf und verursachen die gleichen Muster von Störungen, jedenfalls so lange die RO nicht fortgeschritten ist und nicht die auffälligen Röntgenveränderungen auftreten. Und die Schmerzen unterliegen bis dahin den gleichen Charakteristika vertebragener Beschwerden (s. 2.2 und 2.2.3). Am nächsten kommt wohl Schmitt-Rohde (1962, S. 294/295) zum Schmerzproblem bei RO: „... in den meisten Fällen gewinnt die renale Osteopathie hinsichtlich des Beschwerdebildes kaum einen eigenen Krankheitswert. Die renale Osteopathie entwik-

kelt sich über Jahre unbemerkt und ohne charakteristische Symptomatik. Erst wenn
die malazischen Veränderungen höhere Grade erreicht haben, etwa dann, wenn sie
auch röntgenologisch offenkundig werden, treten Symptome im Sinne des Syndroms
der calcipenischen Osteopathie auf. Erst dann kommen Verformungen an den statisch
am stärksten belasteten Skelettanteilen zustande, etwa an den Wirbelkörpern und an
den Beckenknochen...". Das entspricht auch unserer Erfahrung.

Im Gegensatz zum Schmerz, der durch Funktionsstörungen des Bewegungssystems
auftritt und der die Charakteristika dieser Störungen zeigt, ist der Schmerz der renalen
Osteopathie dumpf, diffus, tief, „drückend", „spannend", bei Belastung verstärkt,
auch in Ruhe oft dauerhaft (Uelinger 1979).

Bei der zusammenfassenden Frage, ob Knochenschmerz ein Leitsymptom der renalen Osteopathie (RO) ist, können nach dem allgemeinen Kenntnisstand, der sich in der
Fachliteratur widerspiegelt und nach unseren eigenen Beobachtungen, mit aller Zurückhaltung, folgende Aussagen gemacht werden:

- Bei fortgeschrittener renaler Osteopathie (RO) mit typischen Röntgenveränderungen und manifesten histologischen Zeichen infolge langzeitiger ausgeprägter Niereninsuffizienz (mit und ohne Dialyse) sind Knochenschmerzen nahezu obligat, besonders ausgeprägt bei der Osteomalazie/Osteopenie im Gegensatz zum Hyperparathyreoidismus.
- Als Frühsymptom oder gar „Leitsymptom" der RO ist der Knochenschmerz, besonders der Rücken- und/oder Kreuzschmerz ganz unwahrscheinlich, auch bei im
  Blutserum bereits bestehendem Phosphatstau, einer Hyperkalzämie und einem Anstieg der alkalischen Phosphatase.
- Auch bei histologisch nachgewiesener RO ist es nicht zulässig, die subjektive Empfindung Schmerz als Knochenschmerz zu deklarieren, ohne eine eingehende
  Schmerzanamnese und Schmerzanalyse sowie Funktionsanalyse des Bewegungssy-
  stems durchgeführt zu haben.
- Nach dem bisherigen Stand des Wissens einschließlich der Funktionsstörungen des
  Bewegungssystems bietet der „Knochenschmerz" bisher allein keine Rechtfertigung
  für die Indikation bestimmter Therapieformen der RO. Das letztere wäre sicher als
  Forschungsziel sowohl lohnend als auch erfolgversprechend, denn der wirkliche
  Knochenschmerz wird *vor* den röntgenologischen Veränderungen auftreten. Es
  müßten *die* Kriterien gefunden werden, mit denen diese Grenze bestimmt werden
  kann. Es müssen auf jeden Fall Schmerzen erkannt werden, die durch Funktionsstörungen des Bewegungssystems ausgelöst werden, um einerseits die adäquate
  Therapie (manuelle Therapie, Krankenkgymnastik, Physiotherapie, therapeutische
  lokale Anästhesie) indizieren zu können und sich andererseits durch die fiktive
  Empfindung „Knochenschmerz" nicht in falsche und für den Patienten u.U. stark
  belastende Therapieindikationen der renalen Osteopathie drängen zu lassen.

4.2.6 Neurologische Aspekte

Jede wissenschaftliche Arbeit und praktische Beurteilung, die sich mit Rücken- und/
oder Kreuzschmerzen befaßt, hat zwangsläufig die differentialdiagnostische Abgrenzung zu den neurologischen Krankheitsbildern, die diese Empfindungen auslösen
können, einzubeziehen.

Tabelle 38. Beziehungen der Radikulärsyndrome zum Schmerz

Befund	Keine Schmerzen		Schmerzen	
	[n]	[%]	[n]	[%]
Neurologisch normal	59	100,0	135	91,8
Radikulärsyndrom	0	0,0	11	7,5

($Chi^2 = 2,95$)

Tabelle 39. Radikulärsyndrome bei inaktiver und aktiver chronischer GN/PN

	Inaktivität		Aktivität	
	[n]	[%]	[n]	[%]
Neurologisch normal	119	90,2	70	94,6
Radikulärsyndrom	7	8,3	4	5,4

($Chi^2 = 0,65$)

So sind bei allen 206 Patienten eine eingehende Beurteilung des Hirnnervenstatus, der Sensibilität, der Motorik, des Reflexstatus und der Koordination durchgeführt worden.

Bei 11 Patienten bestanden lumbale Radikulärsyndrome unterschiedlicher Ausprägung (6 mal war die Wurzel S_1 betroffen, 3 mal die Wurzel L_5, 1 mal L_5 und S_1 und 1 mal L_4). Bei einer Patientin mit Polysklerose bestanden muskuläre Dysbalancen im Rumpfbereich bei Teilparesen in unterschiedlichen Muskelpartien, die Inkoordination besonders im Beckenbereich löste hier rezidivierende vertebragene Blockierungen und lumbosakrale Bänderschmerzen sowie Beckenblockierungen mit Rücken- und Kreuzschmerzen aus. Alle 11 Patienten mit Radikulärsyndrom (RaSy) gaben Rücken- und/oder Kreuzschmerzen an (Tabelle 38).

Etwa bei jedem 12. Patienten also ist bei chronischer GN/PN und gleichzeitig bestehenden Rücken- und/oder Kreuzschmerzen mit einem Radikulärsyndrom zu rechnen. Bei den 11 Patienten mit RaSy bestand 7 mal eine inaktive chronische Nierenerkrankung (Tabelle 39).

4.2.6.1 Diskussion

Wenn von unseren 206 Patienten 147 Rücken- und/oder Kreuzschmerzen angegeben haben und davon wieder bei 12 Patienten eine neurologisch determinierte Krankheit den Schmerz unterhielt, ist also fast bei 10% aller Patienten mit chronischer Glomerulonephritis (GN) oder Pyelonephritis (PN) mit der Verursachung von Schmerzen durch Schädigung neurologischer Strukturen zu rechnen. Bei unseren Patienten handelte es sich in 11 von 12 Fällen um lumbale Radikulärsyndrome. Das dürfte nach allgemeiner ärztlicher Erfahrung repräsentativ sein für die Häufigkeit der Radikulärsyndrome innerhalb neurologischer Schmerzkrankheiten. Es zeigt sich also, daß auch gerade die neurologische Untersuchung und Beurteilung einen wesentlichen Faktor in der notwendigen differentialdiagnostischen Beurteilung bei Schmerzen chronisch Nierenkranker darstellt.

Gemessen am Anteil neurologisch determinierter Schmerzzustände bei einer unselektierten Patientenklientel mit Rücken- und/oder Kreuzschmerzen erscheint der Anteil von RaSy bei chronischer GN/PN sehr hoch. Bei vertebragenen Beschwerden sind sonst Schmerzen durch Funktionsstörungen, also „banale" Pseudoradikulärsyndrome, ohne neurologische Ausfälle die Regel und RaSy ausgesprochene Raritäten. Die relative Häufung der RaSy bei chronischer GN/PN und Nephroptose mag an folgenden Umständen liegen:

Funktionsstörungen des Bewegungssystems (arthrogene, muskuläre, ligamentäre, statische) sind bei chronischer GN/PN häufig (s. 4.2.3).

Die chronisch rezidivierenden Schübe der GN/PN lassen die Neigung zu Funktionsstörungen bei den engen vertebroviszeralen Wechselbeziehungen (2.3.4) nicht zur Ruhe kommen.

Die Funktionsstörungen provozieren schmerzbedingte Haltungsprovisorien (s. 4.2.4.4).

Die ständigen Funktionsstörungen des Bewegungssystems und die Haltungsprovisorien forcieren die Ausbildung von degenerativen und reaktiven WS-Veränderungen. Es baut sich zwischen morphologischen und funktionsbedingten Veränderungen ein Circulus vitiosus auf.

Die zur Nephroptose prädisponierten Patienten mit ihrer meist konstitutionellen Hypermobilität reagieren gleich, neigen aber aufgrund ihrer Konstitution noch eher zu vorzeitigem Verschleiß der Bandscheiben und zu Funktionsstörungen.

Im Grunde läuft der gleiche sich gegenseitig beeinflussende Vorgang funktioneller und morphologischer Schädigung bis hin zum Bandscheibenvorfall ab, nur könnte man sich vorstellen, daß der ständige Unruhefaktor der chronisch rezidivierenden Nierenerkrankung diesen Prozeß in der geschilderten Weise potenziert und beschleunigt.

Wir hatten von vornherein die augenfälligen RaSy mit ausgeprägten neurologischen Ausfällen nicht in die Untersuchungsgruppe aufgenommen, weil bei ihnen ja die Rücken- und/oder Kreuzschmerzen meist eindeutig geklärt waren. Dennoch fanden wir die 11 RaSy. Bei 9 von ihnen war vorher die neurologische Symptomatik nicht diagnostiziert worden! Das lag zum Teil daran, daß die Schmerzen vorschnell der Nierengrunderkrankung zugeschrieben wurden (2 mal), wenn das Lokalsyndrom lumbal im Vordergrund stand, zum Teil an einer vorher nie durchgeführten neurologischen Untersuchung (5 mal).

Nach Gutzeit (1951) können RaSy aber auch von vegetativen Störungen und Organkrankheiten überdeckt und überlagert werden und sich so der Frühdiagnose entziehen, wenn sie nicht sehr akut beginnen.

Die wichtigsten neurologischen Krankheitsbilder mit möglichen Rücken- und/oder Kreuzschmerzen sollen hier genannt werden, das häufigste Krankheitsbild dabei ist mit Abstand der *Bandscheibenvorfall:*

Die Ursachen und der Pathomechanismus der Banddscheibenprotrusionen und der Nucleus-pulposus-Vorfälle sind bekannt.

Der Schmerz (als „schneidend, reißend, bohrend" beschrieben) beginnt plötzlich, oft blitzartig im Kreuzbereich (seltener Lendenbereich), typisch ist seine Ausstrahlung in das betroffene Segment (z. B. L_5 bis zur Großzehe, S_1 bis zur Zehe V). Das gesamte klinische Bild ist geprägt durch die Schmerzverstärkung beim Husten, Niesen, Pressen, Lachen, Heben und bei Bewegung. Es besteht ein typisches Haltungsprovisorium durch muskuläre Zwangshaltung mit Abweichen des Kopflotes zur Seite. Das Zeichen nach Lasègue ist positiv. Neurologische Charakteristika durch Wurzelschädigung sind:

L_3-*Syndrom:* Kennmuskel (M. quadriceps) zwar paretisch, aber nie total gelähmt (da er von den Wurzeln L_2–L_4 mitversorgt wird). PSR abgeschwächt oder erloschen. Adduktorenlähmung möglich. Adduktorenreflex kann fehlen (Vergleich mit gesunder Seite!). Sensibilitätsausfälle L_3-Segment.

L_4-*Syndrom:* Kennmuskel sind der M. quadriceps (weniger deutlich als beim L_3-Syndrom) und der M. tibialis anterior. PSR meist abgeschwächt. Entsprechend Sensibilitätsstörung L_4.

L_5-*Syndrom:* Konstante Parese des M. extensor hallucis longus. Tibialis-posterior-Reflex kann erloschen sein (Vergleich mit der Gegenseite!) bei erhaltenem PSR und ASR. Sensibilitätsausfälle L_5. Mm. extensor digitorum longus et brevis können betroffen sein.

S_1-*Syndrom:* Kennmuskel M. peronaeus longus et brevis. Selten Parese des M. triceps surae. Typisch ist der Ausfall des ASR. Selten M. glutaeus maximus paretisch, ausnahmsweise M. glutaeus medius (Trendelenburg-Zeichen!). Beim medialen Massenprolaps tritt das *Kaudasyndrom* auf, kenntlich außer am blitzartig auftretenden Kreuzschmerz an der scharf abgegrenzten Reithosenanästhesie, Paresen der kleinen Fußmuskeln und Wadenmuskeln, den erloschenen ASR beiderseits, Blasen- und Mastdarmstörungen.

Die Radikulärsyndrome (RaSy) sind durch den typischen Beginn, das klinische Bild und die neurologische Symptomatik meist gut charakterisiert, leicht zu diagnostizieren und bei den Rücken- und/oder Kreuzschmerzen chronisch Nierenkranker unschwer einzuordnen. Es treten aber auch gar nicht selten Schwierigkeiten der Differentialdiagnose dadurch auf, daß Bandscheibenvorfälle auch ohne neurologische Symptomatik bestehen können.

Lewit (persönliche Mitteilungen in Ausbildungskursen der manuellen Therapie) hat einige Zeichen zusammengestellt, die bei einfacher Lumbago ohne neurologische Ausfälle für Bandscheibenprolaps sprechen: 1. Hochgradig pathologische Zeichen nach Lasègue (unter 45°), stark ausladendes Becken und Zwangshaltung. 2. Vertebrale Blockierungen ohne therapeutische Beeinflußbarkeit. 3. "Painful arc" (Schmerzbogen) nach Cyriax, der bei Abstützung des Patienten aufgehoben sein kann. 4. Schmerzbogen bei der Lasègue-Probe. 5. Schmerzhafter Federungstest bei fehlender Blockierung und fehlender Druckdolenz der Bogengelenke. Oft kann auch erst durch das Elektromyogramm die Verdachtsdiagnose erhärtet werden.

Die Differentialdiagnose, ob Rücken- und/oder Kreuzschmerzen von einem Pseudoradikulärsyndrom oder einem Radikulärsyndrom ausgelöst werden, kann bisweilen schwierig sein und erfordert die genaue Analyse der Zeichen des PRaSy mit seinen Reizzeichen im Segment (s. 2.3 bis 2.3.3) und dagegen der Zeichen des RaSy mit den neurologischen Ausfällen (Schädigungszeichen).

Bei *spinalen Tumoren* des Lumbalbereiches sind der Kreuzschmerz mit 50% aller Fälle und die Lendenstrecksteife in 75–85% aller Tumorfälle die weitaus häufigsten Zeichen, die in diese Richtung weisen (Pia 1967; Wüllenweber 1979).

Die Schmerzcharakteristika sind in 2.2.3 beschrieben. Auszuschließen sind besonders (Thoden 1977; Nau u. Clar 1979) Hämangiome, aneurysmatische Knochenzysten, Osteoklastome, Chondrome, Osteoidosteome, Chordome, Plasmozytome, Speicherkrankheiten, Knochenlymphosarkome, Retikulosarkome, Leukämie, Ewing-Sarkom, Knochenlymphogranulomatose (Hodgkin).

Aus neurologischer Sicht muß bei Rücken- und/oder Kreuzschmerzen auch an die *Parkinson-Erkrankung* gedacht werden (Schmerzen durch allgemeine Tonuserhöhung der Muskulatur).

Erinnert sei daran, daß plötzliches Nachlassen eines Rücken- und/oder Kreuzschmerzes bei bestehender motorischer Schwäche oder Parese auf einen Wurzeltod bzw. eine Schädigung der hinteren Wurzel hinweist.

Erbslöh (1967) faßte aus neurologischer Sicht die vertebroviszeralen Beziehungen so zusammen: „Das hochlumbale Niveau ist – wie der Thorakalbereich – durch eine starke Repräsentation der vegetativen viszeralnervösen sympathischen Elemente ausgezeichnet. Diese vereinigen sich im Nervus hypogastricus und stellen mit ihm – unter Überbrückung, besser Überspringung des vegetativ-viszeral unbedeutenden, aber dafür zerebrospinal-motorisch und sensibel ganz herausragenden lumbosakralen Bereichs – dann im Plexus pelvicus die Verbindung zum parasympathischen Nervus pelvicus aus dem tiefsakralen Bereich her. Daher die Häufigkeit von Kreuzschmerzen mit den reflektorischen, motorischen und vegetativen Begleiterscheinungen bei Affektion der Beckenorgane, des Dickdarms, auch der Nieren und ableitenden Harnwege." Dagegen ist auffällig, daß bei Herman u. Prusinski (1973) unter den Krankheitsbildern der chronischen PN und GN außer Kopfschmerzen überhaupt keine Schmerzsymptome diskutiert werden. Zusammenfassend muß gefordert werden, daß auch bei den Kreuz- und/oder Rückenschmerzen chronisch Nierenkranker eine eingehende neurologische DD zu erfolgen hat, zumal zu den Problemen der Radikulärsyndrome häufig Probleme durch Pseudoradikulärsyndrome und viszerovertebrale Verknüpfungen hinzukommen und die DD zusätzlich erschweren.

4.2.7 Gynäkologische Aspekte

Alle Frauen mit chronischen Nierenerkrankungen, die in dieser Arbeit untersucht wurden und Kreuz- und/oder Rückenschmerzen angaben, wurden auch gynäkologisch untersucht. Alle erhielten einen Überweisungsschein mit folgenden Angaben und Fragen:

- Es bestehen Kreuzschmerzen/Rückenschmerzen.
- Die Schmerzen sind chronisch/rezidivierend; unabhängig/abhängig von der Menses.
- Wie ist der gynäkologische/kolposkopische Befund?
- Können die Rücken-/Kreuzschmerzen durch einen gynäkologischen Befund erklärt werden?

Die Angaben wurden durch Unterstreichen präzisiert.

Für 39 Frauen wurden von Fachgynäkologen die Überweisungsscheine so korrekt ausgefüllt, daß sie den Belangen der Beurteilung für die Differentialdiagnose zum gynäkologischen Aspekt hin genügten.

112

Tabelle 40. Korrelation der Schmerzen zu auffälligen gynäkologischen Befunden

	Keine Schmerzen		Schmerzen	
	[n]	[%]	[n]	[%]
Gynäkologische Befunde normal	3	60,0	14	41,2
Auffälliger gynäkologischer Befund	2	40,0	20	58,8

(Chi^2 = 0,63)

Tabelle 41. Es fand sich auch keine Korrelation der anamnestischen Angabe „Schmerz" mit den vom Fachgynäkologen angegebenen möglichen Schmerzursachen

	Keine Schmerzen		Schmerzen	
	[n]	[%]	[n]	[%]
Der gynäkologische Befund erklärt den Schmerz nicht	2	66,7	14	70,0
Der gynäkologische Befund kann den Schmerz auslösen	1	33,3	6	30,0

(Chi^2 = 0,01)

Tabelle 42. Beziehungen der Aktivität der chronischen Nierenerkrankungen zum gynäkologisch verursachten Schmerz

	Inaktivität		Aktivität	
	[n]	[%]	[n]	[%]
Schmerz durch den gynäkologischen Befund nicht zu erklären	12	57,1	6	87,5
Schmerz ist durch den gynäkologischen Befund zu erklären	9	42,9	1	14,3

(Chi^2 = 1,87)

Die Untersuchung der 39 Frauen brachte folgende Ergebnisse:

Bei 29 Frauen bestanden Rücken- und/oder Kreuzschmerzen unabhängig von der Menses, bei 10 Frauen mensesabhängig. 11 Frauen wiesen einen normalen gynäkologischen Befund auf. Bei 18 Frauen bestand ein gynäkologischer Befund, der vom Fachgynäkologen nicht als Ursache der Schmerzen angesehen wurde (6 mal Anteflexio, 4 mal Ovarialzysten, 2 mal Intrauterinpessare, 2 mal Trichomoniasis, je 1 mal Zustand nach totaler Uterusextirpation, Endometritis, Hypoplasie des Uterus und atrophischer Uterus).

Bei 10 Patientinnen wurde der gynäkologische Befund als mögliche Schmerzursache angesehen (davon 4 mal Deszensus vaginae, je 2 mal Uterus myomatosus und Intrauterinpessar und je 1 mal Retroflexio uteri fixata und erheblicher Deszensus des Zervixstumpfes). Im letzteren Fall wurde die Operation angeraten.

Es war keine Signifikanz der Beziehungen zwischen subjektiver Schmerzangabe und auffälligen gynäkologischen Befunden nachzuweisen (Tabelle 40). Auch zwischen der anamnestischen Angabe „Schmerz" und den vom Fachgynäkologen angegebenen möglichen Schmerzursachen bestand keine Korrelation (Tabelle 41).

Weiterhin wurde untersucht, ob die Aktivität der chronischen Nierenerkrankung Einfluß auf die mögliche Schmerzzuordnung zum gynäkologischen Befund gewinnt (Tabelle 42). Nach diesen Ergebnissen korrelieren die mögliche gynäkologische Schmerzauslösung und die Aktivität der chronischen GN/PN nicht.

Zusammenfassend kann festgestellt werden, daß etwa bei jeder 4. Frau mit chronischer Glomerulonephritis/Pyelonephritis und bestehenden Rücken- und/oder Kreuzschmerzen mit statistischer Wahrscheinlichkeit mit einem gynäkologischen Befund zu rechnen ist. Dieser *kann* den Schmerz auslösen, *muß aber nicht*. Die Aktivität der GN/PN hat offensichtlich keinen fazilitierenden Einfluß auf den Schmerz.

4.2.7.1 Diskussion

Nach Fischer (1965) sind Blutungen, Flour und Schmerzen die 3 Hauptsymptome gynäkologischer Erkrankungen.

Neben dem Bewegungssystem gelten gynäkologische Veränderungen als wesentliche Ursache von Rücken- und/oder Kreuzschmerzen.

Der Zusammenhang beider Organsysteme ist so eng, daß es sich als zweckmäßig erwies, den Begriff „gynäkologische Orthopädie" (Martius zit. nach Fischer 1965) einzuführen. Besonderheiten im Bau und in der Belastbarkeit des Halte-, Stütz- und Bewegungssystems der Frau werden für die häufigen Rücken- und Kreuzschmerzen verantwortlich gemacht (Noack u. Sommer 1959).

75% aller weiblichen Kreuzschmerzen sollen entweder aus dem Bewegungssystem oder gynäkologisch ausgelöst werden (Fischer 1965). Dabei wird der prozentuale Anteil der Rückenschmerzen und Kreuzschmerzen der Frauen, der als gynäkologisch bedingt angesehen wird, von den einzelnen Autoren in sehr unterschiedlichen Größenordnungen angegeben: Bernbeck (1967) und Kepp (1979) geben 10% an; Radzuweit (1978) und von Miculicz-Radecki (1952) 20%; Kyank u. Sommer (1978) 10–20%; Felder (1975) 27%; Kern (1977) und Kepp (1964) 30%; Loskant (1978), Erkrath u. Strauch (1968) bis 50% und Guerriero u. Stuart (1954) bis 58,4%.

Schon hier zeigt sich die große Unsicherheit in der Berechtigung der Schmerzzuordnung. In keiner dieser Veröffentlichungen waren die Funktionstörungen des Bewegungssystems untersucht worden.

40% aller Frauen einer gynäkologischen Klientel sollen nach Pfau (1967) über Rücken- und/oder Kreuzschmerzen klagen, weitere 40% sollen diese Empfindungen auf Befragen angeben. Nach Kern (1977) geben ca. 33% aller Frauen spontan und weitere über 30% auf Befragen Kreuzschmerzen an. von Mikulicz-Radecki (1952) betonte, daß Kreuzschmerzen als Hauptsymptom und ohne sonstige gynäkologische Symptome als Zeichen einer gynäkologischen Erkrankung kaum jemals vorkommen und daß *diese* Tatsache in der Praxis viel zu wenig Beachtung fände.

Namhafte Gynäkologen, wie z. B. Kepp (1964, S. 1385), weisen darauf hin, daß auch Gynäkologen eine oft „erschreckend einseitige Beurteilung" der Schmerzen vom eigenen Fachgebiet aus abgeben.

Mink (1965) und Verhagen (1964) beschreiben das „gynäkovertebrale Syndrom" als Rücken- und/oder Kreuzschmerzsyndrom, das von Wirbelsäulenveränderungen der Segmente Th_8 bis S_4 ausgehen und gynäkologisch bedingte Erkrankungen vortäuschen kann. Für den Weg der Schmerzentstehung werden nach Martius (zit. nach Fischer 1965), Kraatz et al. (1957), Noack u. Sommer (1959), Kepp (1964) sowie Graf u. Müller (1977) für lumbosakrale Schmerzen bei gynäkologischen Veränderungen und Erkrankungen folgende Möglichkeiten angegeben:

1) *Direkte Reizung von Rezeptoren* im Beckenbereich, die über afferente Bahnen Anschluß an das animale und somit zerebrospinale Nervensystem finden. Zug, Spannung und Dehnung des Aufhängeapparates, entzündliche Schwellungs- und Quellungsvorgänge im parametranen Gewebe sowie Tumoren und sonstige Erkrankungen können die Rezeptoren reizen. Diese Rezeptoren befinden sich im Periost des Os sacrum, in den Faszien der Skelettmuskulatur, im Beckenbindegewebe und -fettgewebe, im Peritoneum, Bandapparat, der Beckenbodenmuskulatur sowie im unteren Scheidendrittel und den äußeren Genitalien. Die nervösen Schaltungen finden Anschluß an den Plexus lumbalis (L_1–L_4) mit Verbindung zum N. iliohypogastricus, dem N. ilioinguinalis und dem N. genitofemoralis sowie an den Plexus sacralis (L_5/S_1–S_3) mit Verbindung zum N. pudendus.
Durch den direkten Anschluß an das animale Nervensystem werden die Schmerzen, auch Rücken- und Kreuzschmerzen, bei gynäkologischen Erkrankungen nachhaltiger empfunden als z. B. bei Erkrankungen innerer Organe (auch die Nieren!), die normalerweise gegen die hirnwärtig ziehenden Schmerzleitungsbahnen isoliert sind (Fischer 1965, S. 1 295).
2) *Viszerokutane Reflexe* werden vom Corpus uteri, der Cervix uteri, den Ovarien, den Tuben und einigen Ligamenten in die gleiche HEAD-Zone über dem Kreuzbein geleitet, da das gesamte innere Genitale ausschließlich vom vegetativen Nervensystem innerviert wird. Die sensible Versorgung des gesamten Unterbauchbereiches im Rückenmark reicht von Th_8–S_4. Über dieses anatomische Substrat können Schmerzen in der segmentabhängigen Peripherie im Sinne der unter 2.3.1 beschriebenen Pseudoradikulärsyndrome entstehen. Die HEAD-Zonen der Genitalorgane liegen gürtelförmig im oberen Kreuzbereich, können die gynäkologische Erkrankung überdauern (Kepp 1964) und ihre Genese muß dann z. B. auch von den reflektorischen Zeichen vertebragener Funktionsstörungen unterschieden werden.

Zur Differenzierung der Schmerzursache bei gynäkologischen, urologischen und internen Erkrankungen können u. U. die Merkmale übertragenen Schmerzes dienlich sein (Clemens 1971):

– *Übertragener Schmerz bei gynäkologischen Erkrankungen:* Diffuser, dumpfer, schwer lokalisierbarer Schmerz, meist bilateral, selten über L_4. Meist 8–10 cm breite Zone in der Kreuzbeingegend, die bis in beide Gesäßhälften reicht. Häufig gleichzeitig ventrale Schmerzen im Bereich der Leisten und über der Symphyse, evtl. zyklusabhängig. Kann im Stehen zu- und im Liegen abnehmen.
– *Übertragener Schmerz bei urologischen Erkrankungen:* Kolikartig oder dumpf. Gleichbleibender Schmerz, meist einseitig. Meist im Bereich des dorsolumbalen Überganges mit Ausstrahlung in die Leisten. Weitere Harntraktsymptome wie Störung beim Wasserlassen, Urinveränderungen. In der Anamnese evtl. Fieber und Schüttelfrost.

– *Übertragener Schmerz bei internen Erkrankungen:* Eher selten, meist im thorakolumbalen Bereich. Dumpfer, schwer lokalisierbarer, nicht bewegungsabhängiger
Schmerz. Weitere spezifische Störungen abdomineller Organe.

Zusammengefaßt werden als Gründe für den häufigen Kreuz- und Rückenschmerz
bei Frauen angegeben (Noack u. Sommer 1959; Pia 1964; Fischer 1965; Graf u. Müller
1977):
– eine ungünstige Beckenform und Becken-Wirbelsäulen-Winkelbildung,
– eine geringe Stabilität des Stützgewebes,
– eine reduzierte Spanne zwischen Leistungsfähigkeit und Inanspruchnahme des Hal-
  te-, Stütz- und Bewegungssystems (besonders in der Schwangerschaft und unter der
  Geburt),
– hormonell induzierte Auflockerung des Bindegewebes durch Zyklus und Gravidität, und
– eine größere Neigung zur muskulären Dysbalance des Rumpfes (besonders während und nach der Gravidität).

Bernbeck (1967) gibt einen möglichen Circulus vitiosus zwischen gynäkologischer
Erkrankung und Schmerzen aus dem Bewegungssystem an: Die gynäkologische Erkrankung führt über muskuläre Verspannungen im Beckenbereich zu Verspannungen
der Rückenstrecker. Hierüber entstehen vertebragene Beschwerden und eine mögliche
skoliotische Fehlhaltung und Dysbalance im Rumpfbereich, die Schmerzen auslösen
können. Über die im Bewegungssystem etablierten Funktionsstörungen kann es wiederum zu pathologischen Muskelverspannungen im Beckenbereich und hierüber zu
schmerzhaften Dysmenorrhöen und Zyklusstörungen kommen. Der Kreis wäre geschlossen und oft verwischen sich so Ursache und Wirkung in der Schmerzauslösung.
Die häufigen von uns nachgewiesenen Funktionsstörungen des Bewegungssystems
können hier als Mittler zur Schmerzentstehung fungieren, bieten aber auch ein weites
Feld therapeutischer Ansätze zur Schmerzbekämpfung.

Das praktische Vorgehen gebietet, vorerst die gut zu diagnostizierenden Funktionsstörungen des Bewegungssystems zu behandeln und je nach Verhalten des Schmerzes
die weiteren diagnostischen Schritte zu entscheiden. Hier werden Funktionstherapie
und Verlaufsbeobachtung zum diagnostischen Kriterium.

Aber die Differenzierung der möglichen Schmerzursache beginnt auch im gynäkologischen Fachgebiet mit der Schmerzanamnese.

Nach Bernbeck (1967), Pfau (1967), Kepp (1964), Verhagen (1964) und Renaer
(1972) gibt es eine Reihe von Charakteristika und Hinweisen, die in die Schmerzanamnese einbezogen werden müssen, um den Schmerz als wahrscheinlich gynäkologisch
oder nicht gynäkologisch bedingt einordnen zu können.

Für gynäkologisch bedingte Schmerzen sollen sprechen:

– das erstmalige Auftreten in der Pubertät,
– die Verstärkung des Schmerzes als prämenstruelle Dysmenorrhö,
– die Verstärkung während der Schwangerschaft,
– die Schmerzverstärkung intra partum,
– die Schmerzverstärkung im Wochenbett,
– die Verstärkung im Klimakterium,
– die nur ungefähre Lokalisation (breite Handauflage) im Unterbauch,
– bei Deszensus Verstärkung der Schmerzen durch Bewegung.

Hier müssen immer alle unter 2.2 bis 3 angegebenen Schmerzzeichen mit berücksichtigt werden!

Gegen die gynäkologische Genese und eher für Auslösung aus dem Bewegungssystem *sprechen:*

- Schmerzen nach Unfall und/oder Überanstrengung,
- Schmerzen bei längerer Bettruhe und Abklingen bei Bewegung,
- Schmerzen als „Morgen- und/oder Abendschmerz",
- die lokalisierte Schmerzangabe an Strukturen des Bewegungssystems,
- die sehr lange, rezidivierende Anamnese mit Paroxysmen,
- eine Stereotypie („immer die gleichen Schmerzen"),
- gleichzeitiges Auftreten von Leisten-, Kreuz- und Unterbauchbeschwerden,
- plötzlicher Schmerz im Blasengebiet oder über der Symphyse ohne Hinweis auf Zystitis oder gynäkologische Erkrankung.

Klarheit kann nur die gynäkologische Untersuchung und die Funktionsanalyse des Bewegungssystems bringen. Alle diese Charakteristika sind lediglich Anhaltspunkte.

Als gynäkologische Ursache von Rücken- und/oder Kreuzschmerzen gelten auch nach der neueren Literatur:

- der infantil-hypoplastische Uterus,
- der Uterus myomatosus und andere Tumoren,
- die Retroversioflexio uteri fixata,
- Descensus oder Prolaps vaginae,
- die Parametropathia spastica,
- der Descensus uteri,
- die Dysmenorrhö unterschiedlichster Genese,
- die Endometriose,
- die Frühgravidität,
- evtl. Portioerosionen, Abortus imminenz, „schwere" Kolpitis, Intrauterinpessare und Adhäsionen nach gynäkologischen Operationen.

Alle in unserer Studie gefundenen gynäkologischen Veränderungen, die von Fachgynäkologen als für den Schmerz verantwortlich bezeichnet wurden, ordnen sich hier ein. Bei einigen lag allerdings eine Kombination mit Funktionsstörungen aus dem Bewegungssystem vor.

Die gynäkologischen Befunde können Kreuzschmerzen verursachen, sie *müssen* dies aber *nicht.* Kyank u. Sommer (1978) engen die obligatorische Kopplung von Rücken- und/oder Kreuzschmerzen auf den Descensus vaginae und Descensus uteri ein.

Als häufige Störung wird die „vegetative Dystonie des kleinen Beckens" (Fischer 1965) beschrieben, bei der Kreuzschmerzen obligates Symptom sein sollen. Dabei kommt es über neuromuskuläre, neurovaskuläre und neurosekretorische Regulationsstörungen zu Atonien und Spasmen im kleinen Becken (Parametropathia spastica!), zur Hyperämie oder Ischämie und zu Hypo- oder Hypersekretionen.

Häufigste Ursache hierfür sollen Störungen sein, die vom Großhirn über das Zwischenhirn das vegetative Nervensystem alterieren. Störungen des Sexuallebens spielen hier eine ganz besondere Rolle, ebenso Konfliktreaktionen aus familiären, beruflichen und gesellschaftlichen Lebensbereichen. Vor der Diagnose „vegetative Dystonie des kleinen Beckens" muß aber unbedingt die gesamte Differentialdiagnose der Rücken- und Kreuzschmerzen erarbeitet werden.

Unsere Untersuchungen haben gezeigt, daß sich das Muster der Funktionsstörungen des Bewegungssystems bei der Schmerzauslösung auch bei Frauen ohne oder mit gynäkologischen Befunden genauso verhält, wie es in 4.2.3.2 beschrieben wurde.

Traditionell werden für Rücken- und/oder Kreuzschmerzen in der Gynäkologie meist rein morphologisch determinierte Erkrankungen des Bewegungssystems (z. B. die Osteochondrose) verantwortlich gemacht, wenn eine gynäkologische Ursache der Beschwerden nicht zu konstatieren ist.

Es ist besonders Novotný u. Dvořák (1971, 1972, 1973), Lewit et al. (1970) sowie Nesit u. Horinová (1975) zu verdanken, daß etwa in den letzten 10 Jahren den *Funktionsstörungen des Bewegungssystems* bei gynäkologisch erkrankten Frauen mehr Aufmerksamkeit gewidmet wird. Alle von diesen Autoren durchgeführten Untersuchungen belegten, daß die Ursache von Rücken- und/oder Kreuzschmerzen bei Frauen häufig in Funktionsstörungen des Bewegungssystems und wesentlich seltener in gynäkologischen Befunden oder gar morphologischen Veränderungen des Halte-, Stütz- und Bewegungssystems zu suchen ist. Die meisten Funktionsstörungen bestanden dabei in den Iliosakralgelenken und in lumbalen oder thorakalen vertebragenen Störungen. Novotný u. Dvořák (1972) untersuchten in ihrer gynäkologischen Klientel 357 Frauen mit Kreuzschmerzen. Bei 329 davon fanden sie als Ursache der Schmerzen Funktionsstörungen des Bewegungssystems, vornehmlich Beckenverwringungen und -blockierungen. Diese Autoren geben 5 Gruppen zur nosologischen Einschätzung der schmerzhaften Funktionsstörungen des Bewegungssystems bei Frauen an:

1) Funktionelle Störungen der Wirbelsäule mit viszerovertebralen Beziehungen zu den weiblichen Geschlechtsorganen (Beckenverwringungen und -blockierungen nach Adnexitiden).
   Meist treten diese Funktionsstörungen erst nach einem zeitlichen Intervall in den Vordergrund. Der Schmerz „übersiedelt" dabei meist vom Unterleib in den Rücken oder das Kreuz. Meist werden die Schmerzen weiterhin einer angeblich nicht voll ausgeheilten Adnexitis zugeordnet und auch die von der Verwringung oder Blockierung des Beckens abhängigen (schmerzhaften) Muskelsymptome falsch interpretiert. Funktionsstörungen können auch intra oder post operationem entstehen (Relaxation, Lagerung, Hämatome, Transport). Gynäkologische Erkrankungen können Schmerzen und Muskelverspannungen verursachen. Beides kann zu veränderter Rumpfhaltung und so wieder zu vertebragenen Funktionsstörungen führen (s. 4.2.3.3).
2) Funktionsstörungen vertebroviszeralen Charakters, z. B. Bahnung von Dysmenorrhöen oder Algomenorrhöen durch vertebragene (schmerzhafte) Funktionsstörungen.
3) Mechanisch entstandene Funktionsstörungen, z. B. Beckenverwringung in der Gravidität oder unter der Geburt sowie bei gynäkologischen Operationen.
4) Funktionsstörungen des Bewegungssystems, die weder durch Ursache noch Verlauf mit einem bestehenden gynäkologischen Befund Zusammenhang haben. Diese müssen bereits in der Schmerzanamnese (s. auch 2.2) vermutet und durch die Schmerzanalyse (s. auch 2.3 und 3) vom gynäkologischen Befund getrennt werden.

5) Funktionsstörungen des Bewegungssystems bei Patientinnen ohne gynäkologische Erkrankung. Hier können die Störungen lediglich durch ihren Schmerzcharakter einen gynäkologischen Befund vortäuschen (z. B. Hartspann des M. iliacus bei Beckenverwringung).

Nach Novotný u. Dvořák liegt „das praktische Hauptproblem darin, daß ein wesentlicher Teil der medizinischen Öffentlichkeit – und insbesondere der Gynäkologen – ungenügend darüber informiert ist, was die Diagnostik und die Therapie der Funktionsstörungen der Wirbelsäule betrifft".

Lewit et al. (1970) fanden als häufigste Funktionsstörung des Bewegungssystems mit „pseudogynäkologischem" Schmerz im Rücken und Kreuz (n = 150) die Beckenverwringung (22,7%), die Beckenblockierung (7,4%), den Iliakushartspann, lumbosakrale Blockierungen (1,3%), die Koxalgie (11,4%), Beinlängendifferenzen (12%), Skoliosierungen und Kokzygodynien (je 1,3%). Nesit u. Horinová (1975) konnten bei 102 Frauen, bei denen angeblich eine Adnexitis bestand, in 8,3% aller Fälle (etwa bei jeder 10. Frau) Funktionsstörungen der Wirbelsäule im Sinne reversibler Blockierungen als Schmerzursache finden. In diesen Fällen bestand keine Adnexitis, nach Therapie der Funktionsstörungen waren die Patientinnen beschwerdefrei.

Bei 81(!) von 102 Frauen spielten in irgendeiner Kombination Funktionsstörungen des Bewegungssystems für den Schmerz eine allein- oder mitauslösende Rolle. „Fast die Hälfte aller Fälle dieser Störungen, die im Zusammenhang mit einem pathologischen gynäkologischen Befund stehen oder eine gynäkologische Erkrankung imitieren können, ist neben einem pathologischen Befund am Iliosakralgelenk auch mit einer Störung an höher gelegenen Abschnitten der Wirbelsäule vergesellschaftet" (Nesit u. Horinová 1975). Nach Sutter (1973) und Maigne (1977) können besonders die spondylogenen pseudoradikulären Syndrome Th_{12} und L_1 durch motorische, sensorische, zirkulatorische oder vegetative Fehlsteuerung (meist bei Linksrotationsblockierung) durch ihren Schmerzcharakter eine Adnexitis chronica imitieren. Unsere Untersuchungen bestätigen eindeutig den Vorrang von Funktionsstörungen des Bewegungssystems bei der Auslösung von Rücken- und/oder Kreuzschmerzen in der Differentialdiagnose, wenn ein gynäkologischer Befund als Ursache nicht nachweisbar oder das Schmerzbild nicht hinreichend erklärt ist. Das Muster der Funktionsstörungen entspricht dabei dem in 4.2.3.2 beschriebenen mit Betonung der Beckenverwringung und -blockierung. Statistisch wurde diese letzte Aussage nicht gesondert gesichert.

Zusammenfassend sagen die Ergebnisse für die gynäkologischen Aspekte aus:

– Funktionsstörungen des Bewegungssystems spielen bei der Auslösung von Rücken- und/oder Kreuzschmerzen auch bei bestehenden oder von den Funktionsstörungen imitierten gynäkologischen Schmerzzuständen differentialdiagnostisch eine dominierende Rolle. Deshalb sollte die Annahme gynäkologisch verursachter Schmerzen mit großer Zurückhaltung erfolgen.
– Bei ca. 20–25% der Frauen mit chronischer GN/PN kann mit einer gynäkologischen Verursachung bestehender Rücken- und/oder Kreuzschmerzen gerechnet werden. Eine gynäkologische Untersuchung ist deshalb differentialdiagnostisch obligat.
– Vom Descensus vaginae et uteri scheint eine der häufigsten Ursachen gynäkologisch bedingter Kreuzschmerzen auszugehen. Bei der Differenzierung zum Bewe-

gungssystem muß beachtet werden, daß hier in beiden Fällen Schmerzverstärkung bei Bewegung auftreten kann.
– Am häufigsten werden „pseudogynäkologische" Schmerzen durch Beckenverwringung und -blockierung ausgelöst.
– Es bestand *keine* Korrelation der anamnestischen Angabe „Schmerz" mit der vom Fachgynäkologen angegebenen möglichen Schmerzursache. Das zeigt bereits die Unsicherheit der Differentialdiagnose in dieser Problematik. Die Provozierbarkeit und Löschbarkeit der schmerzhaften Pseudoradikulärsyndrome stellt sicher auch hier einen guten differentialdiagnostischen Anhalt dar.

4.2.8 Internistische Aspekte

In dieser Studie interessierten die Wechselbeziehungen der möglichen Auslösung von Rücken- und/oder Kreuzschmerzen durch chronische Nierenentzündungen und aus Funktionsstörungen des Bewegungssystems. Soweit möglich, wurden deshalb Patienten mit anderen inneren Erkrankungen, von denen eine mögliche lumbale viszerovertebrale Schmerzauslösung bekannt ist, vor unseren eigentlichen Untersuchungen ausgesondert. Bei einigen Patienten gelang die Differenzierung der Schmerzauslösung (z. B. durch ein Ulcus ventriculi und in einigen Fällen von Cholelithiasis) erst in der Verlaufsbeurteilung.

Bei der Spezifität unserer Fragestellungen interessierte besonders, ob Komplikationen der chronischen Pyelonephritis (PN) und Glomerulonephritis (GN) mit Wahrscheinlichkeit Rücken- und/oder Kreuzschmerzen auslösen können oder nicht. Deshalb führten wir Korrelationsanalysen der subjektiven Angaben Rücken- und/oder Kreuzschmerzen zur renalen Bluthochdruckkrankheit, zur renalen Anämie und zur

Tabelle 43. Korrelation des renalen Bluthochdruckes zur subjektiven Angabe Rücken- und/oder Kreuzschmerz („Schmerzen")

	Keine Schmerzen		Schmerzen	
	[n]	[%]	[n]	[%]
Kein renaler Bluthochdruck	27	45,8	80	54,5
Renaler Bluthochdruck	29	49,2	61	41,5

$(Chi^2 = 1,17)$

Tabelle 44. Korrelation der renalen Anämie zur Angabe „Schmerz"

	Keine Schmerzen		Schmerzen	
	[n]	[%]	[n]	[%]
Keine renale Anämie	45	76,3	119	81,0
Renale Anämie	9	15,3	24	16,3

$(Chi^2 = 0,0004)$

Tabelle 45. Korrelation der Alkalose zum Schmerz

Säure-Basen-Status (SBS)	Keine Schmerzen		Schmerzen	
	[n]	[%]	[n]	[%]
SBS normal	17	28,8	37	25,2
Alkalose	6	10,2	5	3,4

($Chi^2 = 2,16$)

Tabelle 46. Korrelation der Azidose zum Schmerz

	Keine Schmerzen		Schmerzen	
	[n]	[%]	[n]	[%]
SBS normal	17	28,8	37	25,2
Azidose	6	10,2	11	7,5

($Chi^2 = 0,09$)

Alkalose und Azidose durch (Tabellen 43–46). Die Untersuchungen über die renale Osteopathie und die durch sie mögliche Schmerzauslösung sind in 4.2.5 und 4.2.5.1 beschrieben.

Mathematisch-statistisch korreliert also keine der wesentlichen Komplikationen einer chronischen PN/GN mit den Empfindungen Rücken- und/oder Kreuzschmerz.

4.2.8.1 Diskussion

In namhaften Lehrbüchern der inneren Medizin sind teilweise die Symptome „Rückenschmerz" und „Kreuzschmerz" im Sachregister nicht einmal aufgeführt (z. B. Sundermann 1968; Hegglin 1969). Dabei verursachen „nicht wenige interne, insbesondere gastroenterologische Erkrankungen keine abdominellen Beschwerden, sondern lediglich Kreuzschmerzen" (Wildhirt 1967).

Zum Teil auch in neuesten differentialdiagnostischen Leitprogrammen für die innere Medizin (z. B. Marx 1984) sind unter den Ursachen für Rückenschmerzen in einem eigens dafür geltenden Abschnitt zwar morphologisch determinierte Erkrankungen des Bewegungssystems, andererseits auch die Pyelonephritis genannt, auf die häufigste Ursache von Rückenschmerzen aber, die Funktionsstörungen der Wirbelgelenke usw., findet sich kein Hinweis.

In der „Internistischen Differentialdiagnostik" von Ferlinz (1984) werden ebenfalls die pathomorphologisch charakterisierten Ursachen im Kaptiel „Rücken- und Kreuzschmerzen" beschrieben, die Anamnese und die Symptomschilderungen lassen für den Geübten die Funktionsstörungen zwar ahnen, sie sind aber dann auch hier im Ursachenkatalog nicht genannt. Die Differentialdiagnose (DD) innerhalb aller Erkrankungen innerer Organe und in der Abgrenzung gegen Funktionsstörungen und morphologisch begründete Erkrankungen des Bewegungssystems richtet sich nach den in 2.2.3, 2.3 bis 2.3.4 und entsprechend auch unter 4.2.2.3 bearbeiteten Grundsätzen.

Dabei dürften die komplexen viszerovertebralen Wechselbeziehungen ähnlich dem „Verkettungssyndrom" bei der Angina pectoris hier für die Rücken- und Kreuzschmerzen einzuschätzen sein. Wird die interozeptive Schmerzauslösung von inneren Organen (z. B. durch eine Nierenentzündung) in ihrer Irritabilität betont, wird das innere Organ auch für die Überlagerungsreize aus dem exterozeptiven Bereich (aus der Körperdecke oder Funktionsstörungen des Bewegungssystems) empfindlicher. Vom interozeptiven Schmerzsyndrom sekundär entwickelte Schmerzzentren (z. B. Pseudoradikulärsyndrome bzw. spondylogene Reflexsyndrome des Bewegungssystems) können zur notwendigen Bedingung der Persistenz des interozeptiven Schmerzes werden. Deshalb können der tatsächliche oder vermeintliche Organschmerz (Spontanschmerz und Druckschmerzhaftigkeit) nach der Therapie von Funktionsstörungen des Bewegungssystems häufig behoben sein. „Der nozizeptive Einstrom aus den Viszeralorganen löst nur in den seltensten Fällen Schmerz aus, hat jedoch häufig einen bahnenden Einfluß" (Struppler 1978). Der Patient kann häufig nicht unterscheiden, ob der Schmerz aus einem erkrankten Organ oder aus tiefen Geweben, wie z. B. einem Wirbelgelenk oder der Lendenmuskulatur kommt, weil viszerale Afferenzen zusammen mit somatischen auf dieselben sensiblen Schaltstellen einströmen (Abb. 1 und 30).

Die Differenzierung obliegt dem Arzt, der dazu die Kenntnis der metameren Segmentzuordnung der einzelnen Organe und die Kenntnis der Funktionsstörungen des Bewegungssystems braucht. Deshalb formuliert Schwarz (1977): „Zu jeder internistischen Untersuchung gehört heute eine eingehende funktionelle Kontrolle der Wirbelsäule sowie des ganzen Bewegungsapparates".

Spätestens seit Hansen (1944) sowie Dittmar (1949) gehören die reflektorischen und algetischen Krankheitszeichen der inneren Organe zum unentbehrlichen Rüstzeug einer verfeinerten Diagnostik vertebroviszeraler Wechselwirkung. Die Problematik der Pseudoradikulärsyndrome ist in 2.3.1 eingehend erklärt. Nach der *Seitenregel* sind die reflektorischen und algetischen Krankheitszeichen nur auf der Seite des geschädigten (inneren) Organs ablesbar. In der *Metamerieregel* wird für die periphere Projektion der Krankheitszeichen der nervale Zusammenhang zwischen Enterotom, Neurotom, Angiotom, Myotom, Sklerotom und Dermatom festgelegt. Bei akuten Krankheitsprozessen (z. B. einer akuten GN/PN) wird die Metamerieregel durchbrochen: Die Irritation erfaßt hierbei nicht nur die organgebundenen, sondern auch benachbarte Segmente (Dittmar 1949). Der richtige Organbezug ist dann nur noch mit Hilfe von Labor-, Röntgen- und Spezialbefunden zu gewinnen, weil sich die Schmerzzeichen unterschiedlicher Organe überlagern können.

Die besondere *klinische Wertigkeit der reflektorischen und algetischen Krankheitszeichen* einschließlich der Funktionsstörungen des Bewegungssystems liegt in folgenden Tatsachen:

Didaktische Bedeutung: „Unbewaffnete", nicht apparative Beobachtung, Untersuchung und Erfassung der Synopsis eines Krankheitsbildes, Kontaktherstellung zum Patienten.

Diagnostische Bedeutung: Exaktheit der topographischen Diagnose einer inneren Krankheit oder einer Funktionsstörung des Bewegungssystems (interdisziplinär verwertbar!). Parallelität zwischen Aktualität eines Krankheitsprozesses und der Intensität der „Schmerzzeichen".

122

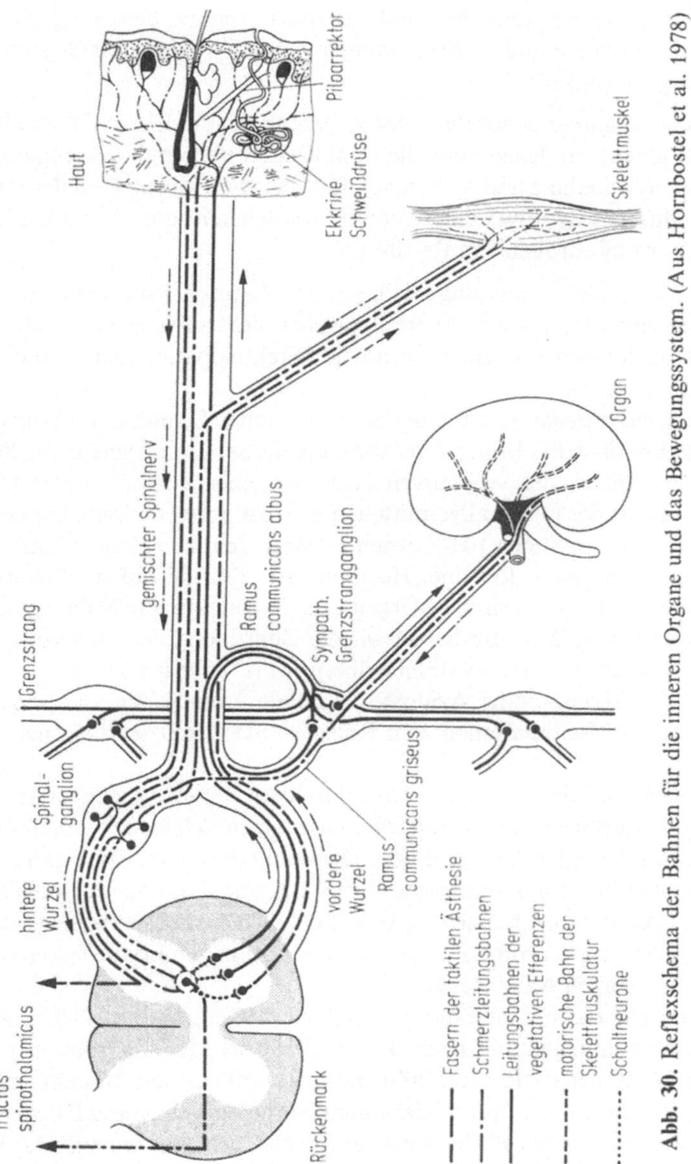

Abb. 30. Reflexschema der Bahnen für die inneren Organe und das Bewegungssystem. (Aus Hornbostel et al. 1978)

Frühdiagnostische Bedeutung: Vermittlung objektivierbarer unterschwelliger Reize, die vom erkrankten Organ ausgehen, noch ehe eine bewußte Schmerzempfindung ausgelöst wird. Evtl. Signalisation eines Entzündungs- bzw. Aktivitätsschubes der Erkrankung des inneren Organs.

Differentialdiagnostische Bedeutung: Intensive Ausprägung mit „Fazilitation" (Bahnung) der Krankheitszeichen bei innerer Erkrankung, kaum Fazilitation bei Tumoren, noch segmentaler eingeengt bei Funktionsstörungen des Bewegungssystems. Objektivierung der organbedingten Beschwerden (sowohl aus inneren Organen wie aus dem Bewegungssystem).

Prognostische Bedeutung: Beurteilung des Verlaufs nach der Intensität der algetischen Zeichen im Segment, zu denen auch die Funktionsstörungen des Bewegungssystems gehören können (Zunahme und Abnahme). Ihr Nachweis im Intervall der inneren Erkrankung (Lithiasis, GN, PN) deutet auf weiterbestehende latente krankhafte Veränderungen (Latenz mit drohendem Rezidiv).

Heuristische Bedeutung: Erkennung „tiefliegender" Krankheitsprozesse, die durch die üblichen klinischen Methoden nicht erfaßbar oder nicht zu vermuten sind.

Entscheidung der Organdiagnose, wenn die Direktpalpation keinen klaren Schluß zuläßt.

Die *vegetativen Systeme* (und damit der interozeptive Schmerz) sind durch humoralhormonale Einflüsse des Milieu interne modifizierbar (von Auersperg 1963). Auch die Regulationszentren des vegetativen Nervensystems scheinen außer Dirigenten auch Erfolgsorgane der humoral vermittelten mikroskopischen Ordnung des inneren Milieus zu sein. So gewinnen pH-Konzentrationen (damit Alkalose und Azidose), Elektrolytkonzentrationen, Enzyme, Hormone etc. Einfluß auf die Schmerzgestaltung. Und gerade die Nieren sind *die* Organe, die in dieses innere Milieu ganz wesentlich eingreifen können. Deshalb haben wir die Zuordnung der subjektiven Angabe Schmerz zu den renalen Komplikationen überprüft (s. Tabellen 43–46).

Weder für die Alkalose oder Azidose, die renale Anämie oder den renalen Bluthochdruck konnten Korrelationen zum Rücken- oder Kreuzschmerz nachgewiesen werden.

Die renale *Anämie* wird im wesentlichen durch die Hämolyse, den Erythropoietinmangel und die Markhemmung verursacht. Hier bieten sich keine direkten Beziehungen zur Auslösung von Rücken- und/oder Kreuzschmerzen an. Eisenmangel, Mikrohämaturie, Blutverlust durch urämische Gastroenteritis sind weitere mögliche Faktoren für die Entstehung einer renalen Anämie. Lediglich die urämische Gastritis könnte hier über die segmentale Verarbeitung der Interozeptionen und eine viszerovertebrale Reaktion zu Schmerzen Anlaß geben.

Der *renale Bluthochdruck* ist häufig, nach Sarre (1972) tritt er in 43,9% bei chronischen Nierenerkrankungen auf, nach Buder (1978) bei 51,4% chronischer Pyelonephritiden. Nach Buder hatte die Bluthochdruckkrankheit auf Nierenbeschwerden, auch Schmerzen, keinen Einfluß. In der Literatur finden sich häufig Hinweise auf die Koinzidenz von chronischer PN/GN und Bluthochdruck, was seine Erklärung in zunehmendem Parenchymuntergang bei Niereninsuffizienz findet. Es finden sich aber keine wesentlichen Angaben über die Koinzidenz von Bluthochdruck und Rücken-, Kreuz- oder Nierenschmerz. Das deckt sich mit unseren Untersuchungsergebnissen. Auch für die *Azidosen* und *Alkalosen* haben wir keine Beziehungen zum Schmerz finden können. Außer diesen direkten renalen Komplikationen spielen innerhalb der viszerovertebralen Wechselbeziehungen bei Rücken- und/oder Kreuzschmerzen chronisch Nierenkranker aus internistischer Sicht eine Reihe von Organsymptomen eine für die Differentialdiagnostik wichtige Rolle:

1) Das **nephrourologische System** bietet noch einige besondere Aspekte, die zu beachten sind (s. 2.3.2 und 4.2.2 bis 4.2.2.3). Die schmerzverursachenden Einzelfunkti-

onsstörungen des Bewegungssystems und die Muster der Funktionsstörungen sind für die PN und GN nahezu identisch (s. 4.2.3.3).

Ein möglicher Ansatz der Differenzierung (und sei es als Verdachtsmoment) zwischen GN und PN ergibt sich also aus den Schmerzzeichen des Bewegungssystems nicht. Hier muß auch die Tatsache Berücksichtigung finden, daß die PN und die GN häufig kombiniert auftreten. In der Literatur werden zwichen 1,9%–50%(!) zusätzliche PN zu bestehender GN angegeben (Hauptmann 1965; Kettler u. Natusch 1968; Heidland et al. 1970; Eckert 1972; Buder 1978; Lemke u. Metz 1982).

Es scheint in der Tendenz so zu sein, daß die PN ein deutlicheres Muster von Funktionsstörungen des Bewegungssystems aufweist und die GN selbst bei Aktivität (z. B. massiver Erythrozyturie oder Proteinurie) kaum Störungsmuster zeigt. Das wäre insofern erklärlich, da die PN viel sicherer die im Pyelon liegenden Rezeptoren erreicht und somit mehr Interozeptionen in die Afferenz einspeist. Dann müßte man, ausgehend von einer GN, bei Auftreten des typischen „Musters" im Bewegungssystem (s. 4.3.3.2) eine aktiv werdende oder zusätzlich auftretende PN vermuten können. Diese vorsichtige Hypothese sollte in weiteren Untersuchungen Stützung oder Ablehnung finden, die *Erforschung dieser Frage scheint aber eminent wichtig für die praktische nichtapparative Differenzierung zwischen GN und PN.*

Brühl u. Bach (1978) geben eine Übersicht über *urologische* Ursachen des gleichbleibenden Organschmerzes mit Projektion in das „Kreuz":

- *Stauung:* Ruhende Kelch- und Beckensteine, Nierenbeckenausgußstein, Harnleitereinklemmung, Harnleiterstenose, vesikoureteraler Reflux.
- *Anomalien:* Nephroptose, Hufeisenniere.
- *Entzündungen:* Pyelonephritis, Nierenkarbunkel, chronische Prostatitis.
- *Tumoren:* Hypernephroides Karzinom, Wilms-Tumor, Zystennieren, Nierenzyste, Nebennierentumor, retroperitoneale Fibrose.

Unsere Ergebnisse zeigen, daß zumindest die Deklaration einer von einer chronischen GN, chronischen PN oder einer Nephroptose ausgelösten Rücken- oder Kreuzschmerzsymptomatik nur mit größter Zurückhaltung angegeben werden darf.

Die vorherige Funktionsanalyse des Bewegungssystems mit richtiger Interpretation der segmental-reflektorischen Schmerzzeichen muß dabei als obligat gelten.

Steine, Nierenkapselspannungen bei Harnstauung, Spasmen der Nierenbecken- und Harnleitermuskulatur können *Koliken* verursachen, deren vordergründiges Korrelat durchaus Rücken- und Kreuzschmerzen sein können (z. B. Lutzeyer u. Hild 1979). Unruhige, ständige Bewegung des Kranken, Schmerzanstiege mit Höhepunkt und Schmerzabfall, „Schmerzband" von der Flanke über das pyelouretische Hohlsystem bis zum Genitale (Innervationsverlauf Th_{11}/S_1) sind dann hilfreich bei der Diagnostik als Kolik.

Kreuzschmerzen mit Ausstrahlung zum Damm und gleichzeitigem Völlegefühl der Blase müssen an eine *Prostatitis* denken lassen.

Kreuz- und Rückenschmerzen mit Ausstrahlung in die Extremitäten und gleichzeitiger Miktionsstörung müssen den Verdacht auf *Prostatakarzinom* mit Beckenknochen- und LWS-Metastasierung lenken. Dabei sind bei gleichzeitigem Befall perineuraler Lymphknoten auch ischialgieforme Schmerzen mit neurologischer Symptomatik möglich.

Die Schmerzsymptomatik bei *Harnsteinen* kann prinzipiell mit Rücken- und/oder Kreuzschmerzen einhergehen, ist aber sehr unterschiedlich (Vahlensieck u. Hesse 1980, S. 780), „Nephrokalzinose, fixierte Papillensteine und Ausgußsteine, bis hin zu Korallensteinen, verursachen oft keinerlei Beschwerden, da der Urin frei um sie herum abfließen kann. Häufig verursachen Steine aber rezidivierende Rückenschmerzen, die dann irrtümlich auf die Wirbelsäule bezogen werden".

Typische anamnestische Angabe ist dann, daß die Beschwerden nach körperlicher Belastung auftreten und in Ruhe nachlassen oder verschwinden. Ähnlich kann das bei Harnleitersteinen sein (dann oft mit Harndrang auftretende Kreuzschmerzen). In diesen Fällen hilft die genaue Schmerzanamnese und Schmerzanalyse (s. 2.2 bis 3) mit Sicherheit weiter und führt, wenn nötig, zu spezieller Diagnostik im zutreffenden Organsystem.

Die reflektorische Symptomatik der Nieren wird für die Segmente Th_9-L_2 (Hansen u. Schliack 1962; Kunert 1975; Lewit 1984) angegeben.

2) **Herzkreislaufsystem**. Es muß beachtet werden, daß (besonders Hinterwand) Herzinfarkte und starke Stenokardien ihre Schmerzlokalisation isoliert oder als zusätzliche Projektion im Rücken haben können (thorakolumbal). Die reflektorischen Veränderungen finden sich bei Th_3-Th_6 (Hansen u. Schliack 1962), maximale Ausprägung bei Th_4-Th_6 (zit. nach Lewit u. Gutmann 1975), vertebrale Blockierungen bei Th_4-Th_6, Hyperalgesien der Haut sind plurisegmentär und Muskelspasmen sind in den Segmenten Th_4-Th_8. Erkrankungen der Aorta abdominalis können Rückenschmerzen auslösen.

3) **Bronchopulmonales System.** Da obstruktive Atemwegserkrankungen (Köberle, zit. nach Lewit u. Gutmann 1975) häufig Blockierungen bei Th_7-Th_{10} aufweisen, ist bei ihnen mit Rückenschmerzen im thorakolumbalen Bereich zu rechnen.

4) Das **gastroenterologische System** ist aus der Sicht der viszerovertebralen Wechselbeziehungen für die Differentialabgrenzung von Rücken- und Kreuzschmerzen am wichtigsten.

Wildhirt (1978, S. 3777) nennt „in der Reihenfolge der Häufigkeit... für den internistisch bedingten Kreuzschmerz..." folgende Krankheitsbilder: 1. Cholezystopathien, 2. Pankreatopathien, 3. Nierenbeckenerkrankungen, 4. Magenkrankheiten, 5. Leberkrankheiten, 6. Erkrankungen des Kolons. Immer müssen neben der Schmerzsymptomatik organspezifische subjektive und objektive Kriterien zum richtigen Organ führen.

Leber und Galle. Die Reflex- und Schmerzzeichen sind rechts gerichtet Th_6-Th_{10}. Die sympathische Innervation reicht von Th_8-Th_{11}. Über die Vermittlung des N. phrenicus $(\rightarrow C_3/C_4 \rightarrow Th_1/Th_2 \rightarrow$ sympathischer Grenzstrang $\rightarrow$ Dermatom $C_{3/4})$ kommt es relativ häufig zu rechtsseitigem Schulterschmerz. Funktionsstörungen der Wirbelsäule (Blockierungen) gibt Rychliková (1974) bei $Th_{11}-L_2$ an. Häufig besteht Psoashartspann.

Schwarz (1977) beschreibt für Gallenerkrankungen häufige Blockierungen der Wirbelsegmente $Th_{11}-L_2$ und Th_6-Th_8 (Retroflexion), Druckschmerzen der Dornfortsätze Th_6-Th_8 rechts und häufige Schmerzen der Kostotransversalgelenke rechts. Gunn u. Keddi (zit. nach Wildhirt 1978) fanden bei 107 Patienten mit Gallensteinen nur Rückenschmerzen, davon 19 rechtsseitig. BOAS-Druckpunkte werden für paravertebral Th_9-Th_{10} beschrieben. Zu fragen ist, ob die BOAS-Punkte nicht vertebragenen Störungen oder den gestörten Rippengelenken entsprechen.

Magenerkrankungen. Isolierter Rückenschmerz bei Ulzera ist häufig, für Ulcus ventriculi linksgerichtet, für Ulcus duodeni rechtsgerichtet (Kunert 1975). Charakteristisch ist rhythmisch-periodischer Schmerz auch für den Rückenschmerz. Verstärkung des Rückenschmerzes oder Nachtschmerz (Aufwachen!) ist dann typisch für eine Penetration des Ulkus in die Bauchspeicheldrüse. Dabei ist ein Seitenwechsel nach links möglich. Läßt ein Rückenschmerz bei Ulkus plötzlich nach, muß an eine Ulkusblutung gedacht werden! „Erschütterungsschmerz" oder „Fahrschmerz" mit Ausstrahlung in den Rücken soll bei bestehendem Ulkus pathognomonisch für Ulkuspenetration (Pankreas) sein (Hornbostel 1968, zit. nach Janzen 1968). Die sympathische Innervation des Magens reicht von Th_6-Th_9.

Nach Hansen u. Schliack (1962) übertrifft bei den Magen-Duodenum-Erkrankungen die Schmerz- und Schmerzzeichenanalyse noch die Wertigkeit der Röntgenuntersuchung. Auch für andere Magenerkrankungen wie ein Ulkus sind die algetischen Zeichen des PRaSy (Gastritis, Ektasie, Karzinom, Gastroenterostomie) einseitig linksgerichtet. Sie betreffen die Segmente Th_5-Th_9 für die reflektorischen Zeichen, die Segmente Th_5-Th_6 für die Blockierung. Häufig bestehen Beckenblockierungen, Beckenverwringungen und Psoashartspann (Fischer 1965). Fischer zitiert eine Arbeit aus der MAYO-Klinik, wo bei 15000 Patienten bei Magendurchleuchtung bei Verdacht auf Ulzera nur 20% organische Befunde bestanden. Deshalb sei jede Untersuchungspraktik von großer Bedeutung, die „in der Lage ist, weitere gezielte diagnostische Hinweise zu geben". Die PRaSy spielen hier sicher eine eminente Rolle. Lewit (1984) u. Rychliková (1977) geben als charakteristisches Muster bei Ulkuskranken an ($n = 79$): Blockierungen Th_5-Th_6 in 68,4%, Beckenverwringungen in 87,4%, Muskelspasmen und Hyperalgesiezonen der Haut von Th_5-Th_8. Sie fanden keinen Unterschied zwischen Magen- und Duodenalulzera.

Pankreaserkrankungen. Mögliche Rückenschmerzen sind (Th_8!) linksgerichtet. Die reflektorischen Phänomene beschränken sich ebenfalls auf Th_8 (Th_7-Th_9) links.

Die Diagnose der chronischen Pankreatopathien (Tumoren, alkoholische Pankreasschädigung!) sind schwierig, aber besonders wichtig. Die Differenzierung gegenüber Gallen- und Duodenal- sowie Lebererkrankungen ergibt sich besonders für den Seiten- und Segmentbezug der reflektorischen Zeichen und möglichen Funktionsstörungen. Die sympathische Innervation betrifft Th_6-Th_{10}. „Die chronische Pankreatitis ist in der Regel schmerzlos" (Gross 1982).

Dünndarm- und Dickdarmerkrankungen zeigen plurisegmentale Reflexphänomene (Jejunum links Th_8-Th_{11}, Ileum Th_4-L_1 links und rechts, Kolon Th_9-L_1 rechts) und häufig in diesen Segmenten spontane Rückenschmerzen.

Rücken- und gleichzeitige Bauchschmerzen können neben Funktionsstörungen und morphologischen Schädigungen des Bewegungssystems besonders ausgelöst werden vom Colon dolorosum, Kolonkarzinom, von der Appendizitis, Enteritis regionalis CROHN, bei Retroperitonealtumoren, aber auch bei „Mittelschmerz" beim Follikelsprung und bei der Tubengravidität (Stelzner 1968, zit. nach Janzen 1968).

Bei vornehmlich linksseitigen Unterbauchbeschwerden, die ebenfalls mit Rücken- und Kreuzschmerzen vergesellschaftet sein können, ist zu denken an (Stelzner 1968, zit. nach Janzen 1968): Funktionsstörungen des Dickdarms (häufigste Ursache) Colica mucosa, Colitis ulcerosa, Obstipation, Divertikulose, Divertikulitis, Dünndarmulzera, Ureterkolik, Tumoren im Bereich des Beckenknochensystems (oft wochenlang vagabundierend und rezidivierend) sowie an retrorektale Tumoren.

5) **Stoffwechselerkrankungen**. Die mit großem Abstand wichtigsten sind die Osteoporose und die Arthritis urica.

Osteoporose. Als Lokalisations- und Manifestationsort sind die BWS und die LWS am häufigsten betroffen. Über Ursachen und diagnostische Kriterien existiert eine umfassende Literatur.

Geschlechtsprävalenz der Frauen, Häufung nach dem 50. Lebensjahr.

Nach Krokowski (1974a) ist die Osteoporose die häufigste und wichtigste Skeletterkrankung und sei bei etwa 12% aller Bürger der BRD zu erwarten. Die Osteoporose selbst verursacht keine Schmerzen, weil in den Knochen keine Rezeptoren die abnehmende Knochendichte signalisieren können. Es besteht auch keine Korrelation zwischen Schmerzen und meßbarer Knochenmasse oder des Kalziumgehaltes. Bei der Osteoporose werden Schmerzen nur ausgelöst, wenn die Porose weit fortgeschritten ist, die Wirbel an Elastizität verlieren und das Periost durch elastische oder plastische Verformungen gereizt wird. Der *Osteoporoseschmerz* ist ein unzuverlässiges und inkonstantes Kriterum zur Differenitaldiagnose von Rücken- und Kreuzschmerzen: Er ist diffus, „dumpf bohrend", „unklar" (Franke 1979b), oft mit Ausstrahlung in die Leisten (Eder 1975) und den Unterbauch. Es bestehen ein indirekter und direkter Stauchungsschmerz oder/und Erschütterungsschmerz (Riede 1977) mit Klopfschmerz der Dornfortsätze und Thoraxkompressionsschmerz. Spontanfrakturen lösen gürtelförmige plötzliche, „helle", vernichtende Schmerzen im Rücken aus, die mit der Schmerzsymptomatik bei Herzinfarkt oder Lungenembolie verwechselt werden können, zumal sie häufig wie diese Krankheitsbilder auch mit vegetativen Symptomen wie Übelkeit und Erbrechen, Tachykardie u. a. auftreten können.

Arthritis urica. Die Gicht steigt in der Morbiditätsstatistik. Zur Zeit ist bei ca. 1–2% der männlichen und bei 0,4% der weiblichen Bevölkerung mit Gicht zu rechnen. Rücken- und Kreuzschmerzen können auftreten, sind aber selten, was unsere Ergebnisse belegen; denn gerade die Patienten mit pathologischen Harnsäurewerten innerhalb der Niereninsuffizienz klagten kaum über Rücken- und/oder Kreuzschmerzen (s. 4.2.2.2). Dem einheitlichen Krankheitsbild steht eine pathogenetische Vielfalt gegenüber.

Als Grenzlaborwert gilt eine Harnsäurekonzentration von 381 µmol/l, da die Uratlöslichkeit des Blutplasmas nur 64 mg/l bei neutralem pH-Wert beträgt und es bei höheren Konzentrationen zum Abstrom von Harnsäure ins Gewebe kommt. Die Häufigkeit Männer : Frauen beträgt etwa 7:1.

Bogner u. Tilscher (1976) gaben an, daß 63 von 103 Gichtpatienten Rückenschmerzen diffuser Prägung angaben. Klotz et al. (1971) fanden bei 38,7% ihrer Gichtpatienten lumbale Schmerzsymptome, Henninges u. Mertz (1971) in ca. 10%. Die genauen Mechanismen der Schmerzentstehung bei Wirbelsäulenstörungen durch eine Hyperurikämie ist nicht bekannt, allerdings wurden in Bandscheibenräumen und kleinen Wirbelgelenken Uratablagerungen nachgewiesen. Eine Gicht mit klinischer Manifestierung ist auch bei Niereninsuffizienz ein seltenes Ereignis, obgleich erhebliche Hyper-

128

urikämien vorliegen können. Sicher werden bei allen internistischen Arbeiten zur Differentialdiagnose der Rücken- und Kreuzschmerzen auch in bezug auf die Gicht die Funktionsstörungen des Bewegungssystems viel zu wenig bedacht.

6) Rheumatische Erkrankungen. Die differentialdiagnostische Abgrenzung aller Rücken- und Kreuzschmerzen bei entzündlich-rheumatischen Erkrankungen kann nicht Anliegen dieser Arbeit sein. Es muß auf die entsprechende Literatur verwiesen werden. Rheumaerkrankungen können zu einer Nierenbeteiligung führen, was bei dem Thema dieser Arbeit von Interesse ist. Das gilt im weitesten Sinne für das rheumatische Fieber, die Kollagenkrankheiten, den Lupus erythematodes visceralis und die progressive Sklerodermie. Chronifizieren diese (meist glomerulären) Nierenerkrankungen, kann die Entstehung von Rücken- und/oder Kreuzschmerzen in diesen Fällen im Sinne des Arbeitsthemas sowohl vom Bewegungssystem als auch aus der chronischen Nierenkrankheit induziert werden (über spondylogene Reflexsyndrome).

Die Differentialdiagnose richtet sich nach den diagnostischen Kriterien der Funktionsstörungen des Bewegungssystems und den Notwendigkeiten der DD rheumatischer Erkrankungen (Anamnese, Schmerzanalyse, Labor, Röntgen, Serologie, Verlauf). Etwa 30% einer rheumatologischen Klientel klagen über Rücken- und/oder Kreuzschmerzen (Schneider 1978). Die wichtigste Erkrankung ist in diesem Zusammenhang die *Spondylitis ankylosans* (Sp. a.) (Morbus Bechterew): Ätiologie und Pathogenese sind auch heute noch weitgehend ungeklärt. Hilfreich bei Verdachtsfällen sind eine erhöhte Blutsenkungsbeschleunigung, eine pathologische Elektrophorese, erniedrigte Kupferwerte und erhöhte Eisenwerte im Blutserum, das Vorhandensein des HLA-B27 (Human Leucozyte Antigen) und später Röntgenaufnahmen an Iliosakralgelenken und Wirbelsäule. Bei der Unsicherheit der Ätiologie, Pathogenese und serologischen Objektivierbarkeit hat der Schmerz, besonders im Frühstadium, einen stabilen Platz in den diagnostischen Kriterien der Sp. a.

Für die Diagnosesicherung der Sp. a. und die Früherkennung gelten besonders folgende Kriterien:

- Tiefsitzender Kreuzschmerz mit Steifheit, mehr als 3 Monate anhaltend und durch Bettruhe nicht zu bessern.
- Klassisch sind Kreuz- und/oder Rückenschmerzen, die den Patienten nach Mitternacht wecken und zum Aufstehen zwingen.
- Schmerzen und Steifheit im BWS-Bereich.
- Eingeschränkte LWS-Beweglichkeit mit möglichen Rückenschmerzen in Ruhe.
- Einschränkung der Brustkorbausdehnungsfähigkeit (Beteiligung der Rippengelenke), dadurch relativ häufig Atemschmerz.
- Anamnese oder Befund einer Iritis mit Kreuz- und Rückenschmerzen.
- Immer bestehen im Frühstadium ISG-Blockierungen (Kubis 1975), meist *vor* den charakteristischen ISG-Röntgenzeichen.
- „Tanzende Ischialgien“ (Riede 1975) mit Seitenwechsel.
- Druck-, Klopf-, Erschütterungs- und Stauchungsschmerz in den ISG-Bereichen.
- Ein sehr gutes Frühzeichen ist die eingeschränkte Rotation thorakolumbal bei fixiertem Becken.
- Fast regelmäßig Koinzidenz mit Verdauungsstörungen (Gutzeit 1951).

7) **Infektionskrankheiten** mit möglichen **Spondylitiden**, an die bei Rücken- und/oder Kreuzschmerzen mit warnenden Hinweisen auf ernste pathomorphologische Erkrankung im ISG- oder LWS-Bereich zu denken ist: Tuberkulose, Brucellose, Salmonellose, Psoriasis, Sarkoidose, Reiter-Syndrom, Colitis ulcerosa, Shigellen, Staphylokokken- und Streptokokkeninfektion, Yersiniae, Typhus, Paratyphus, Mykosen.

Zu allen in diesem Kapitel geschilderten Ätiologien von Rücken- und/oder Kreuzschmerzen gilt es, die Abgrenzung gegen Nierenerkrankungen einerseits und schmerzhafte Funktionsstörungen des Bewegungssystems andererseits zu finden. Nach Maigne (zit. nach Neumann 1979) werden etwa die Hälfte aller pseudoviszeralen Rücken- und Kreuzschmerzen durch spondylogene Reizung der unteren Äste der Spinalnerven Th_{12} oder L_1 (seltener Th_{11} oder L_2) hervorgerufen, eben z. B. durch Blockierungen, Hypermobilität etc. Das würde mit den Ergebnissen unserer Untersuchungen durchaus übereinstimmen. Man findet dabei die Zeichen der vertebralen Funktionsstörungen thorakolumbal, eine Schmerzausstrahlung über die Nierenloge entlang dem Hauptast des N. spinalis Th_{12} oder L_1, einen Druckschmerz an der Crista ilica (7–8 cm von der Medianlinie entfernt), wo der Nerv über den Darmbeinkamm kreuzt und den anliegenden Hautbereich innerviert. Dieser Hautbereich über dem Darmbeinkamm und im oberen Glutealbereich kann dabei hyperalgetisch sein und eine Kibler-Schmerzzone aufweisen. Die Funktionsstörung liegt also thorakolumbal, der Schmerz ist u. U. ein in die Nierenloge irradiierender Kreuzschmerz.

Wie schwierig und komplex die differentialdiagnostische Klärung der Ursache von Rückenschmerzen und Kreuzschmerzen bei Überlagerung unterschiedlicher Organerkrankungen und bestehenden Funktionsstörungen des Bewegungssystems sein kann, zeigt folgendes instruktives Fallbeispiel:

Patientin W. E., 32 Jahre

Anamnese: Rücken- und Kreuzschmerzen seit 1978 rezidivierend, z. T. als Dauerschmerzen, mehrfach stationäre Betreuung deswegen, keine sichere ätiologische Klärung. Zunehmend treten bei intensiveren Rückenschmerzen vegetative Begleiterscheinungen (Übelkeit, Erbrechen) und Ausstrahlung der Schmerzen in den rechten mittleren und unteren Bauchbereich auf. Diagnose 1978 aus vorbehandelndem Krankenhaus: „Chronische Zystitis, dezente Pyelonephritisveränderungen rechts. Spondylose der unteren BWS."
Urologische Untersuchung: Normalbefunde.

Verlauf: Nach rezidivierenden Rückenschmerzen im Dezember 1980 Überweisung in die nephrologische Sprechstunde wegen einer Erythrozyturie (GN?). Bis März 1981 erfolgen bei uns Untersuchungen mit diesen Ergebnissen: Bioptisch leichte Glomerulonephritis vom Immunkomplextyp (mesangiale Form, IgA-Nephropathie), renaler Bluthochdruck II bis III/WHO. Da die Rücken- und rechtsseitigen Bauchschmerzen weiter bestehen, erfolgt zunächst weitere internistische Abklärung, da eine beschleunigte BSG, ein permanenter Druckschmerz im rechten Mittelbauch und Schmerzzeichen in den Segmenten Th_8–Th_{10} auf innere Organerkrankung hinweisen. Die ausgedehnte internistische und röntgenologische Untersuchung sichert lediglich kleine polypöse Veränderungen an der Kardia (Gastroskopie). Die GN ist inzwischen inaktiv geworden. Der Verdacht auf Cholelithiasis und Ulcus duodeni bestätigt sich nicht.
Wegen der Persistenz und Therapieresistenz der thorakolumbalen Rückenschmerzen, Druck- und Klopfschmerzen Th_9–Th_{11} mit Ausstrahlung in den Bauch rechts erfolgt orthopädische Konsultation: „Blockierungen, die nach wenigen Tagen Schmerzbesserung wieder auftraten. Die Hauptbeschwerden gibt die Patientin im Bereich des rechten Oberbauches an. Die Symptomatik ist orthopädischerseits nicht zu klären."
Die Patientin wird daraufhin in einer anderen Einrichtung einer erneuten intensiven internistischen Durchuntersuchung zugeführt.

130

Im Dezember 1981 erneute Vorstellung bei uns mit unveränderten Rückenschmerzen, die auch weiterhin aus dem thorakolumbalen Übergang in die rechte Mittelbauchseite und jetzt die rechte Leiste einstrahlen. Keine pathologischen Befunde im Bereich der inneren Organe (Status, Labor, Röntgen).

Im Status praesens fallen zu diesem Zeitpunkt auf: Deutliche Hyperästhesiezonen Th_8–Th_{10} beiderseits und Kibler-Zonen Th_9–Th_{10} beiderseits. Da die reflektorischen Zeichen (PRaSy!) beiderseits angelegt sind, weisen sie auf paarige Organe (z. B. Nieren), Mehrfacherkrankung innerer Organe oder auf vertebragene Genese hin. Nach intrakutanen Quaddelungen in diesen Segmenten deutliche Besserung der spontanen lokalen Rückenschmerzen und Aufhebung der ausstrahlenden Schmerzen in die rechte Bauchseite. Dabei Rezidivneigung der Spontanschmerzen und der Schmerzzeichen.

Es erfolgte eine *nochmalige* genaue *Schmerzanamnese* und *Schmerzanalyse*: Die Schmerzen bestehen nun etwa 3 Jahre unverändert, sie lassen sich durch Rotation des Rumpfes provozieren und strahlen auch dabei in die rechte Bauchseite ein. Bei länger gehaltener extremer Rotation des Rumpfes tritt Übelkeit auf. Die Patientin gibt jetzt auf nachdrückliche Befragung an, seit einigen Jahren folgende Tätigkeit auszuüben: Sie nimmt in sitzender Stellung (4 h täglich ohne Pause!) mit extremer Thoraxbewegung Eier von einem Wagen, um sie auf ein Förderband abzulegen. Gegen Ende der täglichen Arbeitszeit verstärken sich die Schmerzen und Übelkeit.

Befund: Extreme Hypermobilität Th_9/Th_{11} (die vorher von uns übersehen wurde!) und Rippenstörung der 12. Rippe rechts. Nach insgesamt 3 interspinalen lokalen Anästhesien zwischen die Dornfortsätze, Th_9/Th_{10} und Th_{10}/Th_{11} sowie des 12. Kostotransversalgelenkes rechts in Wochenabständen sowie Arbeitsplatzwechsel ist die Patientin in Ruhe bleibend beschwerdefrei mit erträglichen Restbeschwerden bei körperlicher Belastung mit Rumpfrotation. Ein spondylogenes Reflexsyndrom besteht nicht mehr.

Beurteilung: Die Auslösung der Schmerzen erfolgte durch das arbeitsbedingte spondylogene Reflexsyndrom bei lokaler (erworbener?) Hypermobilität. Die Glomerulonephritis bestand ohne Schmerzen parallel. Die gastroskopisch nachgewiesenen Polypen im Kardiabereich könnten in zeitlicher und räumlicher Summation den Schmerz und das PRaSy vielleicht verstärkt haben (Fazilitation).

So wie im gerade ausführlich geschilderten Fall die vordergründige Ursache der Funktionsstörungen des Bewegungssystems für die Schmerzursache chronisch Nierenkranker belegt wird, zeigen die folgenden Beispiele, daß selbst bei eingreifenden organischen Befunden und Komplikationen *keine* Rücken- oder Kreuzschmerzen auftreten brauchen, wenn nicht Funktionsstörungen des Bewegungssystems als Mittler zur Schmerzauslösung fungieren.

Patient E. J., 54 Jahre. Es bestehen eine chronische GN, eine mäßige renale Retention, eine renale Osteopathie, eine renale Anämie, ein renaler Bluthochdruck, erhebliche degenerative Veränderungen der LWS. Keine wesentlichen Funktionsstörungen des Bewegungssystems. Der Patient hatte nie Rücken- und/oder Kreuzschmerzen.

Patient H. B., 33 Jahre. Der Patient ist in Dauerkontrolle wegen einer Dauerflorididät bei Markschwammniere mit sekundärer PN und renalem Bluthochdruck. In der Anamnese Pyelolithotomie und Cholezystektomie. Nephrokalzinose beiderseits. Im Isotopennephrogramm Einschränkung der Parenchymfunktion beidseitig. Bei der Funktionsanalyse des Bewegungssystems werden keine auffälligen Funktionsstörungen gefunden. Die Patientin hatte nie Rücken- und/ oder Kreuzschmerzen.

Beurteilung: Trotz morphologischer Fehlbildung der Nieren, einer Nephrokalzinose und aktiver Pyelonephritis, der Nierenfunktionseinschränkung und weiterer Komplikationen sind Schmerzen nicht obligat.

Offensichtlich werden Rücken- und/oder Kreuzschmerzen bei chronischer Nierenerkrankung erst ausgelöst, wenn eine Reizsummation aus unterschiedlichen Organsystemen die Regulations- und Kompensationsfähigkeiten der spinalen und supraspinalen Ebenen überfordert. Die Funktionsstörungen des Bewegungssystems scheinen hier eine wesentliche Rolle zu spielen.

4.2.9 Psychologische Aspekte

Jeder chronische Schmerzzustand führt, abhängig von Dauer und Intensität des Schmerzes und von der psychischen Struktur des Betroffenen, zu körperlich-seelischen Interferenzen.

Um mögliche psychische Affektionen erfassen zu können, führten wir deshalb bei einer repräsentativen Gruppe (n=65) unserer Patienten Testverfahren mit dem Beschwerdefragebogen (BFB) und dem Verhaltensfragebogen (VFB) nach Hoeck et al. (1971) durch. Dabei wurden 2 Fragen interessant:

1) Korrelieren die anamnestischen Angaben Rücken- und/oder Kreuzschmerzen mit den Testvariablen „Neurotizismus" und „Klagsamkeit" der von uns eingesetzten psychologischen Tests (Tabelle 47)?
2) Wie verhält sich ein nachgewiesener deutlicher Neurotizismus bei Patienten mit inaktiven und bei Patienten mit aktiven chronischen Nierenerkrankungen (Tabelle 48)?

Die Daten zeigen die inhaltliche Nähe der gemessenen Variablen zum *Schmerzerleben* der Patienten. Deshalb darf hier sicher eine betonte „Klagsamkeit" dieser Patienten angenommen werden. Der Prozentsatz der Patienten mit deutlichem Neurotizismus ist sehr hoch (64,8% bei inaktiven und 71,4% bei aktiven chronischen GN/PN). Eine Korrelation der nachweisbar betonten Klagsamkeit zur Aktivität der chronischen Nierenentzündungen besteht nicht.

Tabelle 47. Korrelation der Angabe Rücken- und/oder Kreuzschmerz („Schmerzen") mit dem Ergebnis der Testverfahren

Ergebnis der Testverfahren mit dem BFB und VFB	Keine Schmerzen		Schmerzen	
	[n]	[%]	[n]	[%]
Normalbefunde	7	70,0	16	28,1
Deutlicher Neurotizismus	3	30,0	41	71,9

(Chi^2 = 6,63/Yates = 4,88/Phi = 0,27 = 27,0%)

Tabelle 48. Beziehungen des Neurotizismus einer chronischen GN/PN

Ergebnisse der Testverfahren im BFB und VFB	Inaktivität		Aktivität	
	[n]	[%]	[n]	[%]
Normalbefunde	19	35,2	4	28,6
Deutlicher Neurotizismus	35	64,8	10	71,4

(Chi^2 = 0,22)

4.2.9.1 Diskussion

Neben den Weck- und Abwehrreaktionen hat jeder Schmerz auch unmittelbar schädigende Eigenschaften, und sei es auf psychischem Sektor (Dittmar 1949). Deshalb genügt die Aussage an den Patienten, daß „es nicht die Nieren" seien, nicht. Es ist ein Unterschied, ob Rücken- und/oder Kreuzschmerzen auf eine gesunde oder psycholabile Konstitution treffen. Der eine wird den Schmerz ignorieren oder verdrängen, der andere wird sich daran festklammern (F.-W. Meinecke 1979). Andererseits wird man eine psychische bzw. psychosomatische Reflexion verstehen müssen, wenn jemand mit Rücken- oder Kreuzschmerzen Jahre hindurch entweder nicht einmal richtig angehört, ungenügend untersucht oder insuffizient behandelt worden ist und zudem noch Ängste vor einer vital bedrohenden Nierenerkrankung entwickelt hat.

Bei chronisch rezidivierenden Krankheiten mit chronischen Schmerzzuständen müssen sämtliche Störfaktoren, die den Schmerz beeinflussen können, erfaßt werden. Da die Funktionsstörungen des Bewegungssystems sich als häufigste Ursache der Rücken- und Kreuzschmerzen bei chronischer Pylonephritis und chronischer Glomerulonephritis erwiesen haben, kann der für sie störende, potenzierende oder modifizierende psychische Faktor nicht unbeachtet und unerwähnt bleiben. Die psychologischen Testverfahren wurden durchgeführt, um mögliche psychische Affektionen erfassen zu können.

Die Konstruktion der verwendeten Tests sowie die statistischen Auswertungsverfahren können nur korrelative Zusammenhänge aufzeigen. Kausale Aussagen über körperlich-seelische Zusammenhänge sind nicht möglich. Es ist daher nicht zu entscheiden, ob die erfaßten Testvariablen Ausdruck einer primär vorhandenen Neurose, seelischer Reaktion auf intensives, z. T. langdauerndes Schmerzerleben oder gänzlich unabhängig vom körperlichen Krankheitsverlauf sind.

Diese Wertung muß selbstverständlich im Einzelfall anhand der Verlaufsbeurteilung erfolgen (Lobeck 1982).

Körperlich-seelische Wechselwirkungen bei schmerzhaften Funktionsstörungen des Bewegungssystems sind eine bekannte Tatsache (z. B. Jung 1956; Bräutigam 1969; Alexander 1971; Agosti-Maurer 1973; Šřaček u. Škrabal 1975; Luderer 1977; Maaz 1978; Klußmann 1979; H. Becker 1982): Den Zusammenhang zwischen Schmerzauslösung und Funktionsstörungen des Bewegungssystems einbezogen, spiegeln unsere Ergebnisse (s. Tabellen 47 und 48) diese Tatsachen wider. Hinsichtlich der Art und Weise des Zusammenspiels psychischer Komponenten und der Schmerzauslösung aus dem Bewegungssystem ist die Einbeziehung der Funktionsanalyse des Halte-, Stütz- und Bewegungssystems folglich unerläßlich.

Folgende Reaktionsweisen bei diesem Zusammenspiel sind möglich (Lobeck 1982; Metz 1983):

1) Es besteht eine neurotische Haltung. Eine Funktionsstörung des Bewegungssystems wird von der neurotisch veränderten Psyche registriert und bezüglich seiner Wertigkeit im neurotischen Befürchtungs- und Wunschgefühl erlebt.
   Vom Arzt darf der psychische Faktor, der den ungünstigen Schmerzverlauf bestimmt, nicht übersehen werden.
2) Die Funktionsstörungen des Bewegungssystems stellen die hauptsächliche Genese oder somatische Teilkomponente eines Rücken- und/oder Kreuzschmerzes dar,

und sie induzieren eine begleitende psychische Reaktion, die zur Neurose dekompensieren kann, wenn der Arzt die Funktionsstörungen als somatische Teilkomponente der Schmerzentstehung nicht erkennt und die begleitende psychische Reaktion als alleinige Erklärung für den Schmerz annimmt.

3) Eigenständige oder durch die chronische Nierenkrankheit induzierte Funktionsstörungen des Bewegungssystems mit entsprechendem spondylogenen Reflexsyndrom oder Pseudoradikulärsyndrom und psychische Reaktion bestehen unabhängig und ohne wesentliche gegenseitige Beeinflussung nebeneinander.

Nur der Verlauf (auch während der Therapiephase) wird hier klare Trennungen dieser Reaktionsformen ermöglichen.

Wesentlich für den Schmerz im Bewegungssystem sind *Muskelfunktionsstörungen* (s. auch 4.2.3.1), die durch Erkrankungen innerer Organe induziert sein können. Die Psychogenese der Muskelschmerzen kann über Aggravation oder Affektreaktion führen. „Die willensabhängige, extrapyramidale Tonussteigerung bei entsprechendem Affekt hat im Rahmen einer instinktiven Rumpfverfestigung über das große Muskelpaket Erector trunci und seiner Wirkung auf die Wirbelsäule eine große Bedeutung" (Klumbies 1974). Vielleicht spielt gerade die Muskelmasse des M. erector trunci bei chronischen Nierenerkrankungen mit Rücken- und/oder Kreuzschmerzen eine so große Rolle, weil die chronischen Schmerzzustände Patienten in diesen Affektmechanismus hineinführen können. Und der M. erector trunci ist der einzige Muskelbereich, der bei allen von uns geprüften Korrelationen im Muster der Funktionsstörungen des Bewegungssystems für chronisch Nierenkranke verbleibt (s. 4.2.3.2).

Psychisch betonte Schmerzzustände der Funktionsstörungen des Bewegungssystems werden häufig *iatrogen* ungünstig beeinflußt (Hagemann 1975; Lobeck 1982). Brod (1964, S. 325), ein international deklarierter Nierenspezialist, schreibt: „Es scheint also, daß das renale Parenchym schmerzlos ist und daß bei einer beträchtlichen Anzahl von Kranken der stumpfe Schmerz und der Druck in der Lendengegend, iatrogen bedingt, psychogen ist." Ohne Einbeziehung der Funktionsanalyse des Bewegungssystems und der daraus abgeleiteten Therapie erscheint diese Formulierung übereilt.

Zustimmen muß man Brod in seiner Behauptung, daß der Schmerzbezug oft erst ärztlich-iatrogen auf die chronische Nierenerkrankung gelenkt wird. Bei chronischen Schmerzzuständen (also auch gerade bei der Problematik dieser Arbeit) muß an larvierte Depressionen gedacht werden (z. B. Kielholz 1974), deren Kernsymptome eine Verschiebung der Stimmungslage (Unfähigkeit, sich zu freuen), Nachlassen der Entschlußkraft, Schlafstörungen, motivlose Angst, Tendenz zum Grübeln, verminderte Kontakte, Wechselhaftigkeit und Ängstlichkeit der Schilderung körperlicher Beschwerden sind. Es treten körperliche Symptome wie Schmerzen, Appetitstörungen und Müdigkeit in den Vordergrund. Chronisch Schmerzkranke entwickeln häufig (in ca. 25% aller Fälle) eine polyvalente *Sucht* für Schmerz-, Beruhigungs- und Schlafmittel und kaschieren damit auch häufig psychische und soziale Konflikte. Auch aus diesen Gründen ist die Differenzierung der Funktionsstörungen des Bewegungssystems bei chronischen Nierenerkrankungen so wichtig, um über deren Therapie möglichst den Schmerz zu reduzieren oder zu löschen. Unsere Untersuchungsergebnisse (s. Tabellen 47 und 48) zeigen, daß die psychische (hier neurotische) Mitreaktion sich eindeutig an die Schmerzauslösung durch das Bewegungssystem anlehnt, nicht aber an

134

die Grunderkrankung der chronischen GN/PN (keine Signifikanz der neurotischen Reaktion zur aktiven GN/PN).

Orientierungshilfen bei der Beschäftigung mit chronischen Schmerzzuständen und besonders mit schmerzhaften Funktionsstörungen des Bewegungssystems, die den Verdacht auf einen betonten Neurotizismus aufkommen lassen oder erhärten, sind (u. a. nach Frey u. Gerbershagen 1977):

- phasisches Auftreten der Schmerzen mit therapieunabhängigen schmerzfreien Intervallen,
- Diskrepanz zwischen Beschwerdeäußerung und objektivem Befund (allgemeine Übertreibung der Beschwerden),
- Anamnese und Schmerzen, die sich keinem organischen Bild (Bewegungssystem, Nieren, weitere somatische DD) zuordnen lassen,
- zeitlicher Zusammenhang zwischen dem Auftreten verstärkter Schmerzen und Lebenssituationen, die den Patienten belasten (Krisen, Konflikte),
- hohe Zahl an ärztlichen Untersuchungen in den letzten Jahren,
- immer neue und andersartige Klagen mit ungenauer Lokalisierbarkeit,
- auffällige introvertierte oder extrovertierte Verhaltensweisen, akzentuierte Persönlichkeiten,
- Medikamentenabhängigkeiten,
- anankastische, hysterische oder depressive Stimmungsbilder,
- Kombination mit leichter Ermüdbarkeit, Schlafstörungen und vegetativen Symptomen.

Bei Kombinationen mit solchen Konstellationen muß an psychische Mitführung der Schmerzen gedacht und ggf. ein Psychotherapeut oder Psychiater konsultiert werden.

Allerdings muß *den* Beurteilern, die die Psychologie oder die psychosomatische Genese von Rücken- und Kreuzschmerzen *zu* sehr betonen, die Frage gestellt werden, ob sie die Funktionsstörungen des Bewegungssystems zu untersuchen und zu beurteilen in der Lage sind. Sonst ist ihre Beurteilung solcher Schmerzzustände unvollständig und wird der Gesamtbeurteilung des Patienten nicht gerecht. Über eine Prüfung eines möglichen psychischen Faktors der Schmerzentstehung darf die somatische Langzeitbeobachtung nie vernachlässigt werden. Und alle Funktionsstörungen des Bewegungssystems sind somatische Befunde, selbst ein psychogen mitinduzierter Muskelhartspann mit konsekutiver schmerzhafter Enthesopathie am Muskelansatz. Zum Beispiel dürfen auch weder der Röntgenbefund einer Pyelonephritis noch derjenige einer Spondylose zur Diagnose werden, damit die sehr harte Formulierung Bleulers (1968, S. 34) keinen Gehalt bekommt: „Man untersucht und untersucht und führt schließlich die Beschwerden auf irgendeinen Befund zurück, unter anderem im Röntgenbild. Man muß nur eine hochtönende Etikette finden, die möglichst wenig aussagt, um am wahren Wesen der emotionellen Störung vorbeizusehen."

Es geht nicht um die Frage „psychisch oder somatisch" bei Rücken- und/oder Kreuzschmerzen chronisch Nierenkranker, sondern darum, wie somatische und psychische Faktoren verwoben sind. Beide Faktoren müssen richtig gewertet werden. Die Warnung von Kielstein et al. (1981), daß bei chronisch körperlich Kranken psychologische Testergebnisse lediglich Hinweise auf psychische Reaktionsmöglichkeiten und keine diagnostische Etikette sein dürfen, muß nachdrücklich betont werden.

Für die psychologischen Aspekte bei chronischer GN/PN kann zusammengefaßt
werden:

1) Unsere Ergebnisse belegen die Korrelation einer Neurosetendenz mit Rücken- und
   Kreuzschmerzen bei chronisch Nierenkranken.
2) Da die Schmerzanamnese, die Schmerzanalyse und die somatische Untersuchung
   in unserer Arbeit gezeigt haben, daß Funktionsstörungen des Bewegungssystems
   über Pseudoradikulärsyndrome in den meisten Fällen die Schmerzen bei chronischer GN/PN auslösen, und diese Funktionsstörungen in enger Wechselbeziehung
   zu psychischen Faktoren stehen, spielen letztere für die Schmerzen chronisch Nierenkranker eine große Rolle.
3) Es ist zu beachten, daß die chronischen Nierenerkrankungen, die Funktionsstörungen und die psychischen Faktoren sich wechselseitig und in Abhängigkeit von
   der Konstitution des Betroffenen im Schmerzverhalten beeinflussen können.
4) Die Erkennung der Funktionsstörungen des Bewegungssystems wird in vielen Fällen nicht nur die Schmerzgenese bei chronischen Nierenerkrankungen klären, sondern auch eine ärztliche Iatrogenie mit Fehldeutung als „psychogene Schmerzen"
   verhindern helfen.
5) Die Erkennung und Therapie der spondylogenen schmerzhaften Reflexsyndrome
   bei chronischen Nierenerkrankungen kann die Zahl der medikamentenabhängigen
   Patienten reduzieren.
6) Ohne Funktionsanalyse des Bewegungssystems darf die somatische Untersuchung
   des Patienten nicht als abgeschlossen gelten und eine Psychotherapie eingeleitet
   werden.
7) Das Wechselverhältnis zwischen Psyche und Soma bezieht sich mehr auf das Bewegungssystem als auf die chronische Nierenerkrankung. Allerdings treten die chronischen Nierenerkrankungen als Induktoren der Funktionsstörungen des Bewegungssystems indirekt in dieses Wechselverhältnis ein.

4.2.10 Begutachtung

Von den insgesamt 206 in dieser Studie erfaßten Patienten wurden innerhalb des Be-
obachtungszeitraumes 20 Patienten begutachtet, davon 14 wegen einer mäßigen bis
fortgeschrittenen renalen Retention, 4 wegen eines weitgehend therapieresistenten renalen Bluthochdruckes mit Koronarinsuffizienz, 1 Patientin wegen einer globalen kar-
diopulmonalen Insuffizienz und 1 Patient wegen eines Zustandes nach Myokardin-
farkt bei renalem Bluthochdruck. Bei 12 von diesen Patienten bestand eine chronische
Pyelonephritis, bei 7 eine chronische Glomerulonephritis, bei einem Patienten waren
bioptisch sowohl eine GN als auch eine PN gesichert worden. Bei 6 von diesen Patienten wurde später eine renale Osteopathie geringer Ausprägung festgestellt (davon
3 mal eine Malazie). Bei 8 dieser 20 Patienten waren die Erstgutachten bereits vor der
Aufnahme in die Nierendispensaire in anderen Einrichtungen bzw. nephrologischen
Sprechstunden erstellt worden.
   Hier interessierten folgende Fragen:

1) Wieviel der Patienten haben Rücken- und/oder Kreuzschmerzen angegeben?
2) Sind diese Schmerzangaben in den Gutachten aufgeführt worden?

3) Welchen somatischen Bezügen wurden die subjektiven Empfindungen „Schmerz"
   dann zugeordnet?
4) Ist bei den Patienten, die Schmerz angegeben hatten, eine Funktionsanalyse des Bewegungssystems durchgeführt worden?
5) Ist es möglich, durch eine nachträgliche Schmerzanalyse noch neue Aspekte betreffs der Schmerzursache einzubringen?

Das Vorgehen bei dieser Gruppe war folgendermaßen: Zuerst mußte das Erstgutachten erstellt sein. Dann wurden die Patienten mit in die gesamten Untersuchungen
dieser Arbeit integriert. Es wurden nur zusätzlich die Schmerzangaben in den Gutachten registriert. Unter den Formulierungen „ischialgiforme Beschwerden", „Lumbago", „spondylogene Schmerzen", „Rückenmyalgien", „Kreuzschmerzen", „Rückenschmerzen" und „Nierenschmerzen" war für insgesamt 10 Patienten eine Schmerzsymptomatik unter der Rubrik „jetzige Beschwerden" in den Formulargutachten aufgeführt, davon 8 mal mit den Attributen „rezidivierend", „hartnäckig", „therapieresi-
stent", „ständig" oder „häufig". Bei 4 Patienten waren unter den Hauptbeschwerden
lediglich „Nierenschmerzen" vermerkt.

Aus keinem der 20 Gutachten war eine exakte Schmerzanamnese zu ersehen, in keinem Fall war eine Funktionsanalyse des Bewegungssystems wegen der Schmerzen erfolgt oder empfohlen worden.

Nur in einem Gutachten waren unter der Rubrik „Nierenleiden" die Schmerzen als
„spondylogenes Lumbalsyndrom" zu einer nicht näher deklarierten Diagnose geworden.

In 9 Fällen waren Röntgenaufnahmen der LWS in 2 Ebenen (bis auf eine Ausnahme alle in liegender Position der Patienten) angefertigt worden. Die Röntgenbefunde
bezogen sich ausschließlich auf die Beschreibung morphologischer Konturen und
Strukturen sowie auf Skoliosierungen. In 2 Gutachten war (bei vorhandenem Phosphatstau im Blutserum, Hyperkalzämie i.S. und in einem Fall einer zusätzlichen pathologischen Erhöhung der alkalischen Phosphatase) unter „Nebenleiden" der Verdacht auf eine renale Osteopathie geäußert, ein direkter Bezug zum Schmerz im Gutachten aber nicht hergestellt worden.

Bei unserer Schmerzanamnese im Rahmen der Gesamtarbeit gaben 12 Patienten
dieser Gutachtergruppe „Rücken- und/oder Kreuzschmerzen" an. Von diesen Patienten hatten 7 eine inaktive, 5 eine aktive chronische PN/GN. 7 Patienten gaben zusätzlich „Nierenschmerzen" an (dabei hatten 4 eine inaktive, 3 eine aktive PN/GN). Das
sind 60% aller begutachteten Patienten mit Rücken- oder Kreuzschmerzen, 35% mit
Nierenschmerzen. Die Tatsache eingerechnet, daß bei Patienten mit Niereninsuffizienz generell weniger Schmerzen bestehen als im suffizienten Stadium der Nierenfunktion, entsprechen diese Größenordnungen denen der Gesamtpopulation der 206 Patienten.

4.2.10.1 Diskussion

Wenn unsere Fragen für die Gutachtengruppe beantwortet werden, ergibt sich:

1) und 2) Für 10 Patienten (50%) waren Rücken-, Kreuz- und/oder Nierenschmerzen in den Gutachten aufgeführt worden.

3) In 4 Fällen waren unkommentiert „Nierenschmerzen" erwähnt. Je einmal war die Schmerzzuordnung „ischialgiforme Beschwerden", „Lumbago", „spondylogene Schmerzen" und „Rückenmyalgien", je einmal blieben einfach die Empfindungen „Rückenschmerz" und „Kreuzschmerz" belassen.
4) Offensichtlich war in keinem der Fälle von Schmerzangaben eine Funktionsanalyse des Bewegungssystems erfolgt.
5) Für alle 10 Patienten, für die Schmerzen in den Gutachten vermerkt waren, konnten in anamnestischen Bezügen und/oder in der Funktionsanalyse des Bewegungssystems Störungen gefunden werden, die die Schmerzen auslösten oder Mittler zur Schmerzauslösung waren im Sinne der Ergebnisse unserer Gesamtarbeit.

Nach meiner etwa 15jährigen Erfahrung in der nephrologischen Dispensaire, und wie es sich auch in den Ergebnissen der Gutachtengruppe dieser Arbeit zeigt, werden in internistisch-nephrologischen Gutachten für chronische PN/GN bezüglich der Angabe von Rücken- und/oder Kreuzschmerzen die Schmerzen

– wie selbstverständlich der chronischen PN/GN zugeordnet,
– gar nicht in die Gesamtbeurteilung einbezogen,
– einer vermuteten oder nachgewiesenen renalen Osteopathie zugeschrieben, oder
– auf einen morphologisch charakterisierten Röntgenbefund bezogen.

Es sind aber zu den internistisch-nephrologischen Gutachten bezüglich der Verarbeitung der vom Patienten angegebenen Schmerzen weitere kritische Anmerkungen notwendig:

– Das Bewegungssystem wird zwar an die erste Stelle der schmerzauslösenden differentialdiagnostischen Erwägungen gerückt, die diagnostischen Formulierungen sind aber dabei vieldeutig, wenig präzisiert oder falsch. Das zeigt sich auch in den aufgeführten Beispielen unserer Gutachtenkontrollen.
– Die Angabe „Nierenschmerz" wird bei chronischer PN/GN nicht ausreichend aufgelöst und zugeordnet. In 4 Fällen der kontrollierten Begutachtungen wurden „Nierenschmerzen" kommentarlos erwähnt.
– Für die renale Osteopathie wird sicherlich der Schmerz (auch der Rücken- und Kreuzschmerz) zu unkritisch angenommen. Das war auch bei den 2 vorliegenden Beispielen der Fall. Bei diesen beiden Patienten stellten sich eindeutig thorakolumbale Blockierungen (reversible Funktionsstörungen) mit Psoashartspann sowie Rippenstörungen als Schmerzursache heraus.
– Wenn LWS-Röntgenaufnahmen beschrieben werden, sind sie meist im Liegen angefertigt, so daß statische Befunde (Schiefebenen, Skoliosierungen, Steilstellungen, Kyphose- und Lordosebeurteilungen) irrelevant werden.

Unter Begutachtung werden „jegliche ärztlichen Beurteilungen in Hinsicht auf die Arbeitsfähigkeit und die Arbeitseinsatzmöglichkeiten eines Patienten und die versicherungsrechtlichen Zusammenhangsfragen verstanden" (Lewit 1984). Hier spielen Schmerzen eine große Rolle.

Für die gutachterliche Beziehung der Empfindungen Rücken- und/oder Kreuzschmerzen bei chronischer PN/GN und der Nephroptose können folgende Hinweise und Empfehlungen gegeben werden bzw. müssen folgende Forderungen erhoben werden:

138

1) Bei chronischer GN/PN ist bei 7 von 10 Patienten mit Rücken- und/oder Kreuzschmerzen zu rechnen.

2) Die Auslösung der Schmerzen durch die Nierengrundkrankheit ist sehr selten, eine Schmerzzuordnung zu derselben darf nur mit großer Zurückhaltung erfolgen
(s. 4.2.2 bis 4.2.2.3).

3) Gerechtfertigt ist die Schmerzzuordnung zu einer chronischen Nierenerkrankung
nur, wenn in den „Nierensegmenten" (Th_9–L_2) die objektivierbaren Zeichen eines
Pseudoradikulärsyndromes (PRaSy) nachweisbar sind (s. 2.3 bis 2.3.2 und
4.2.2.1). Bei den paarigen Nieren sind bei einseitiger Erkrankung die reflektorischen Veränderungen gleichseitig. Entsprechen die reflektorischen Veränderungen des PRaSy nicht den Segmenten der Nieren, ist die Schmerzzuordnung zu einer PN/GN nicht gerechtfertigt und bei ausgeprägten reflektorischen Zeichen in
anderen Segmenten die Diagnose einer Nierenerkrankung in Frage gestellt.

4) Bei angegebenem „Nierenschmerz" spricht ein völliges Fehlen reflektorischer Zeichen bei Th_9–L_2 gegen Nierenerkrankung oder für Aggravation.

5) Fast immer bestehen die Rücken- und/oder Kreuzschmerzen durch „spondylogene Reflexsyndrome" (PRaSy), die oft durch die chronische PN/GN (meist bei
akuter Exazerbation) induziert wurden (s. 2.3.4). Diese PRaSy werden durch
Funktionsstörungen des Bewegungssystems (z. B. reversible Gelenkblockierungen in der Thorakolumbalregion oder durch Rippenstörungen), die sich emanzi-
piert haben, unterhalten. Die Funktionsstörung selbst gehört dann zum PRaSy,
das von der chronischen PN/GN ausgelöst wurde.

6) Die Schmerzen durch Funktionsstörungen des Bewegungssystems werden durch
eine exakte Schmerzanamnese schon meist zuverlässig von den Nierenschmerzen
differenziert (s. 2.2 bis 2.2.3) und durch die Funktionsanalyse des Bewegungssystems erkannt (s. 4.1.4).

7) Die wichtigste Beweisführung für Auslösung der PRaSy aus dem Bewegungssystem sind die Schmerzprovokation und die therapeutische Schmerzlöschung.

8) Die Ableitung eines PRaSy mit Schmerz von einer chronischen PN/GN wird
durch das Auftreten eines typischen „Musters" von Funktionsstörungen erleich-
tert und erhärtet.
Dieses Muster (s. 4.2.3.2) sollte zumindest für aktive chronische Nierenerkrankungen obligat untersucht werden.

9) Eine Besserung der reflektorischen Zeichen eines PRaSy kann als Besserung des
Zustandes der chronischen Nierenerkrankung gewertet werden (z. B. Nachlassen
der Aktivität).

10) Die durchgeführte oder empfohlene Funktionsanalyse des Bewegungssystems
sollte deshalb obligate Forderung in internistisch-nephrologischen Gutachten
sein, wenn die Patienten Rücken- und/oder Kreuzschmerzen oder auch Nierenschmerzen angeben und die Schmerzanamnese in die Richtung Bewegungssystem
weist.

11) Die renale Osteopathie löst nur in schweren und schwersten Fällen Rücken- oder
Kreuzschmerzen aus (s. 4.2.5 und 4.2.5.1), diese Schmerzen zählen aus der Sicht
des Gutachters nur dann zum Leitsymptom der RO, wenn bereits morphologische (Röntgen-)Veränderungen der Wirbelsäule nachweisbar sind.

12) Andere renale Komplikationen wie renaler Bluthochdruck, renale Anämie, Niereninsuffizienz und Störungen des Säure-Basen-Haushaltes sind an der Schmerz-

auslösung nicht unmittelbar beteiligt (s. 4.2.8 und 4.2.8.1). Sie können folglich bei der Schmerzbeurteilung unberücksichtigt bleiben.

13) Bei Verdacht auf einen gynäkologisch ausgelösten Rücken- oder Kreuzschmerz sollten zumindest Beckenblockierungen und Beckenverwringungen ausgeschlossen werden (s. 4.2.7 und 4.2.7.1), weil diese oft einen gynäkologisch bedingten Schmerz durch ihre subjektive Symptomatik vortäuschen. Sind diese nicht nachweisbar oder bestehen die Schmerzen nach der Therapie solcher Störungen weiter, ist für die Begutachtung chronischer Nierenerkrankungen mit Schmerzangabe auch eine gynäkologische Untersuchung obligat.

14) Entsprechend der Kapitel 4.2.6 und 4.2.6.1 sowie 4.2.9 und 4.2.9.1 müssen die neurologischen und psychologischen Aspekte der möglichen Schmerzauslösung bei der Begutachtung berücksichtigt werden (im Verdachtsfall Zusatzbegutachtung!).

15) Die Blockierung von Wirbelgelenken als häufigster Ursache auch der Schmerzzustände bei chronischer PN/GN kann für die Schmerzauslösung und damit für die tägliche Praxis eine „respektable Noxe" (Gutmann 1975) sein, für die Begutachtung ist sie meist eine irrelevante Größe und ist hier zu vernachlässigen.

16) Rücken- und/oder Kreuzschmerzen sind nach diesen Ausführungen für die Beurteilung hinsichtlich einer gutachterlichen Stellungnahme (Körperschaden, Arbeitsunfähigkeit, Berufsunfähigkeit) nur relevant bei chronischen GN/PN
   – bei Vorliegen pathomorphologisch determinierter ernster Erkrankungen (sowohl innerhalb der Nieren wie innerhalb des Bewegungssystems) oder
   – bei therapieresistentem PRaSy, das von einer ständig rezidivierenden GN/PN unterhalten wird.

17) Nephroptose (Enteroptose) und allgemeine sowie segmentale Hypermobilität im Bewegungssystem mit entsprechenden Beschwerden haben in einer verminderten Belastbarkeit des Bindegewebes eine gemeinsame Ursache. Es ist bei der Nephroptose mit lumbosakralen Schmerzen durch Lockerung und Bandüberlastung sowie mit dem gleichen thorakolumbalen Muster von Funktionsstörungen wie bei der PN/GN mit thorakolumbalen, oft in den Bauch ausstrahlenden Beschwerden zu rechnen. Diese Schmerzen haben für die Begutachtung keine direkte Relevanz und dürfen nicht der Ptose der Niere zugeordnet werden (Näheres s. auch 4.2.3.3).

Die morphologisch determinierte Schmerzauslösung ist selten, die Schmerzauslösung von Funktionsstörungen des Bewegungssystems die Regel.

5 Beantwortung der Fragestellungen und zusammenfassende Diskussion

Als Ergebnis eigener Untersuchungen vor dieser Studie und der hier vorliegenden Arbeit können die eingangs gestellten Fragen beantwortet werden. Die für die Bearbeitung der Fragestellungen wesentlichen Kapitel sind im Abschnitt 1.2 genannt.

1) *Korrelieren „Nierenschmerzen", Rückenschmerzen und Kreuzschmerzen mit der chronischen Glomerulonephritis (GN) und der chronischen Pyelonephritis (PN) sowie der Nephroptose (NP) und sind Schmerzen damit zu einer Früherkennung der GN, PN und der Ptose geeignet?*

   – Die Angaben „Nierenschmerz", Rückenschmerz und Kreuzschmerz korrelieren zur chronischen GN/PN im Vergleich zu anderen Organerkrankungen. 73,3% aller Patienten mit chronischer GN/PN klagen über diese Empfindungen. Bei der NP sind sie nahezu als obligate Erscheinung zu erwarten.
   – Die Schmerzen werden in den meisten Fällen aber nicht durch die chronische GN/PN selbst ausgelöst, sondern durch pseudoradikuläre Syndrome aus Funktionsstörungen des Bewegungssystems, die von der GN/PN induziert sein können.
   – Über die Erkennung dieser schmerzhaften Reflexsyndrome sind Rückschlüsse auf eine evtl. vorhandene GN/PN oder deren Aktivität möglich, auch im Sinne der „Frühdiagnose".

2) *Spielt das Bewegungssystem bei der Auslösung von Schmerzen bei chronischer GN/PN/NP eine wesentliche Rolle?*
   – Das Bewegungssystem spielt bei der Auslösung von Rücken- und Kreuzschmerzen bei PN/GN/NP eine vordergründige Rolle.
   – In $^2/_3$ der Fälle etwa werden die Schmerzen durch spondylogene Reflexsyndrome als lokale, irradiierende oder in die entsprechenden Segmente (Th_9–L_2) übertragene Schmerzen ausgelöst.
   – Häufig entstehen die Schmerzen durch zeitliche und/oder räumliche Summation der Interozeptionen aus dem nephrogenen Bereich und den Nozizeptionen (Propriozeptionen) aus dem Bewegungssystem.
   – Die Funktionsstörungen des Bewegungssystems können (z. B. über einen reflektorischen Muskelhartspann) von der GN/PN induziert werden und sich dann als eigenständiges schmerzauslösendes PRaSy emanzipieren.
   – Die Beurteilungskriterien für die Schmerzauslösung aus dem Bewegungssystem sind sehr gut anamnestisch zu erfassen und im Segment zu objektivieren. Damit sind ausgezeichnete Anhaltspunkte zur Differenzierung der Schmerzauslösung gegeben.

3) *Welcher Wert kommt der Anamnese bei der Differenzierung zu, ob Schmerzen von einer GN/PN oder aus dem Bewegungssystem ausgelöst werden?*

– Der Anamnese kommt eine ganz entscheidende Rolle bei dieser Differenzierung
  zu
– Bei 43,5% aller Patienten mit chronischer GN/PN und Rücken- und Kreuzschmerzen wiesen bereits anamnestische Erhebungen eindeutig auf Auslösung
  der Schmerzen aus dem Bewegungssystem hin, bei nur 2% gab es eindeutige
  Hinweise auf Schmerzauslösung aus dem nephrourologischen Bereich. Bei
  52,4% der Patienten fanden sich Hinweise auf beide Organsysteme. Der Rest
  der Angaben war unspezifisch oder unsicher (2,1%).
– Die Aussagen gelten gleichermaßen für die inaktiven und für die aktiven chronischen GN/PN.
– Es ist anamnestisch immer alternativ zu entscheiden, ob 1. der Schmerz aus
  dem Bewegungssystem ausgelöst wird, 2. die Verdachtsdiagnose ins Bewegungssystem hinlenkt, 3. die Verdachtsdiagnose zu einer Nierenerkrankung als
  Schmerzursache hinführt, 4. die weitere Differentialdiagnose in beiden Organsystemen zu erfolgen hat oder 5. der Schmerz von keinem der beiden Organsysteme ausgelöst wird.

4) *Spielen bei der Schmerzauslösung aus dem Bewegungssystem degenerative, reparative und reaktive Veränderungen oder Funktionsstörungen eine größere Rolle?*

– Rücken- und Kreuzschmerzen chronisch Nierenkranker zeigen zu keinem
  Grad der Ausprägung degenerativer, reparativer und reaktiver Veränderungen
  des Skelettsystems signifikante Zuordnungen. Aus degenerativen Veränderungen ist folglich eine Schmerzauslösung nicht direkt abzuleiten.
– Die subjektive Angabe Rücken- und Kreuzschmerz korreliert eindeutig zu *den*
  pseudoradikulären Syndromen (PRaSy), die sich als an der Schmerzauslösung
  aus dem Bewegungssystem beteiligt erweisen und von Funktionsstörungen (arthrogen, muskulär, ligamentär, statisch) ausgelöst sind.
– Signifikant häufiger als bei Beschwerdefreiheit klagen Patienten mit Rücken-
  und Kreuzschmerzen bei chronischer GN/PN auch über vertebragene Beschwerden in anderen Regionen (zervikoenzephal, zervikookzipital, zervikothorakal, zervikobrachial, interskapulär). Dieser „Systemcharakter" ist nach
  Gutzeit (1951) typisch für Schmerzauslösung aus dem Bewegungssystem.

5) *Sind Schmerzen typische Symptome für die renale Osteopathie?*

– Als Frühsymptom oder gar „Leitsymptom" der RO können Rücken- und
  Kreuzschmerzen nicht gewertet werden, auch wenn im Blutserum bereits ein
  Phosphatstau, eine Hypokalzämie oder ein Anstieg der alkalischen Phosphatase nachweisbar sind.
– Bei fortgeschrittener RO mit typischen Röntgenzeichen und manifesten histologischen Veränderungen sind Schmerzen zu erwarten, bei der Osteomalazie
  besonders ausgeprägt.

6) *Welche Funktionsstörungen des Bewegungssystems treten gehäuft auf und gibt es
   für chronische GN/PN typische „Muster von Funktionsstörungen"?*

– Mit der Aussage der Patienten, daß Rücken- und/oder Kreuzschmerzen bestehen, treten signifikant häufiger folgende Funktionsstörungen und Merkmale
  gegenüber den beschwerdefreien Patienten auf:

142

- Funktionsstörungen des Bewegungssystems mit topographischer und/oder
  segmentaler Kongruenz zu den Nierensegmenten (Th_9–L_2),
- reversible vertebrale Blockierungen Th_9–L_2 (Th_{10}–L_1),
- Bandschmerzen bei Hypermobilität Th_9–L_2,
- Rippenfunktionsstörungen Th_{10}–Th_{12},
- „Trigger-Punkte" Th_9–L_2,
- schmerzhafte Ligg. iliolumbalia,
- Kokzygodynie,
- Schmerzprovokation durch Funktionsuntersuchung,
- als an der Schmerzauslösung beteiligt zu identifizierende PRaSy,
- Kopfgelenkblockierungen,
- Verkürzung/Verspannung des M. iliopsoas (links stärker als rechts),
- Hartspann des M. psoas (links stärker als rechts),
- Verkürzung/Hartspann der Rückenstreckermuskulatur,
- Verkürzung/Verspannung des M. piriformis,
- linksseitige Beckenverwringung,
- nichtkompensierte statische Haltung in der sagittalen Ebene.

- Diese Merkmale, die zum bestehenden Schmerz korrelieren, engen sich, wenn
  man zusätzlich die Signifikanz zur Aktivität der GN/PN überprüft, auf folgendes Muster ein:

  ● Blockierungen Th_9–L_2 (Betonung Th_{10}–L_1), besonders in der Linksrotati-
    on,
  ● Rippenfunktionsstörungen der 10.–12. Rippen (links ausgeprägter),
  ● Pseudoradikulärsyndrome (PRaSy), die den Störungen von 1. und 2. zuge-
    ordnet sind oder in den gleichen Segmenten andere Ursachen haben,
  ● Hartspann/Verkürzung der Rückenstreckermuskulatur.

  Dieses stereotype Muster muß zu den reflektorischen und algetischen Krankheitszeichen im Sinne Heads (1898) und Mackenzies (1893) gerechnet werden,
  und diese Funktionsstörungen unterliegen der gleichen diagnostischen, differentialdiagnostischen und prognostischen Bedeutung.

- Für die Nephroptose tritt das gleiche thorakolumbale und lumbale Schmerzverhalten wie bei GN/PN auf, zu dem genannten Muster der Funktionsstörungen des thorakolumbalen Überganges tritt eine Häufung von lumbosakralen
  Bänderschmerzen (oft mit Segmentlockerung L_5/S_1), Beckenblockierungen sowie Beckenverwringungen. Sowohl die thorakolumbalen wie lumbosakralen
  Funktionsstörungen können in das Gebiet der Nierenloge irradiieren oder in
  die Nierensegmente übertragen werden und so einen Nierenschmerz vortäuschen (Abb. 31).

7) *Gibt es unterschiedliche Häufigkeiten von Symptomen und Befunden des Bewe-*
   gungssystems und objektiver Schmerzzeichen bei Inaktivität und Aktivität der Nie-
   renerkrankungen?

- Die Zuordnung der subjektiven Empfindungen Rücken- und Kreuzschmerzen
  zu nichtaktiven und aktiven GN/PN zeigen keine signifikanten Unterschiede.
- Die Häufigkeit des Auftretens der Funktionsstörungen und ihre signifikante
  Zuordnung zur Aktivität der GN/PN weist sich nur für Blockierungen Th_9–L_2,

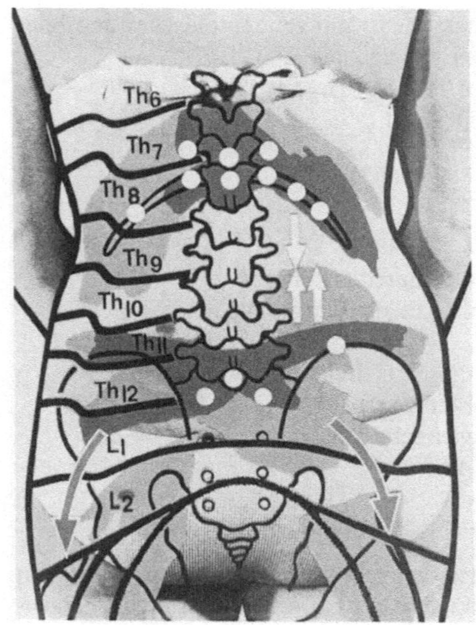

Abb. 31. Schematische Darstellung der Lokalisation der Kreuz- und Rückenschmerzen bei chronisch Nierenkranken (als Summationsbild subjektiver Schmerzangaben/n = 80/eingezeichnet) und mögliche Irradiation und Übertragung des Schmerzes, ausgehend von Funktionsstörungen des Bewegungssystems

Rippenstörungen der 10.–12. Rippe, Pseudoradikulärsyndrome Th_9–L_2 und für die Verkürzung bzw. den Hartspann der langen Rückenstrecker aus.

– Eine Zunahme von Schmerzäußerungen bei der Prüfung des Druck- und Klopfschmerzes der Nierenlager ist zur Aktivität hin ablesbar, eine Signifikanz ließ sich allerdings nicht sichern.

– Der vertebragene Systemcharakter ist bei aktiven GN/PN gegenüber der inaktiven GN/PN nicht akzentuiert.

– Eine signifikante Zunahme zur Aktivität der chronischen GN/PN zeigen

● die Häufigkeit und Ausprägung *der* Funktionsstörungen, deren PRaSy an der Schmerzauslösung beteiligt ist und

● die Schmerzreflexe in den „Nierensegmenten" (Th_9–L_2) durch diese Funktionsstörungen oder durch die Grunderkrankung (PN/GN) selbst.

8) *Können Schmerzen als typisch für die Aktivität chronischer Nierenentzündungen gelten?*

– Kreuz- und Rückenschmerzen sind nicht typisch für die Aktivität einer chronischen GN/PN; denn es kann keine signifikante Zuordnung der Schmerzen zur Aktivität erfolgen. Patienten mit inaktiver GN/PN klagen in ca. 73%, Patienten mit aktiver GN/PN in ca. 66% aller Fälle über Schmerzen

– Bedacht werden muß, daß die Aktivität der GN/PN (über eine Bahnung im Segment) neue Funktionsstörungen des Bewegungssystems auslösen oder bisher schmerzlatente Störungen aktivieren und so Schmerzen auslösen kann.

9) *Verändern sich wesentliche Parameter des Bewegungssystems zwischen Patienten ohne Niereninsuffizienz und denen mit NI?*

– Die Kreuz- und Rückenschmerzen korrelieren nicht mit der NI.
– Es gibt für kein Schmerzmerkmal und für keine Funktionsstörungen des Bewegungssystems eine signifikante Zunahme zur NI hin.

10) *Welche Kriterien und Parameter sind nutzbar, um mit wenig Aufwand als differentialdiagnostische Hinweise zu dienen, ob Schmerzen von einer GN/PN/NP oder aus dem Bewegungssystem ausgelöst werden?*

   – Die *Anamnese* erweist sich hier als einfachste effektivste Möglichkeit der Differentialdiagnose.
   – Die *Schmerzreflexe in den Nierensegmenten*. Leiten Anamnese und Segmentdiagnostik hierhin, erfolgen nach der Beachtung warnender Hinweise auf pathomorphologisch determinierte Erkankungen zuerst die Funktionsanalyse des Bewegungssystems, danach die Therapie der Funktionsstörungen und nach Einschätzung des Therapieerfolges die Festlegung weiterer diagnostischer Schritte.
   – Die *Funktionsstörungen* des Bewegungssystems

   ● Liegen sie außerhalb der Nierensegmente, sind sie in der Schmerzanalyse an ihrem PRaSy erkennbar. Sie können dann keine den Nieren segmental zugeordneten Schmerzzeichen erzeugen, allerdings können sie vom Schmerz her in die „Nierenregion" irradiieren.
   ● Die häufigsten Funktionsstörungen halten sich auch segmental mit PRaSy und übertragenem(!) Schmerz an die „Nierensegmente" Th_9–L_2 (Th_{10}–L_1), da sie durch die GN/PN induziert wurden.

11) *Welche differentialdiagnostische Bedeutung kommt neurologischen, gynäkologischen, internistischen und psychologischen Aspekten zu?*

   – In etwa 10% aller Fälle ist mit Radikulärsyndromen (RaSy) der Lumbalregion zu rechnen. Kreuz- und Rückenschmerzen können auch hier vordergründige Kriterien sein. Die hohe Rate von RaSy hängt wahrscheinlich mit der allgemeinen hohen Koinzidenz von chronischer GN/PN und vertebragener Beschwerden zusammen.
   – Etwa bei jeder 4. Frau mit chronischer GN/PN und der Angabe bestehender Kreuz- und/oder Rückenschmerzen ist mit gynäkologischen Befunden zu rechnen, die die Schmerzen auslösen *können*. Die Zuordnung zum Schmerz sollte mit größter Zurückhaltung erfolgen. Die gynäkologische Schmerzauslösung ist selten, am häufigsten wahrscheinlich noch bei Descensus uteri und Descensus vaginae.
   – Die renale Anämie, der renale Bluthochdruck und Veränderungen im Säure-Basen-Haushalt korrelieren weder bei inaktiver noch bei aktiver GN/PN mit Schmerzempfindungen.
   – Der Beachtung aller viszerovertebraler Wechselbeziehungen (Metamerieregel, Seitenregel) kommt für die differenzierende Beurteilung der Schmerzauslösung aus anderen inneren Organen eine eminente Bedeutung zu.
   – Rücken- und Kreuzschmerzen chronisch Nierenkranker korrelieren mit einer Neurosetendenz (primäre Neurose? Sekundäre Fehlentwicklung? Alteration durch chronischen Schmerz? Iatrogenie?)

12) *Wie sind die subjektiven Aussagen über bestehende Schmerzen in ihrer Relevanz zur chronischen GN/PN/NP einzuschätzen und in internistisch-nephrologischen Gutachten zu bewerten?*

Gutachterlich ist kein Bezug von Rücken- und Kreuzschmerzen bei chronischer GN/PN/NP zulässig auf:

- eine bestehende chronische GN/PN oder NP ohne weitere Differenzierung (s. 1.–11.),
- die Aktivität einer GN/PN,
- eine Niereninsuffizienz oder renale Osteopathie ohne Röntgenzeichen,
- eine renale Anämie, einen renalen Bluthochdruck oder eine Störung im Säure-Basen-Haushalt.

In der Reihenfolge der Häufigkeit der Ursache von Rücken- und Kreuzschmerzen bei chronischer Glomerulonephritis, chronischer Pyelonephritis und der Nephroptose sind zu nennen:

1) Die Funktionsstörungen des Bewegungssystems in einem typischen und durch diese Arbeit belegten Muster.
2) Erkrankungen innerer Organe oder gynäkologische Erkrankungen. Die DD richtet sich nach der Schmerzanamnese, den segmental zugeordneten Schmerzzeichen, der Schmerzanalyse und weiteren Organbefunden.
3) Sehr fraglich kommt die Aktivität der chronischen Nierenerkrankung in Betracht.
4) Die renale Osteopathie in fortgeschrittenen Stadien (positive Röntgenzeichen!).
5) Die Nephroptose selbst nur bei Dittel-Krisen oder bei urologischen Komplikationen (akuten Pyelonephritiden, Harnstauungen und Steinen).

6 Schlußfolgerungen für die ärztliche Praxis

Entsprechend der Reihenfolge der im Kap. 5 beantworteten Fragen müssen folgende Schlußfolgerungen für die praktische ärztliche Tätigkeit gezogen werden:

1) Bei etwa *70% aller Patienten* mit chronischer Glomerulonephritis und/oder Pyelonephritis sowie bei nahezu 100% der Patienten mit Nephroptose ist damit zu rechnen, daß *Rücken- und Kreuzschmerzen* bestehen, die *nicht nephrogenen Ursprungs* sind.
2) *An erster Stelle* der differenzierenden Erwägungen müssen *Funktionsstörungen des Bewegungssystems als Schmerzursache* erwartet werden. Ausgehend vom peripheren Schmerzsyndrom muß nach ihnen gefahndet werden.
   Den Empfindungen Rücken- und Kreuzschmerz kann für die Beurteilung des jeweiligen Krankheitsstadiums und für die Prognose der chronischen GN/PN nur über den Umweg der Beobachtung der vertebragenen Reflexsyndrome (Pseudoradikulärsyndrome) Bedeutung zukommen. Rücken- und Kreuzschmerzen können in vielen Fällen (ca. 60%) durch die Reduzierung (manuelle Therapie, Physiotherapie) oder Hemmung (transkutane Nervenstimulation, Reflextherapie) der afferenten Nozizeptionen aus dem Bewegungssystem gelöscht werden.
3) Die *„pathogenetische Aktualitätsdiagnose“* (Gutmann 1974) der Rücken- und Kreuzschmerzen muß mit der Schmerzanamnese beginnen. Bereits die Anamnese belegt eindeutig die häufige Verursachung von Rücken- und Kreuzschmerzen bei chronischer GN/PN und NP durch Funktionsstörungen des Bewegungssystems. Beweisführend ist die Provozierbarkeit und Löschbarkeit des entsprechenden Pseudoradikulärsyndroms (PRaSy), evtl. mit entsprechender Schmerzsymptomatik.
4) *Degenerative Wirbelsäulenveränderungen* sind für die Therapieindikation (Schmerzbekämpfung!) nur in Zusammenhang mit einer subjektiven Symptomatik (Schmerzen, neurologische Ausfälle) und gleichzeitig bestehender Funktionsstörungen des Bewegungssystems interessant. Sonst sind sie röntgenologische Nebenbefunde. Es ist falsch, solche Röntgenbefunde ohne Funktionsanalyse des Bewegungssystems und deren deduktiver Wertung als Schmerzursache anzusehen und den Röntgenbefund zur Diagnose zu erheben. Allerdings stellen Degenerationen einen *der* Faktoren dar, die die Entstehung von schmerzhaften Funktionsstörungen begünstigen.
5) Es ist *nicht möglich, von* der subjektiven Angabe bestehender *Rücken- oder Kreuzschmerzen auf das Vorliegen einer renalen Osteopathie (RO) zu schließen.* Selbst bei histologisch nachgewiesener RO ist es ohne vorherige eingehende Schmerzanamnese, Schmerzanalyse und Funktionsanalyse des Bewegungssystems nicht zulässig, die subjektive Empfindung Schmerz als Knochenschmerz durch RO zu de-

klarieren. Der Schmerz allein (auch der Rücken- und Kreuzschmerz) bietet so für die Indikation bestimmter Therapieformen der RO keine Rechtfertigung. Für die wahrscheinliche Auslösung von Schmerzen durch RO sind entsprechende röntgenologische Veränderungen zu fordern.

6) Das sinnvollste, zeitsparendste und zugleich ökonomische Vorgehen zur Klärung der Ursache von Rücken- und Kreuzschmerzen bei chronischer GN/PN und NP ist nach der Schmerzanamnese die Überprüfung, ob reflektorische Schmerzzeichen in den Segmenten Th_9–L_2 bestehen und ob das typische Muster der Funktionsstörungen des Bewegungssystems (s. 4.2.3.2) nachweisbar ist. Tritt dieses Muster (mit oder ohne Schmerzen) auf, muß umgekehrt an die Möglichkeit einer bestehenden chronischen GN/PN oder NP gedacht werden. Als Minimalprogramm der Untersuchung des Bewegungssystems bei GN/PN sollten aus funktionspathologischer Sicht die unter 5.6 aufgeführten Störungen gelten.

Zur Einschätzung der statischen Funktionsstörungen ist eine Röntgendiagnostik der Lenden-Becken-Hüft-Region unter statischen Gesichtspunkten zu fordern (s. 4.1.7).

Für Ungeübte in der Beurteilung der objektiven Schmerzzeichen im Segment und in der Funktionsanalyse des Bewegungssystems sind *zur Erkennung des Musters der Funktionsstörungen bei chronischer GN/PN und NP folgende Hinweise* brauchbar:

- *Vertebragene Störungen Th_9–L_2:*
  - Schmerzanamnese (s. 2.2 und 2.2.3),
  - positive Schmerzprovokation (besonders bei thorakolumbaler Rotation und Rückbeuge sowie lumbosakraler Rückbeuge?)
  - Löschung des Schmerzes durch lokale therapeutische Anästhesie am Ort der Störung oder durch (LWS-)Traktion?
  - Druckschmerz an der Crista iliaca (7–8 cm von der Medianlinie entfernt), wo der N. spinalis Th_{12} den Darmbeinkamm kreuzt?
  - Blockierungen?: Rotation im Sitzen ist thorakolumbal asymmetrisch? Druckschmerz 2–3 cm paravertebral (entsprechend dem Wirbelgelenk)? Endrotation am Endanschlag schmerzhaft? Druckschmerzhafte Dornfortsätze bei seitlichem Druck (Enthesopathie, Endfederung im Gelenk)?
  - Hypermobilität?: Endanschlag der Rotation und Rückbeuge weich und schmerzhaft? Druckschmerz interspinal zwischen den Dornfortsätzen (bei Druck entsprechend dem nach dorsokaudal gerichteten Verlauf)?

- *Rippenstörungen Th_{10}–Th_{12}:*
  - Atemschmerz(?), evtl. mit Schmerzausstrahlung ins abhängige Segment?
  - Druckschmerz (Gelenk, Angulus costae, Rippenspitze)?
  - Kompressionsschmerz bei seitlichem Thoraxdruck?
  - Schmerzauslösung bei lokaler therapeutischer Anästhesie?

- *Pseudoradikulärsyndrom Th_9–L_2:*
  - Hyperasthesiezonen? Hyperalgesiezonen?
  - Kibler-Falte schmerzhaft und damit Quellung?
  - Schmerz entlang dieser Segmente (meist Kombination lokaler und übertragener Schmerz)?

– Auslösung eines Provokationsschmerzes durch Bewegung?
– Löschung des Schmerzes durch Entlastungshaltung, Bewegungsänderung oder LWS-Traktion?
– Feststellung einer (reflektorischen) kurzbogigen Skoliosierung thorakolumbal?
– Tiefer querer/schräger segmentaler Muskelhartspann?
– Segmentaler verstärkter Dermographismus?
– Bei ausgeprägtem PRaSy durch Veränderung der Muskelspannung Abschwächung oder Potenzierung der Bauchdeckenreflexe?

  – *Rückenstrecker – Hartspann:*

  – Test im Sitzen – Oberkörper auf Oberschenkel bei gebeugten Hüften und gebeugten Kniegelenken?
  – Hypertonie/Hartspann in entspannter Bauchlage?

7) Das *Auftreten oder Rezidivieren von vertebralen Blockierungen* Th_9–L_2 und Hartspann der langen Rückenstrecker *kann eine Aktivität einer chronischen GN/PN signalisieren.*

8) Die Angabe Rücken- und Kreuzschmerz allein ist kein Hinweis auf das Vorliegen einer Aktivität bei chronischer GN/PN.

Die erwartete allgemeine Zunahme von Funktionsstörungen in den Nierensegmenten bei Aktivität kann nicht bestätigt werden.

Offensichtlich setzen sich nur einige für die chronische GN/PN besonders typische Störungen (z. B. Blockierungen Th_9–L_2 und Störungen der letzten 2 Rippen mit den dazugehörigen PRaSy) signifikant durch.

Die *segmentalen Reize der Funktionsstörungen* werden *offenbar durch Aktivität der GN/PN fazilitiert,* dadurch kommt es zur Bahnung bestehender PRaSy oder zur Induktion neuer Störungen über die Erhöhung der muskulären Aktivität. Bis zu 43,2% treten interspinale Bandschmerzen L_5/S_1 auf, bis zu 50% Schmerzen im Bereich der Ligg. iliolumbalia. Bei der Deutlichkeit der statistischen Zunahme der muskulären Dysbalancen bei Aktivität chronischer GN/PN ist für praktische Belange der Untersuchung zu folgern: Wenn der M. iliopsoas, der M. iliacus, der M. erector spinae, die Bauchmuskulatur sowie die Koordination im Beckenbereich unauffällig und normal reagieren, ist das Vorliegen einer aktiven chronischen Nierenerkrankung unwahrscheinlich. Dagegen ist bei Auftreten dieser Störungen an eine aktive GN/PN zu denken.

Die Körperhaltung in der sagittalen Ebene erweist sich sowohl im inaktiven Stadium der GN/PN (in 32,6%) als auch im aktiven Stadium (in 43,2%) als häufig nicht kompensiert.

9) *Aus dem Funktionszustand der Nieren* (Suffizienz der Nierenleistung bzw. unterschiedliche Stadien der Niereninsuffizienz) *kann nicht auf die evtl. Schmerzauslösung* aus der chronischen GN/PN *geschlossen werden.* Bei Niereninsuffizienz ist die Wahrscheinlichkeit bestehender Rücken- oder Kreuzschmerzen eher geringer. Die Muster der Funktionsstörungen des Bewegungssystems ändern sich nicht, das Vorgehen in der DD bleibt also gleich.

10) Dem ärztlichen Beurteiler aus der Sicht der chronischen GN/PN oder NP sollten *folgende Kriterien die Differentialdiagnose zum Bewegungssystem hin bei* Rücken- und Kreuzschmerzen sichern:

- Anamnestische Kriterien, die auf das Bewegungssystem weisen (s. 2.2.3, 4.2.1.3, 4.2.2.3).
- Deutliche Schmerzreflexe bei inaktiver chronischer GN/PN in den Segmenten Th_9-L_2.
- Funktionsstörungen des Bewegungssystems, die sich an das „Muster" (s. 4.2.3.2) der Nierenerkrankungen halten (dann richtige Interpretation als sekundäre, also viszerogen induzierte Störungen).
- Funktionsstörungen, die sich nicht an das „Muster" halten. Sie sind dann nicht durch die chronische GN/PN induziert.
- Die Auslösbarkeit pseudoradikulärer Schmerzen entsprechend dem unter 4.1.4 aufgezeigten Vorgehen.

Den ärztlichen Beurteiler von Rücken- und Kreuzschmerzen können aus der Sicht des Bewegungssystems *folgende Umstände auf eine mögliche chronische GN/ PN hinweisen:*

- Die Schmerzanamnese und Schmerzanalyse sind nicht typisch auf das Bewegungssystem gerichtet.
- Es tritt eine Häufung von vertebragenen Blockierungen in den Segmenten Th_9-L_2 ($Th_{10}-L_1$!) auf.
- Nach Behandlung der Funktionsstörungen bei Th_9-L_2 bleibt ein übertragener Schmerz in diesen Segmenten bestehen.
- Nach Behandlung eines PRaSy (mit manueller Therapie, lokaler therapeutischer Anästhesie, Physiotherapie) bei Th_9-L_2 bleiben deutliche segmentale kutane und subkutane Schmerzzeichen zurück.
- Ständige Rezidivneigung von Funktionsstörungen des Bewegungssystems bei zunächst günstigem Erfolg (Segmente Th_9-L_2).
- Verhalten des Bewegungssystems entsprechend dem aufgezeigten „Muster" s. 4.2.3.3).
- Kenntnis früherer Nierenerkrankungen.
- In Verdachtsfällen „Minimalprogramm":
    - Leukozyturie (>20 Leuko in der Stansfeld-Webb-Untersuchung pro Kammereinheit) pathologisch?
    - Erythrozyturie pathologisch (>10 Ery in der Stansfeld-Webb-Untersuchung in der Kammer).
    - Pathologische Bakteriurie (>10^5 Keime/ml Urin).
    - Kreatinin im Serum pathologisch? (>115,0 µmol/l).
      Der letzte Parameter kann besonders dann wichtig sein, wenn „Muster" im Bewegungssystem auf GN/PN hinweisen könnten und ein subjektiv asymptomatisches Stadium besteht.
    - Eiweiß im Urin in 24 h pathologisch? (>0,5 g).
    - RR-Messung pathologisch? (>160/95 mmHg).
      Wenn auch ein pathologischer Blutdruck keine Schmerzen erklärt, so kann ein (renaler) Bluthochdruck doch Signal sein bei Verdacht auf (chronische) GN/PN.
    - Hgb i.S. pathologisch? (>12,0 mmol/l).
      Die renale Anämie kann ebenfalls Signal sein, auch wenn durch sie der Schmerz nicht erklärt ist.

11) Die *neurologische Untersuchung* bei Rücken- und Kreuzschmerzen chronisch Nierenkranker ist *obligat,* weil in ca. 10% aller Fälle mit lumbalen Radikulärsyndromen zu rechnen ist und weil die reflektorischen Reizsymptome (Veränderung der Ästhesie, Algesie und evtl. der Motorik) differenziert werden müssen.

Beckenblockierungen und -verwringungen müssen als häufige Verursacher pseudogynäkologischer Rücken- und Kreuzschmerzen ausgeschlossen werden. Wird durch ihre Erkennung und Therapie die Ursache der Schmerzen nicht geklärt, muß eine *gynäkologische Untersuchung* erfolgen. Diese muß auch erfolgen, wenn die segmentalen Schmerzzeichen und ein übertragener Schmerz den Innervationssegmenten der gynäkologischen Organe entsprechen.

Eine *psychologische Beurteilung* hinsichtlich der evtl. neurotischen Ausgestaltung der Schmerzsymptomatik muß in die Differentialdiagnose einbezogen werden. Es ist zu beachten, daß die chronische GN/PN, die Funktionsstörungen des Bewegungssystems und die psychischen Faktoren sich wechselseitig und in Abhängigkeit von der Konstitution des Betroffenen im Schmerzverhalten beeinflussen können. Die renalen Komplikationen der Grundkrankheit haben für die Schmerzauslösung keine Relevanz und können bei der Schmerzbeurteilung außer acht gelassen werden.

Die Beurteilung und Differenzierung der Schmerzzeichen einschließlich der Funktionsstörungen des Bewegungssystems gestatten eine ziemlich genaue *Abgrenzung der Organzuordnung innerhalb der inneren Organe,* aber kaum einen Schluß auf die Art der Erkrankung des betreffenden Organs. Zum Beispiel kann eine Pankreaserkrankung nach den reflektorischen Zeichen des PRaSy vermutet werden, aber nicht, ob eine Pankreatitis, eine alkoholtoxische Schädigung oder eine andere Pankreaserkrankung vorliegt.

Es muß immer entschieden werden, ob der Schmerz

durch die innere Organerkrankung,

durch die Erkrankung des inneren Organs und ein (spondylogenes) Reflexsyndrom),

durch ein Reflexsyndrom nach Erkrankung des inneren Organs oder

durch ein Reflexsyndrom unabhängig von einer inneren Erkrankung

ausgelöst wird.

12) Bevor eine *gutachterliche Wertung* von Rücken- und Kreuzschmerzen bei chronischer GN/PN und NP erfolgen darf, müssen eine eingehende Schmerzanamnese und -analyse, die Funktionsanalyse des Bewegungssystems, möglichst die Funktionstherapie sowie nach eingeengter Indikation die gynäkologische, neurologische und psychologische Beurteilung erfolgen. Entsprechen die reflektorischen Veränderungen des PRaSy nicht den Segmenten der Nieren, ist eine Schmerzzuordnung zu einer chronischen GN/PN nicht gerechtfertigt. Eine Besserung der reflektorischen Zeichen eines PRaSy kann als Besserung des Zustandes der chronischen GN/PN gewertet werden. Die durchgeführte oder zumindest empfohlene Funktionsanalyse des Bewegungssystems sollte obligat Forderung in internistisch-nephrologischen Gutachten sein, wenn die Patienten Rücken- und Kreuzschmerzen angeben und die Schmerzanamnese in die Richtung des Bewegungssystems weist.

13) Wenn das „periphere Exzitationsfeld" (von Auersperg 1963) der Nierenerkrankung als PRaSy einer Funktionsstörung im Bewegungssystem erst einmal eigen-

ständig an das animal-sensorische System angekettet worden ist, ist es humoral-
pharmakologisch (durch Medikamente) schlecht angehbar, weil es vom Milieu interne weitgehend unabhängig geworden ist. Die *Schmerzen, die als Resultat der
Sekundärstörung bestehen,* sind nicht dem vegetativen Nervensystem beigeordnet
und sind mit *Medikamenten* somit nicht oder *schlecht zu reduzieren.*
Anders liegen die Verhältnisse z. B. bei den meisten Schmerzzuständen entzünd-
lich-rheumatischer Erkrankungen, bei denen die Schmerzauslösung durch stoffli-
che Schädigungspotentiale (Entzündung, Destruktion) erfolgt. Das entsprechend
beeinflußte und veränderte Milieu interne stellt dann primär die Reize zur
Schmerzauslösung.
Dann ist das Milieu interne humoral-pharmakologisch direkt erreichbar, die Mittel der Wahl wären dann z. B. antiphlogistisch wirkende Mittel (Antirheumatika
im weitesten Sinne).

14) Da die Funktionsstörungen des Bewegungssystems den therapeutischen Haupt-
angriffspunkt einer befundbezogenen Therapie bei Rücken- und Kreuzschmerzen
bei GN/PN/NP stellen, heißt die Alternative zur abzulehnenden ausschließlichen
Pharmakotherapie dieser Schmerzen: *Reflex- und/oder Mechanotherapie.* Sie ist
befundorientiert, spart Schmerz-, Schlafmittel und Beruhigungsmittel. Die häufig
gesenkten Arbeitsunfähigkeitszeiten sind ein weiterer ökonomischer Aspekt.
Nach meinen bisherigen Erfahrungen gilt folgende Wertigkeit therapeutischer
Möglichkeiten:

- Verhaltens- und Belastungshinweise an den Patienten (Heben, Tragen, Sitzen,
  Liegen, Beruf, Sport, Hobby).
- Manuelle Therapie (vornehmlich die modernen weichen Techniken mit posti-
  sometrischer Relaxation).
- Physiotherapie (je nach Befund und Stadium).
- Therapeutische lokale Analgesie.

Auf diese Weise werden ca. 60–70% dieser Patienten bleibend oder zeitweise
schmerzfrei ohne Analgetika.

15) Bei der überwiegenden Zahl der Fälle wird es sich darum handeln, daß mit der
Therapie der Funktionsstörungen des Bewegungssystems die Nozizeptionen dieser Störungen aus der (räumlichen und zeitlichen) Summation der Afferenzen, die
zum Hinterhorn des Rückenmarks geleitet werden, herausgenommen werden.
Damit werden die Schwellenwerte, die für eine Schmerzempfindung notwendig
wären, nicht mehr erreicht und der Schmerz ist getilgt. Dennoch können im Segment kutane, subkutane oder tiefe Schmerzzeichen weiterbestehen, die zur Kontrolle zwingen, ob noch im Bewegungssystem oder bei der chronischen GN/PN
weitere Therapieansätze erkennbar sind.

7 Zusammenfassung

Die Ursache der häufigen Rücken- und Kreuzschmerzen bei chronischen Glomerulonephritiden, chronischen Pyelonephritiden und Nephroptose ist meist in schmerzhaften Reflexsyndromen, die durch Funktionsstörungen des Bewegungssystems ausgelöst werden, zu suchen.

Diese Reflexsyndrome (übertragener Schmerz und Schmerzzeichen im Segment) können durch die chronischen Nierenentzündungen und/oder die Nephroptose induziert bzw. potenziert werden.

Die den Schmerz verursachenden Funktionsstörungen des Bewegungssystems treten dabei stereotyp in einem offensichtlich für chronische Nierenerkrankungen pathognomonischen „Muster" auf, das in dieser Studie herausgearbeitet wurde. Somit können die für Nierenerkrankungen (speziell die chronische GN/PN) bekannten Schmerzzeichen im Segment um das Muster dieser Störungen erweitert werden (thorakolumbale vertebragene Blockierungen Th_9–L_2, Rippenfunktionsstörungen, schmerzhafte Reflexsyndrome Th_9–L_2, Hartspann/Verkürzung des M. erector spinae).

Die chronische GN/PN und die NP selbst, Komplikationen wie renale Anämie, renale Bluthochdruckkrankheit, renale Alkalose oder Azidose, mäßige renale Osteopathie und Niereninsuffizienz lösen keine Rücken- und Kreuzschmerzen aus.

Die Aktivität einer chronischen GN/PN verstärkt oder vermittelt Schmerzen, aber vornehmlich wieder über die sog. Reflexsyndrome (Pseudoradikulärsyndrome) mit übertragenem oder irradiierendem Schmerz. Die Spontanangabe „Schmerz" korreliert nicht zur Aktivität der chronischen Nierenerkrankung. Bei Kenntnis dieser vertebroviszeralen Wechselbeziehungen sind weitreichende Hinweise auf evtl. vorliegende chronische Nierenerkrankungen und deren Aktivitätsgrad zu erhalten durch Beobachtung der vertebragenen Reflexsyndrome. Der Erfahrene kann aus Schmerzanamnese und Schmerzanalyse die Entscheidungen der weiter notwendigen Diagnostik im nephrourologischen System oder Bewegungssystem zur Klärung der Schmerzursache treffen. Die Notwendigkeit der Berücksichtigung der neurologischen, gynäkologischen und psychologischen Aspekte bei der Klärung der Ursache dieser Schmerzen konnte nachgewiesen werden. Die Bedeutung der Erkennung der Funktionsstörungen des Bewegungssystems bei chronisch Nierenkranken liegt

– in den verbesserten Möglichkeiten der Klärung der Schmerzursache bei der Nierenerkrankung selbst,
– in der besseren differentialdiagnostischen Abgrenzung zu anderen Organerkrankungen,
– in der Erkennung der Bedeutung von funktionellen und morphologischen Befunden im Bewegungssystem für die Schmerzauslösung,

- in den Möglichkeiten der sofortigen gezielten Therapie (vertebragener) schmerzhafter Reflexsyndrome (der Schmerz wird so nicht fälschlich auf die chronische Nierenerkrankung bezogen),
- in der Mithilfe bei der Senkung des Arzneimittelverbrauchs,
- in der Möglichkeit einer verbesserten Prävention der Schmerzrezidive.

Der Stellenwert der Anamnese und der klinischen Untersuchung bei der Klärung der Schmerzursache wird häufig unterschätzt, und die Patienten werden zu schnell zur spezialisierten und hochspezialisierten Diagnostik überwiesen.

Die Ergebnisse dieser Arbeit zeigen, daß den Funktionsstörungen des Bewegungssystems bei der Auslösung von Rücken- und Kreuzschmerzen chronisch Nierenkranker eine Schlüsselstellung zukommt und daß von allen Schritten zur Klärung der Schmerzursache der Schmerzanamnese, der klinischen Untersuchung und der Verlaufsbeurteilung mit Abstand die größte Bedeutung zukommt.

8 Literatur

Agosti-Maurer E (1973) Psychisch Kranke in einer Allgemeinpraxis. Med Dissertation, Universität Zürich

Albert H-H von (1978) Vom neurologischen Symptom zur Diagnose. Springer, Berlin Heidelberg New York, S 135–140, 217–219

Alexander F (1971) Psychosomatische Medizin. Grundlagen und Anwendungsgebiete. De Gruyter, Berlin New York

Asmussen G (1981) Physiologische Grundlagen von Haltung und Bewegung, 2. Aufl. Volk & Gesundheit, Berlin

Auberger HG (1971) Regionale Schmerztherapie. Thieme, Stuttgart New York

Auersperg A von (1963) Schmerz und Schmerzhaftigkeit. Springer, Berlin Göttingen Heidelberg

Baar HA, Gerbershagen HU (1974) Schmerz, Schmerzkrankheit, Schmerzklinik. Springer, Berlin Heidelberg New York

Babucke G, Mertz DP (1973) Wandlungen in Epidemiologie und klinischem Bild der primären Gicht zwischen 1948 und 1970. Dtsch Med Wochenschr 98:183–189

Bacon PA (1979) Diagnose rheumatischer Erkrankungen. Basel, S 49–54 (Documenta Geigy)

Bahra H (1979) 1 000 Bandscheiben-Operationen in 13 Jahren – eine Bilanz. Beitr Orthop Traumatol 26:292–295

Baumgartner H (1974) Die Manuelle Medizin in der Rheumatologie. Praxis 63:H 27

Baumgartner R, Taillard W (1971) Die Beanspruchbarkeit der spondylolisthetischen Wirbelsäule. Hippokrates, Stuttgart (Die Wirbelsäule in Forschung und Praxis, Bd 52, S 80–84)

Becker H (1982) Psychosomatische Betrachtungsweise auch in der Allgemeinpraxis. Med Klin 77:33

Becker W (1979) Untersuchungstaktik bei Wirbelsäulentumoren. In: Junghanns H (Hrsg) Diagnostik der Wirbelsäulenerkrankungen. Hippokrates, Stuttgart, S 151–155

Beecher HK (1957) The measurement of pain. Pharmacol Rev 9:59–64

Beks JWF (1979) The managment of pain. Excerpta Medica, Amsterdam Oxford (A series of post-graduate medical courses, vol 3, pp 374–391)

Bene E et al. (1980) Fehlentwicklungen der Wirbelsäule sind oft Schuld an Kreuzschmerzen. Med Klin 75:58–63

Benini A (1976) Ischias ohne Bandscheibenvorfall: Die Stenose des lumbalen Wirbelkanals und ihre klinisch-chirurgische Bedeutung. Huber, Bern

Bernbeck R (1967) Zur Differentialdiagnostik orthopädischer und gynäkologischer Kreuzschmerzursachen. Hippokrates, Stuttgart (Die Wirbelsäule in Forschung und Praxis, Bd 37, S 63–65)

Bessler W, Feine U (1979) Die szintigraphische Untersuchung der Wirbelsäule. Hippokrates, Stuttgart (Die Wirbelsäule in Forschung und Praxis, Bd 83, S 107–113)

Bittorf A (1911) Herpes Zoster und Nierenkolik. Dtsch Med Wochenschr 37:290–294

Bleuler M (1968) Bedeutung der modernen Lehre über die Depressionen in der Allgemeinpraxis. Ther Umsch 25:3–4

Böck G, Andersch H, Schmidt H (1979) Standardisierte röntgendiagnostische Urteilsbildung bei degenerativ bedingten Schäden der Wirbelsäule als Beitrag zur Erhaltung der Tauglichkeit. Verkehrsmed Ihre Grenzgeb 26:18–23

Boeminghaus H (1954) Urologie (Operative Therapie, Klinik – Indikation). Werk-Verlag, München

Bogner G (1979) Lumbosakrale Übergangsanomalien als Ursache für Kreuzschmerzen. Manuel Med 17:93–98

Bogner G, Tilscher H (1976) Wirbelsäulenbeschwerden bei Hyperurikämiepatienten. MMW 116:4

Bohle A, Buchborn E, Edel HH, Renner E, Wehner H (1969) Zur pathologischen Anatomie und Klinik der Glomerulonephritis. 1. Die akuten und perakuten Glomerulonephritiden. Klin Wochenschr 47:733–741

Bohle A, Eichenseher N, Fischbach H et al. (1976) The different forms of glomerulonephritis. Morphological and clinical aspects. Analysed in 2,500 patients. Klin Wochenschr 54:59–72

Bombor H (1977) Klinik, Diagnostik und Therapie der renalen Osteopathie. Z Urol 8:603–607

Böni A, Schirmer A (1965) Die Behandlung des Morbus Bechterew. Dtsch Med Wochenschr 90:2072–2073

Bonica J (1980) Pain, vol 58. Raven, New York

Brass H, Heintz R (1972) Grundzüge spezieller Nierendiagnostik. Nieren Hochdruckkrankh 1:39–42

Bräutigam W (1969) Reaktionen, Neurosen, Psychopathien. Thieme, Stuttgart New York

Breninek A, Weickert H (1978) Begutachtung degenerativer Skeletterkrankungen aus der Sicht des Orthopäden. Z Ärztl Fortbild (Jena) 72:783–786

Bretschneider T, Börner I (1978) Röntgendiagnostik lumbosakraler Syndrome. Z Ärztl Fortbild (Jena) 72:754–757

Brocher JEW (1970) Die Wirbelsäulenleiden und ihre Differentialdiagnose, 5. Aufl., Bd 68. Thieme, Stuttgart New York, S 437–497

Brod J (1964) Die Nieren. Physiologie, klinische Physiologie und Klinik. Volk & Gesundheit, Berlin, S 324–329

Brügger A (1967) Zur Frage der Differentialdiagnose radikulärer und pseudoradikulärer Syndrome und deren Therapie. Hippokrates 38:357–362

Brügger A (1977) Die Erkrankungen des Bewegungsapparates und seines Nervensystems. Fischer, Stuttgart New York

Brühl P, Bach D (1978) Kreuzschmerzen aus der Sicht des Urologen – Klinik, Diagnostik und Therapie. Therapiewoche 28:3829–3861

Brussatis F, Steeger D (1974) Besonderheiten bei der Myelographie des lumbalen Bandscheibenvorfalles. Z Orthop 112:807–811

Buchmann J (1976) Integration der Manualtherapie in die orthopädische Fachsprechstunde. In: Kongreßband XIV. Tagung der Ges. f. Orthopädie der DDR, Magdeburg 1976

Buchmann J (1979a) Motorische Entwicklung und Wirbelsäulenfunktionsstörungen. Krankengymnastik 32:12–13

Buchmann J (1979b) Taktisch-therapeutisches Verhalten beim Lumboischialgiesyndrom. Z Ärzte Fortbild (Jena) 73:418–421

Bücheler E, Buurman R (1974) Kathetervenographie zur Diagnostik lumbaler Bandscheibenhernien. Röntgenblätter 27:561–564

Buder H-W (1978) Der Langzeitverlauf der chronischen Pyelonephritis unter besonderer Berücksichtigung der Bedeutung von Harnwegsobstruktionen, bakteriellen Rezidiven und der Hypertonie als Risikofaktoren. Habilitationsschrift, Universität Berlin, S 5, 39, 43

Burkhardt G, Gläser C (1972) Fixation der ptotischen Niere mittels lyophilisierter Durastreifen. Z Urol Nephrol 65:891–901

Burri C, Betzler M (1977) Knochentumoren. Aktuel Probl Chir Orthop 5:12–13

Busse H-J, Nilius R (1981) Die Ultraschalltomographie der Nieren. Z Ärztl Fortbild (Jena) 75:698–701

Catell WR, Brooks HL, McSherry MA, Northeast A, O'Grady F (1975) Approach to the frequency and sysuria syndrom. Kidney Int 8:138–142

Caviezel H (1973) Fehlinterpretationen pathologisch-anatomischer Veränderungen an der Wirbelsäule. Manuel Med 11:52–55

Caviezel H (1974a) Beitrag zur Kenntnis der Rippengelenksläsion. Manuel Med 12:110–114

Caviezel H (1974b) Entwicklung der theoretischen Grundlagen in der Manuellen Medizin. Praxis 63:829–835

156

Clemens H-J (1971) Die anatomischen Grundlagen der Schmerzempfindung an den einzelnen Wirbelsäulenstrukturen. Hippokrates, Stuttgart (Wirbelsäule in Forschung und Praxis, Bd 52, S 39–46)

Coburn JW, Brickmann AS, Sherrard DJ et al. (1977) Clinical efficancy of 1.25-dihydroxy-vitamin D_3 in renal osteodystrophy. In: Norman AW et al. (eds) Vitamin D, biochemical, chemical and clinical aspects related to calcium metabolism. De Gruyter, New York, pp 657–661

Crus BL, Kenton B, Carregal EJA, Pinsky JJ (1980) The continuing crisis in pain research. In: Lynn Smith W, Merskey H, Gross SC (eds) Pain. Meaning and management. Spectrum, Jamaica

Cyriax J (1975) Orthopaedic medicine, 6th edn. vol I. Ballière, Tindall, London

Dahmer J (1984) Anamnese und Befund, 5. Aufl. Thieme, Stuttgart New York

Daschner FD (1975) Der Harnwegsinfekt in den einzelnen Altersgruppen. In: Joppich G, Kienitz M, Margelt W, Schönfeld H (Hrsg) Hahnenklee-Symposium 1975

Delling G, Lühmann H (1979) Morphologie und Histomorphometrie der renalen Osteopathie. In: Hesch RD, Hehrmann R (Hrsg) Renale Osteopathie. Thieme, Stuttgart New York, S 30

Dick W (1952) Die Hautreizquaddel als Diagnostikum bei akuten abdominellen Erkrankungen. Dtsch Med Wochenschr 77:637–639

Dittmar F (1942) Die Bedeutung des „übertragenen Schmerzes" für die Diagnostik innerer Krankheiten. Nervenarzt 239:245

Dittmar F (1949) Die Untersuchung der reflektorischen algetischen Krankheitszeichen. Haug, Berlin Tübingen

Dodson AL (1954) Renal pain. J Urol 72:269–273

Düggeli O, Trendelenburg F (1957) Die Wirbelsäulentuberkulose. Geigy, Basel (Documenta rheumatologica, Nr 11, S 9–83)

Dutz H, Mebel M, Großmann P, Guddat H-M, Strangfeld D (1983) Urologie und Nephrologie. Volk & Gesundheit, Berlin

Dvořak J, Dvořak V (1983) Manuelle Medizin: Diagnostik. Thieme, Stuttgart New York

Dvořak J, Dvořak V, Schneider W (1984) (Hrsg) Manuelle Medizin 1984. Springer, Berlin Heidelberg New York Tokyo

Dyck P, Doyle JB (1977) "Bicycle test" of van Gelderen in diagnosis of intermittent cauda equina compression syndrome. J Neurosurg 46:667–671

Eckert H (1972) Über die Häufigkeit der Kombination von Glomerulonephritis und Pyelonephritis. Zentralbl Allg Pathol 116:10–15

Eder M (1975) Das Osteoporosesyndrom. Phys Med Rehabil 16:218–220

Eder M, Tilscher H (1978) Schmerzsyndrome der Wirbelsäule. Hippokrates, Stuttgart (Die Wirbelsäule in Forschung und Praxis, Bd 81, S 15–48, 97–114)

Edgar MA, Ghadially JA (1976) Innervation of the lumbar spine. Clin Orthop 115:35–41

Eisenburg J (1970) Das Postcholecystektomiesyndrom. Ther Ggw 109:47–64

Elze C (1961) Die anatomischen Grundlagen der HAED'schen Zonen. Z Anat Entwicklungsgesch 122:402

Engel D, Müller A, Schulz B, Zühlsdorff H, Fahlenkamp D (1981) Unspezifische Harnwegsinfektionen und ihre Behandlung. Z Ärztl Fortbild (Jena) 75:933–942

Epstein JA, Epstein BS, Lavine LS, Carras R, Rosenthal AD, Sumner P (1973) Lumber nerve root compression at the intervertebral foramina caused by arthritis of the posterior facets. J Neurosurg 39:362–371

Erbslöh F (1961) Die Beteiligung von Nervensystem und Muskulatur an den Kollagenkrankheiten. Internist (Berlin) 2:201–211

Erbslöh F (1967) Der Kreuzschmerz aus der Sicht des Neurologen. Hippokrates, Stuttgart (Die Wirbelsäule in Forschung und Praxis, Bd 37, S 23–32)

Erdmann H (1971) Die Funktionseinbuße durch Veränderungen an den Wirbelbogengelenken. Hippokrates, Stuttgart (Die Wirbelsäule in Forschung und Praxis, Bd 52, S 55–59)

Erkrath FA, Strauch W (1968) Kreuzschmerzen und Leistungsminderung bei weiblichen Beschäftigten. Dtsch Gesundheitswes 23:1125–1129

Eulert J (1979) Kreuzschmerzen – Differentialdiagnose. Z Allgemeinmed 55:1962

Farfan HF (1979) Biomechanik der Lendenwirbelsäule. Hippokrates, Stuttgart

Faust G, Brinkrolf H (1977) Frühdiagnose und Langzeittherapie der Spondylitis ankylopoetica (Morbus Bechterew). Med Klin 72:419–425

Felder KD (1975) Kreuzschmerzen aus der Sicht des Frauenarztes. Med Klin 70:961–964
Fengler A, Fröhling P, Metz E-G, Lindenau K (1975) Erfahrungen bei der nephrologischen Dispensairebetreuung. Z Ärztl Fortbild (Jena) 69:1057–1060
Ferlinz R (Hrsg) (1984) Internistische Differentialdiagnostik. Thieme, Stuttgart New York
Finn H, Saupe A (1980) Die Dispensairebetreuung bei der Glomerulonephritis vom Kindes- bis in das Erwachsenenalter. Dtsch Gesundheitswes 35:1749–1753
Fischer H (1971) Beckenschiefstand und Oberbauchbeschwerden. Z Physiother 23:151–157
Fischer W (1965) Die Kreuzschmerzen der Frau aus gynäkologischer Sicht. Z Ärztl Fortbild (Jena) 59:1295–1299
Fitzgerald JAW, Newmann PH (1976) Degenerative spondylolisthesis. J Bone Joint Surg [Br] 58:184–187
Fleckenstein A (1950) Die periphere Schmerzauslösung und Schmerzausschaltung. Steinkopff, Frankfurt
Flury W, Descoudres C (1979) Neuere Vitamin-D-Derivate. Grundlagen, Anwendung, Gefahren. Ther Umsch 36:908–914
Fong TP, Smith EC, Tomas W, Westerman MP (1974) Diagnostic significance of bone marrow biopsy in chronic renal disease. Nephron 12:81–87
Franke J (1979a) Osteomalazien und verwandte Zustände. Beitr Orthop Traumatol 26:647–664
Franke J (1979b) Osteoporose und Menopause. Beitr Orthop Traumatol 26:105–118
Frey R, Gerbershagen HU (1977) Schmerz und Schmerzbehandlung heute. Fischer, Stuttgart New York
Frisch H (1983) Programmierte Untersuchung des Bewegungsapparates. Chirodiagnostik. Springer, Berlin Heidelberg New York Tokyo
Fröhling P (1981) Stoffwechselveränderungen bei chronischer Niereninsuffizienz unter der konservativen Behandlung mit eiweißarmer Diät. Dissertation (B), Universität Rostock, S 114–118
Front D et al. (1980) Brustkrebs: Knochenmetastasen sind oft schmerzlos. Med Klin 75:58
Fünfstück R et al. (1980) Untersuchungsbefunde zur Knochenstoffwechselstörung bei Patienten mit chronischer Niereninsuffizienz und bei Dialysepatienten. Dtsch Gesundheitswes 35:1580–1586
Geiger T, Gross D (1967) Therapie über das Nervensystem, Bd 7. Hippokrates, Stuttgart
Van Gelderen C (1948) Ein orthotisches (lordotisches) Kaudasyndrom. Acta Psychiatr Neurol 23:57–59
Gerbershagen HU (1978) Spezielle Schmerztherapie sonst nicht beherrschbarer Kreuzschmerzen. Therapiewoche 28:3907–3913
Gerbershagen HU, Frey R (1977) Interdisziplinäre Schmerzklinik. In: Frey R, Gerbershagen HU (Hrsg) Schmerz und Schmerzbehandlung heute. Fischer, Stuttgart New York
Gloor F (1961) Die doppelseitige chronische nichtobstruktive interstitielle Nephritis. Ergeb Allg Pathol Pathol Anat 41:63–74
Gottesleben A, Selle G (1972) Die lumbale Radiculographie mit Dimer X. Nervenarzt 43:646–649
Graf U, Müller W (1977) Diagnostisches Procedere bei Lumbalgien. Med Klin 72:1938–1943
Gross D (1972) Therapeutische Lokalanaesthesie. Grundlagen – Klinik – Technik. Hippokrates, Stuttgart
Gross V (1982) Begutachtung bei Pankreaserkrankungen. Dtsch Gesundheitswes 37:85–93
Grund G, Siems H (1961) Die Anamnese. Barth, Leipzig
Guerriero WF, Stuart J (1954) Am J Obstet Gynecol 67:1266
Gutmann G (1965) Das schmerzhaft gehemmte und das schmerzhaft gelockerte Kreuz. Asklepios 6:305:311
Gutmann G (1975) Die pathogenetische Aktualitätsdiagnostik. In: Lewit K, Gutmann G (Hrsg) Funktionelle Pathologie des Bewegungssystems. Rehabilitacia [Supp 10–11]. Obzor, Bratislava
Gutmann G (1975) Röntgendiagnostik der Wirbelsäule unter funktionellen Gesichtspunkten. Ergebnisse und Impulse für Klinik und Praxis. Manuel Med 13:1–13
Gutmann G, Vèle F (1978) Das aufrechte Stehen. Westdeutscher Verlag, Opladen Wiesbaden
Gutzeit K (1951) Wirbelsäule als Krankheitsfaktor. Dtsch Med Wochenschr 76:3–11

Gutzeit K (1957) Die Wirbelsäule in der Sicht des Internisten. Z Ärztl Fortbild (Jena) 51:1064–1069

Haase H-J (1977) Zur Schmerzbehandlung mit Psychopharmaka. In: Frey R, Gerbershagen HU (Hrsg) Schmerz und Schmerzbehandlung heute. Fischer, Stuttgart New York, S 64–70

Habib R (1973) Focal glomerular sclerosis. Kidney Int 4:355–361

Hacker H (1972) Neue Kontrastmittel für die Myelographie. Hippokrates, Stuttgart (Die Wirbelsäule in Forschung und Praxis, Bd 55, S 68–73)

Hadorn W (1979) Vom Symptom zur Diagnose, 7. Aufl. Karger, Basel New York, S 105–110

Hagemann P (1975) Manuelle Therapie und Psychotherapie. Beitr Orthop Traumatol 22:426

Hallauer W (1974) Krankheitsbeteiligung der Nieren bei rheumatischen Erkrankungen. Therapiewoche 24:2948–2950

Hansen K (1944) Schmerz und reflektorische Krankheitszeichen. Dtsch Med Wochenschr 69:409–421

Hansen K, Schliack H (1962) Segmentale Innervation. Thieme, Stuttgart New York

Hansen K, Staa H von (1938) Reflektorische und algetische Krankheitszeichen der inneren Organe. Thieme, Leipzig

Harrer G (1970) Zur Pathophysiologie des Schmerzes. Phys Med Rehabil 11:146–148

Hartl PW (1982) Ankylosierende Spondylitis. Werk-Verlag, München Gräfelfing

Hauptmann A (1965) Zum Problem der Überlastungsglomerulonephritis in hochgradigen pyelonephritischen Schrumpfnieren. Virchows Arch [Pathol Anat] 339:206–211

Head H (1898) Die Sensibilitätsstörungen der Haut bei Viszeralerkrankungen. Hirschwald, Berlin

Hegglin R (1969) Differentialdiagnose innerer Krankheiten, 11. überarb. Aufl. Thieme, Stuttgart New York

Heidland A, Turner HB, Toenes W (1970) Harnleukozytenzylinder bei Glomerulonephritis – ein Symptom sekundärer Pyelonephritis. Dtsch Med Wochenschr 95:205–208

Heipertz W, Schmitt E (1978) Wirbelsäulenerkrankungen, Diagnostik und Therapie. Springer, Berlin Heidelberg New York

Heise GW (1970) Urologische Operationslehre. Thieme, Leipzig

Hellinger J, Manitz U (1981) Vertebragene Syndrome bei degenerativen Wirbelsäulenerkrankungen. Med Aktuel 7:275–278

Henninges D, Mertz DP (1971) Urikopathie von Jugendlichen. MMW 113:458

Hensel H (1961) Spezifische und unspezifische Recepterfunktion peripherer Nervenendigungen. Pflügers Arch 273:543–561

Herman EJ, Prusinski A (1973) Neurologische Syndrome bei inneren Krankheiten. Schattauer, Stuttgart New York

Herz A (1979) Die Endorphine – ein Schlüssel zum Verständnis von Schmerz, Sucht und psychischen Störungen? Dtsch Med Wochenschr 104:371–373

Hesch R-D, Hehrmann R (1979) Renale Osteopathie – Diagnostik, präventive und kurative Therapie. Thieme, Stuttgart New York

Hettenkofer H-J (1984) Rheumatologie. Diagnostik – Klinik – Therapie. Thieme, Stuttgart New York

Heufelder P (1980) Beinlängendifferenz kann zu Halswirbelsäulen- und Lumbalsyndromen führen. Med Klin 75:826–827

Höck K, Szewczyk H, Wendt H (1971) Neurosen. Deutscher Verlag der Wissenschaften, Berlin

Höffler D, Demers H (1975) Auswirkungen des Hochdruckes auf die Nieren. Diagnostik 8:684–691

Hohmann D (1971) Degenerative Veränderungen der Costotransversalgelenke aus dem Blickwinkel der funktionellen Pathologie. In: Junghans H (Hrsg) Die Wirbelsäule in Forschung und Praxis, Bd 52. Hippokrates, Stuttgart

Hoppe W (1979) Die Begutachtung der Radikulopathien. Z Ärztl Fortbild (Jena) 73:361–365

Hoppenfeld S (1983) Klinische Untersuchung der Wirbelsäule und der Extremitäten. Volk & Gesundheit, Berlin

Hornbostel H, Kaufmann W, Siegenthaler W (1978) Innere Medizin in Praxis und Klinik, 2. Aufl, Bd II. Thieme, Stuttgart New York

Horny J (1980) Differentialdiagnostisches Kompendium, 2. Aufl. Karger, Basel München Paris London New York Sydney, S 22–23

Huebschmann H (1980) „Da es mich stach in meinen Nieren." Psalm 73,21. Über die Bedeutung psychosozialer Bedingungen für den Verlauf von Nierenerkrankungen. In: Verhandlungen der Deutschen Gesellschaft für innere Medizin, 86. Kongreß, Wiesbaden 1980. Bergmann, München, S 1523–1527

Huffmann G (1978) Behandlungsmöglichkeiten bei „Kreuzschmerzen", aus der Sicht des Neurologen. Therapiewoche 28:3780–3788

Isherwood I, Rutherford RA, Pullan BR, Adams PH (1976) Bone mineral astimation by computer-assisted transverse axial tomography. Lancet II:712–715

Jacobsen RE, Gargano FP, Rosomoff HL (1975) Transverse axial tomography of the spine, part 2: The stenotic spinal canal. J Neurosurg 42:412–417

Janda V (1967) Einige Bemerkungen zur Entwicklung der Motorik in der Pathogenese der Fehlhaltung und vertebragener Störungen. Phys Med Rehabil 8:260–262

Janda V (1976) Muskelfunktionsdiagnostik. Steinkopff, Dresden

Janda V (1979) Die muskulären Hauptsyndrome bei vertebragenen Beschwerden. In: Neumann H-D (Hrsg) Theoretische Fortschritte und praktische Erfahrungen der Manuellen Medizin. Kongreßband 6. Internationaler Kongreß der Internationalen Gesellschaft für Manuelle Medizin (Baden 1979), Konkordia, Bühl

Janzen R (1968) Schmerzanalyse als Wegweiser zur Diagnose, 2. Aufl. Thieme, Stuttgart New York

Jaster D (1974) Lumbaler Bandscheibenvorfall bei Jugendlichen. Beitr Orthop Traumatol 21:389–393

Jerusalem F (1979) Muskelerkrankungen. Thieme, Stuttgart New York

Jesserer H (1953) Niere und Skelett. Wien Klin Wochenschr 65:533

Jung G (1956) Wirbelsäule und Neurose. Monatsschr Unfallheilkd 59:33–41

Junghanns H (1974) Die Bedeutung der Insuffizientia intervertebralis für die Wirbelsäulenforschung. Manuel Med 12:93–101

Junghanns H (Hrsg): Die Wirbelsäule in Forschung und Praxis. Bände 37 (1967), 52 (1971), 59 (1973), 81 (1978), 83 (1979) und 85 (1979). Hippokrates-Verlag, Stuttgart

Katz AL, Hamperrs CL, Merrill JP (1969) Secondary hyperparathyroidism and renal osteodystrophy in chronic renal failure. Medicine (Baltimore) 48:333–336

Käufer C (1978) Kreuzschmerzen chirurgischen Ursprungs. Therapiewoche 28:3791–3805

Keitel W (1972) Zur Klinik der Gicht. Z Ärztl Fortbild (Jena) 66:800–803

Keitel W (1976) Differentialdiagnostik der Gelenkerkrankungen. Fischer, Jena

Keitel W, Spieler W (1980) Analysen und Schlußfolgerungen zur Diagnostik rheumatologischer Ambulanzfälle. Dtsch Gesundheitswes 35:1049–1052

Kepp R (1964) Die Kreuzschmerzen aus gynäkologischer Sicht. Zentralbl Gynäkol 86:1385–1392

Kepp R (1979) Kreuzschmerzen, gynäkologische Ursachen. Diagnostik 12:1–11

Kern G (1977) Gynäkologie. Ein kurzgefaßtes Lehrbuch, 3. Aufl. Thieme, Stuttgart New York, S 480–482

Kettler L-H, Natusch R (1968) Die bioptische Diagnose der Kombination von Glomerulonephritis und Pyelonephritis. Kongreßband VI. Symp. d. Ges. Nephrol., Wien 23.–25.09.1968

Kibler M (1958) Das Störungsfeld bei Gelenkerkrankungen und inneren Krankheiten, 3. Aufl. Hippokrates, Stuttgart

Kielholz P (1974) Die Depression in der täglichen Praxis. Huber, Bern Stuttgart Wien, S 13

Kielstein R, Kielstein V, Lachhein L (1981) Ergebnisse psychodiagnostischer Verfahren bei chronisch niereninsuffizienten Patienten. Dtsch Gesundheitswes 36:1905–1908

Klatt R (1979) Leitsymptome, 2. Aufl. Volk & Gesundheit, Berlin

Klawunde G, Zeller H-J (1979) Klinische elektromyographische und reflexographische Untersuchungen über den Einfluß von iliolumbosacralen Blockierungen auf die Steuerung zugeordneter Muskelaktivitäten. Manuel Med 17:74–79

Klein EP (1977) Neurovegetative Pathogenese und Therapie. Fontaine Vittulo, Ajaccio

Klotz H, Prohaska E, Salmhofer H, Schmid L (1971) Die Gicht. Wien Klin Wochenschr 81:177

Klotz R (1928) Kreuzschmerzen und Haed'sche Hyperalgesie. Zentralbl Gynäkol 52:1065

Klumbies G (1974) Psychotherapie in der Inneren und Allgemeinmedizin. Hirsel, Leipzig

Klußmann R (1979) Psychosomatische Abgrenzung des Gichtikers vom Rheumatiker. Prax Psychother Psychosom 24:203–207

Kluthe R (1975) Die Betreuung des chronisch Nierenkranken in der Praxis. Dystri, München

Köhler V (1937) Funktionelle Skoliose bei Erkrankungen im Hypochondrium. Med Dissertation, Universität Würzburg

Kokot F, Kuska J, Sledzinski Z, Bialas B, Luciak M (1979) Parathormon, Kalzitonin, 25-Hydroxykalziferol und Knochenhistologie bei Patienten mit chronischer Niereninsuffizienz. Z Gesamte Inn Med 34:665–669

Kortisch H-D (1982) Die Diagnostik blander vegetativer und larvierter depressiver Syndrome in der Poliklinik. Z Ärztl Fortbild (Jena) 76:94–97

Kraatz H, Löffler F, Witt A, Würtele A, Langreder W, Winter GF (1957) Der Kreuzschmerz der Frau. Dtsch Med J 8:1–15

Krämer J (1978) Bandscheibenbedingte Erkrankungen. Thieme, Stuttgart New York

Krempien B, Lemminger FM, Ritz E, Weber E (1978) The reaction of different sites to metabolic bone disease. Klin Wochenschr 56:755–759

Krokowski E (1967) Frühdiagnose und Verlauf der Osteoporose. MMW 109:1981

Krokowski E (1974a) Die Osteoporose. Ärztl Prax 26:2369–2376

Krokowski E (1974b) Osteoporoseschutz bei Corticoidbehandlung durch Natriumfluorid. Med Klin 69:437–441

Kubis E (1975) Diskussionsbemerkungen auf der Arbeitstagung der Sektion Manuelle Therapie der Gesellschaft für Physiotherapie der DDR. Lauterbach/Rügen 27.–31.01.1975

Kuhlencordt F (1977) Klinische Aspekte der Osteoporose. Ther Umsch 34:624–627

Kunert W (1975) Wirbelsäule und Medizin, 2. Aufl. Enke, Stuttgart

Kunert W (1979) Zervikobrachiale und thorakale Syndrome aus der Sicht des Internisten. In: Junghanns H (Hrsg) Diagnostik der Wirbelsäulenerkrankungen. Hippokrates, Stuttgart, S 165–170

Kyank H, Sommer H (1978) Lehrbuch der Gynäkologie. Thieme, Leipzig, S 403–406

Lampen H (1963) Beitrag zur Diagnostik der Pyelonephritis. Dtsch Med Wochenschr 88:94–101

Langlotz M, Walker N, Wellauer J (1977) Radiologische Diagnose des engen Spinalkanals. Z Orthop 115:40–44

Lemke E, Metz E-G (1982) Zum Problem der Kombination von Glomerulonephritis und Pyelonephritis. Dtsch Gesundheitswes 37:646–648

Lemke R, Rennert H (1974) Neurologie und Psychiatrie sowie Grundzüge der Kinderpsychiatrie, 6. Aufl. Barth, Leipzig

Lewit K (1967a) Steißbein- und Kreuzschmerz. Manuel Med 5:4

Lewit K (1967b) Die Differentialdiagnose zwischen Sacroiliacalblockierung und Wurzelschmerz. Manuel Med 5:2

Lewit K (1968) Beitrag zur reversiblen Gelenkblockierung. Z Orthop 105:150–158

Lewit K (1971) Beitrag der manuellen Medizin zur Pathogenese des Schmerzes im Bewegungsapparat. Med Hyg 29:659–662

Lewit K (1972a) Wirbelsäule und innere Organe. Manuel Med 10:37–41

Lewit K (1972b) Funktionsdiagnose als Grundlage der Manuellen Therapie. Manuel Med 10:59–66

Lewit K (1984) Manuelle Medizin im Rahmen der medizinischen Rehabilitation. 4. Aufl. Urban & Schwarzenberg, München Wien Baltimore

Lewit K, Gutmann G (1975) Funktionelle Pathologie des Bewegungssystems. Rehabilitatia Suppl. 10–11/1975, Ročnik VIII/1975, Prag 1975

Lewit K, Knobloch V, Faktorova Z (1970) Vertebragene Störungen und Entbindungsschmerzen. Manuel Med 8:79–85

Lobeck G (1982) Zur Wechselwirkung zwischen Funktionsstörungen des Bewegungsapparates und Neurosen. Manuel Med 20:140–144

Lohmann D, Schubert W, Kawalle M (1977) Symptome und Diagnostik innerer Krankheiten. Barth, Leipzig, S 430–432

Loskant G (1978) Rückenschmerzen aus der Sicht des Frauenarztes. Therapiewoche 28:3806–3814

Losse H, Kienitz M (1966) Die Pyelonephritis. Thieme, Stuttgart New York
Losse H, Loew H (1977) Chronische Pyelonephritis – Wandel eines Krankheitsbegriffes. Med Klin 72:1610–1618
Löwe H (1979) Aktuelle Probleme der Schmerzforschung. Z Ärztl Fortbild (Jena) 73:1187–1189
Luderer HJ (1977) Schmerzkrankheit und Schmerzbehandlung aus der Sicht des Psychiaters. Musik Med 12:25–32
Lunow E, Engel D (1974) Zur Pyelonephritis in der Geburtshilfe. Z Ärztl Fortbild (Jena) 68:1169–1174
Lutzeyer W, Hild F (1979) Der urologisch bedingte Kreuzschmerz. In: Junghanns H (Hrsg) Diagnostik der Wirbelsäulenerkrankungen. Hippokrates, Stuttgart, S 197–204
Maas HJ (1978) Neurosendiagnostik. Z Ärztl Fortbild (Jena) 72:572–574
Mackenzie J (1893) Some points bearing on the association of sensory disorders and visceral disease. Brain 16:321
Madsen S (1979) Clinical symptoms related calcium and phosphate metabolism in chronic renal failure, with particular reference to the effect of 1 alpha-OH-vitamin D_3. Acta Med Scand [Suppl] 638:65–68
Madsen S, Olgaard K, Ladefoged J (1978) Degree and course of skeletal demineralization in patients with chronic renal insufficiency. Scand J Urol Nephrol 37:334–339
Maigne R (1977) Wirbelsäulenbedingte Schmerzen. Hippokrates, Stuttgart
Manca Š, Niepel G, Dinka I (1977) Anteil der Kokzygodynie an den Kreuzschmerzen. Manuel Med 15:32–34
Marx H (1984) Differentialdiagnostische Leitprogramme in der Inneren Medizin. Springer, Berlin Heidelberg New York Tokyo
Massry SG, Coburn JW, Popovtzer MM, Shinaberger JH, Maxwell MH, Kleemann CR (1969) Secondary hyperparathyroidism in chronic renal failure. The clinical spectrum in uremia, during hemodialysis and after renal transplantation. Arch Intern Med 124:124–129
Mathies H (1979) Merkmale der wichtigsten rheumatischen Erkrankungen. Euler, Basel (Compendia Rheumatologica, S 101–119)
Mathies H, Schneider P (1984) Rheumatische Krankheiten. Deutscher Ärzte-Verlag, Köln
Matz M, Fabricius PG, Adler F (1981) Einige Überlegungen zu Möglichkeiten der diagnostischen Früherfassung von malignen Nierenparenchymtumoren. Z Ärztl Fortbild (Jena) 75:810–812
Matzen PF (1967) Lehrbuch der Orthopädie. Volk & Gesundheit, Berlin
Maurach R, Strian F (1980) Polyneuropathien als Begleiterkrankungen bei malignen Tumoren. Med Klin 75:678–682
Meinecke F-W (1979) Diagnostik der Wirbelsäulenerkrankungen. Hippokrates, Stuttgart (Die Wirbelsäule in Forschung und Praxis, Bd 83, S 230)
Meinecke R (1973) Das mechanische Wurzelreizsyndrom. Z Ärztl Fortbild (Jena) 67:908–911
Melzack R (1978) Das Rätsel des Schmerzes. Hippokrates, Stuttgart
Mennell JMcM (1964) Joint pain, diagnosis and treatment, using manipulative techniques. Little Brown, Boston
Mertz DP (1978) Gicht. Thieme, Stuttgart
Metz E-G (1971) Die Manuelle Therapie, ihre Möglichkeiten und Grenzen des Einsatzes in der Sportmedizin. Med Sport 6:353–366
Metz E-G (1975) Funktionsdiagnostik am Bewegungsapparat – Schulter-Arm-Schmerz und Präkordialschmerz. Beitr Orthop Traumatol 22:435–444
Metz E-G (1976) Manuelle Therapie in der inneren Medizin. Z Physiother 28:83–94
Metz E-G (1979a) Zusammenarbeit zwischen Ärzten und Physiotherapeuten bei der Komplexbehandlung von Schulter-Arm-Schmerzen unter Einbeziehung der Manuellen Therapie. Beitr Orthop Traumatol 26:254–260
Metz E-G (1979b) Röntgenuntersuchungen der Lendenwirbelsäulenstatik – Befunde am Bewegungssystem bei Nierenerkrankungen. Kongreßband VI. Kongreß der Internationalen Gesellschaft für Manuelle Medizin. Konkordia, Bühl, S 149–153
Metz E-G (1983) Die Bedeutung der Funktionsstörungen des Bewegungssystems bei Rücken- und Kreuzschmerzen chronisch Nierenkranker. Habilitationsschrift, Akademie für Ärztliche Fortbildung, Berlin

Metz E-G, Badtke G (1975) Beckentypen im Kindesalter – Konsequenzen für die Belastbarkeit. In: Lewit K, Gutmann G (Hrsg) Funktionelle Pathologie des Bewegungssystems. Rehabilitacia [Suppl 10–11] Obzor, Bratislava

Metz E-G, Badtke G (1980) Manuelle Therapie. Tagungsbericht. Gemeinsame Arbeitstagung der Sektion Manuelle Therapie in der Gesellschaft für Physiotherapie der DDR mit dem Wissenschaftsbereich Sportmedizin der Pädagogischen Hochschule „Karl Liebknecht", Potsdam 28.–31.01.1980. WTZ der PH „Karl Liebknecht", Potsdam

Metz E-G, Sachse J (1974) Zur Manuellen Therapie. Beitr Orthop Traumatol 21:404–406

Metz E-G, Buch H-J, Diener H et al. (1975) Aspekte der Funktionsdiagnostik am Bewegungssystem. Z Physiother 27:173–187

Metz E-G, Knäbich C, Fröhling P, Lemke E (1980) Die Bedeutung vertebragener Funktionsstörungen für den Beschwerdekomplex bei Nephroptose. Z Physiother 32:405–411

Metz E-G, Knust P, Hellfors (1981) Notwendigkeit und Möglichkeiten der Behandlung degenerativer Wirbelsäulenveränderungen bei chronisch Nierenkranken. Z Physiother 33:431–435

Mikulicz-Radecki F von (1952) Der Kreuzschmerz der Frau. Diagnose und Therapie. Dtsch Med J 590–594

Miller TE, North JDK (1974) Host response in urinary tract infection. Kidney Int 5:179–186

Mink E (1965) Spondylogene Peloipathie. Zentralbl Gynäkol 87:997–1005

Mohlsen HP, Lehmann R, Planitzer J (1981) Computertomographie des Spinalkanals. Dtsch Gesundheitswes 36:1050–1053

Mühr H (1978) Kreuzschmerzen aus radiologischer Sicht. Z Ärztl Fortbild (Jena) 72:570–571

Müller W, Schilling F (1982) Differentialdiagnose rheumatischer Erkrankungen. Aesopus, Basel Wiesbaden

Mumenthaler M (1973) Neurologie. Thieme, Stuttgart New York

Münzenberg KJ (1978) Zur Differentialdiagnose bei Kreuzschmerzen. Therapiewoche 28:3764–3775

Nagel G (1980) Diagnostische Maßnahmen bei Skelettmetastasen. Dtsch Med Wochenschr 105, 20:710–713

Natusch R, Kettler L-H (1975) Morphologie, Klinik und Therapie der Glomerulonephritis. Volk & Gesundheit, Berlin (Schriftenreihe der Akademie für Ärztliche Fortbildung der DDR, Bd 48, Nephrologie, S 74–92)

Nau H-E, Clar HE (1979) Schmerzen als Frühsymptom spinaler Krankheitsprozesse. Med Klin 74:738–741

Nesit V, Horinova M (1975) Funktionsstörungen der Wirbelsäule in der ambulanten gynäkologischen Praxis. Manual Med 13:31–34

Neumann H-D (1977) Funktionsstörungen der Iliosacralgelenke bei Hypermobilität. Orthpäd Prax 13:665–666

Neumann H-D (1979) Theoretische Fortschritte und praktische Erfahrungen der Manuellen Medizin. Kongreßband. 6. Internationaler Kongreß der Internationalen Gesellschaft für Manuelle Medizin, Baden 1979. Konkordia, Bühl

Neumann H-D (1983) Manuelle Medizin. Eine Einführung in die Theorie, Diagnostik und Therapie. Springer, Berlin Heidelberg New York Tokyo

Nigst H (1972) Spezielle Frakturen- und Luxationslehre, Bd 1/2, Wirbelsäule, Tetra- und Paraplegie, Becken. Thieme, Stuttgart New York, S 33–34

Noack H, Sommer K-H (1959) Frauengymnastik zur Verhütung des Kreuzschmerzes. Thieme, Leipzig

Nortmann DF, Coburn JW (1978) Renal osteodystrophy in endstage renal failure. Postgrad Med 64:123–130

Novotný A, Dvořak V (1971) Funktionsstörungen der Wirbelsäule nach gynäkologischen Operationen. Manuel Med 9:65–68

Novotný A, Dvořak V (1972) Funktionsstörungen der Wirbelsäule in der gynäkologischen Praxis. Manuel Med 10:84–88

Novotný A, Dvořak V (1973) Theoretische Erwägungen zur Klinik und Therapie der Wirbelsäulenstörungen in der Frauenheilkunde. Manuel Med 11:1–6

Oldenkott P (1980) Lumbale Bandscheibenerkrankungen. Dtsch Med Wochenschr 105:219–220

Otto H, Strahl EW, Löhr E, Grote W, Schumacher W (1976) Die Bedeutung der lumbalen Myelographie mit Dimer X in der Diagnostik von Bandscheibenvorfällen. Dtsch Med Wochenschr 101:1872–1879

Otto W, Seidel K, Wessel G (1977) Rheumatische Erkrankungen. Volk & Gesundheit, Berlin

Pfau P (1967) Der Kreuzschmerz aus der Sicht des Gynäkologen. Hippokrates, Stuttgart (Die Wirbelsäule in Forschung und Praxis, Bd 37, S 47–51)

Pia HW (1964) Der Kreuzschmerz der Frau aus allgemeiner und neurochirurgischer Sicht. Zentralbl Gynäkol 86:1392

Pia HW (1967) Der Kreuzschmerz aus der Sicht des Neurochirurgen. Hippokrates, Stuttgart (Die Wirbelsäule in Forschung und Praxis, Bd 37, S 33–36

Pißarek H, Blume K (1980) Ergebnisse der myelographischen Untersuchung und der operativen Behandlung beim lumbalen Bandscheibensyndrom. Dtsch Gesundheitswes 35:2080–2083

Pongratz J (1978) Funktionsstörungen der Wirbelsäule als psychosomatisches Phänomen. Manuel Med 16:65–67

Pongratz W (1985) Therapie chronischer Schmerzzustände in der Praxis. Springer, Berlin Heidelberg New York Tokyo

Prat V (1967) Tierexperimentelle, klinische und therapeutische Erfahrungen über die Pyelonephritis. Med Klin 62:1221–1229

Precht K (1971) Dispensairebetreuung der chronischen Pyelonephritis im Erwachsenenalter unter besonderer Berücksichtigung therapeutischer und prognostischer Aspekte. Med Dissertation (B), Universität Berlin

Precht K, Dutz H, Klinkmann H (1981 a) Diagnostische Stufenprogramme bei Nierenerkrankungen. Med Aktuel 7:134–135

Precht K, Dutz H, Schmicker R, Klinkmann H (1981 b) Häufigkeit nephrologischer Erkrankungen und Vorschläge zu Organisationsformen der Dispensairebetreuung. Med Aktuel 7:66–67

Precht K, Lindenau K, Schulze B-D, Dutz H (1981 c) Zur Entwicklung der nephrologischen Dispensairebetreuung und der Dialysebehandlung in der DDR bis 1980. Dtsch Gesundheitswesen 36:1821–1824

Priessnitz O (1972) Erfahrungen mit einem einfachen Fragebogen zur Erfassung der Anamnese, besonders in der Manuellen Medizin. Manuel Med 10:13–14

Radzuweit H (1978) Der Kreuzschmerz. Z Ärztl Fortbild (Jena) 72:571–572

Ramtor W (1971) Zum Problem Nephroptose unter besonderer Berücksichtigung der Nephropexiemethode nach Sarafoff und Rivios. Z Urol Nephrol 64:809–816

Randeria JP (1974) The role of the psoas muscles in low back pathology. Manuel Med 12:85–87

Renaer M (1972) Kreuzschmerzen und ihre Differentialdiagnose bei der Frau. Orthopäde 1:165–169

Ringe J-D (1981) Diagnose und Therapie der Osteoporose. Med Klin 76:129–134

Rizzi MA (1979) Die menschliche Haltung und die Wirbelsäule. In: Junghanns H (Hrsg) Die Wirbelsäule in Forschung und Praxis, Bd 85. Hippokrates, Stuttgart

Rockstock H, Hoffmann W (1969) Behandlungsergebnisse der Nephropexie. Z Urol Nephrol 62:959–961

Röhlig H (1978) Der Kreuzschmerz aus orthopädischer Sicht. Z Ärztl Fortbild (Jena) 72:563–567

Ruckelshausen D, Heipertz W (1979) Differentialdiagnostik und Therapie des Kreuzschmerzes. Therapiewoche 29:8423–8427

Ruiz-Torres G, Neuhaus GA (1968) Der Knochenschmerz: Differentialdiagnostische Überlegungen bei Schmerzen im Bereich der Brust- und Lendenwirbelsäule. Internist (Berlin) 9:405–409

Rütt A (1971) Die Wirbelsäulenstarre. Hippokrates, Stuttgart (Die Wirbelsäule in Forschung und Praxis, Bd 52, S 25–29)

Rütten M (1978) Der Jeanstyp. Z Orthop 116:724–727

Rychliková E (1974) Schmerzen im Gallenbereich auf Grund vertebragener Störungen. Dtsch Gesundheitswes 29:2092–2094

Sachse J (1969) Die Hypermobilität des Bewegungsapparates als potentieller Krankheitsfaktor. Manuel Med 7:1–8

Sachse J (1976) Neurologie und Bewegungssystem. Aspekte der Manuellen Therapie. Psychiatr Neurol Med Psychol (Leipz) 28:193–211

Sachse J (1983) Manuelle Untersuchung und Mobilisationsbehandlung der Extremitätengelenke, 3. Aufl. Volk & Gesundheit, Berlin

Sachse J, Wiechmann J, Gomolka U (1976) Vorschlag für einen gestuften Test zur Beurteilung des Bewegungstypes (Steifheit – Hypermobilität). Z Physiother 28:95–112

Sandritter W, Beneke G (1965) Histochemische Modelluntersuchungen zur Pathogenese des Rheumatismus. In: Ott VR (Hrsg) Stoffwechsel und Rheumatismus, Bd 36. Steinkopff, Darmstadt, S 1

Sarre H (1972) Allgemeine und spezielle Hypertonie-Therapie. Nieren Hochdruckkrankh 1:31–42

Sarre H (1976) Nierenkrankheiten, 4. Aufl. Thieme, Stuttgart New York

Sauerbruch F, Wenke H (1961) Wesen und Bedeutung des Schmerzes, 2. Aufl. Athenäum, Frankfurt

Schadé JP (1970) Die Funktion des Nervensystems. Fischer, Jena, S 36

Schattenkirchner M (1979) Gelenke und Rücken. In: Hadorn W (Hrsg) Vom Symptom zur Diagnose, 7. Aufl. Karger, Basel New York, S 98–110

Schiewe R, Mohr F (1978) Wanderniere. Med Aktuel 4:188–189

Schirmer M (1978) Der lumbale Bandscheibenvorfall aus neurochirurgischer Sicht. Z Krankengymnastik 30:430–438

Schmicker R, Klinkmann H, Naumann G (1972) Probleme einer Nierendispensaire-Sprechstunde. Z Ges Inn Med 21:941–947

Schmicker R, Kakuk G, Klinkmann H, Handschuck I, Worum I, Kurta G, Löosey L (1976) Bedeutung und Aufgaben eines Nierendispensairesystems.

Schmid F (1977) Metabolisch bedingte Knochenerkrankungen. Med Klin 72:1544–1549

Schmid HJA (1980) Muskuläre Befunde und ihre Behandlung bei der Iliosakralgelenksläsion. Kongreßband 8. Internationaler Kongreß für Physikalische Medizin und Rehabilitation, Stockholm 25.–29.08.1980

Schmidt K-L (1981) Frühform der ankylosierenden Spondylitis treten gar nicht so selten auf. Med Klin 76:55

Schmidt RD, Stolke D (1980) Wirbelarrosion. Nervenarzt 51:423–425

Schmitt-Rohde JM (1962) Die renale Osteopathie bei globaler Niereninsuffizienz. Internist (Berlin) 3:289–298

Schneider P (1978) Rheumatologische Aspekte des Kreuzschmerzes. Therapiewoche 28:3870–3888

Schoberth H (1971) Die klinische Belastungsprüfung an der Wirbelsäule. Hippokrates, Stuttgart (Die Wirbelsäule in Forschung und Praxis, Bd 52, S 20–24)

Schöche J (1979) Der lumbale Bandscheibenvorfall. Med Aktuel 5:12–15

Schuh R (1974) Zur Korrelation zwischen klinischem, myelographischem und intraoperativem Befund beim lumbalen Bandscheibensyndrom. Z Orthop 112:819–824

Schulzew GB (1976) Diagnostische und ätiologische Probleme der Pyelonephritis. Kongreßband vom Workshop über "Problems of urinary tract infections in adults", Rostock-Warnemünde, Mai 1976

Schwarz E (1970) Internistische Indikation der manipulativen Therapie Manuel Med 8:25–30

Schwarz E (1977) Innere Medizin und Wirbelsäule. Manuel Med 15:90–97

Schwarz E (1978) Der Kreuzschmerz aus der Sicht des Internisten. Manuel Med 16:13–15

Schwarz H (1957) Zur Differentialdiagnose von Nucleus-pulposus-Prolaps und spinalem Tumor. MMW 32:1145–1148

Seitz D (1974) Indikation für die Caudagraphie. Dtsch Ärztebl 71:2652–2658

Smith HL (1979) Vitamin D deficient states. Pathophysiology and treatment. West J Med 131:305–312

Spranger G-D (1981) Die Bedeutung der Anamnese für die rationelle Diagnostik. Z Ärztl Fortbild (Jena) 75:654–657

Sřaček J, Škrabal J (1975) Neurasthenie und Funktionsstörungen der Wirbelsäule. Manuel Med 13:61–64

Stoddard A (1961) Lehrbuch der osteopathischen Technik an Wirbelsäule und Becken. Hippokrates, Stuttgart

Struppler A (1978) Funktionelle Anatomie der lumbosakralen Schmerzsyndrome. Therapiewoche 28:5703–5714
Struppler A (1980) Entstehung und Kontrolle des Schmerzes. Med Klin 75:90–97
Struppler A, Geßler M (1981) Schmerzforschung, Schmerzmessung, Brustschmerz. Springer, Berlin Heidelberg New York
Sundermann A (1968) Lehrbuch der Inneren Medizin, 4. Aufl, Bd I/2. Fischer, Jena S 591–732
Sutter M (1973) Beitrag zur Kenntnis des spondylogenen pseudoradikulären Syndromes L_1. Manuel Med 11:6–9
Sutter M (1975) Wesen, Klinik und Bedeutung spondylogener Reflexsyndrome. Praxis 63:1351–1357
Thiele P, Schröder H-E (1980) Epidemiologie und Klinik der Hyperuricämie und Gicht. Z Ärztl Fortbild (Jena) 74:655–658
Thoden U (1977) Zur Differentialdiagnose des Kreuzschmerzes aus neurologischer Sicht. MMW 119:1149–1152
Tilscher H, Bogner G (1974) Schmerzsyndrome im Bereich des Bewegungsapparates als Ausdruck larvierter Depressionen. In: Kielholz P (Hrsg) Die Depression in der täglichen Praxis. Huber, Bern Stuttgart Wien, S 299–307
Tilscher H, Eder M (1983) Die Rehabilitation von Wirbelsäulengestörten. Springer, Berlin Heidelberg New York
Tredt A-J (1974) Epidemiologie der Nephropathien. Med Dissertation, Universität Rostock
Tredt J-J (1981) Zur Prävalenz und Inzidenz von Nephropathien und chronischer Niereninsuffizienz. Dtsch Gesundheitswes 36:1529–1536
Uehlinger E (1979) Knochenschmerzen, Skeletterkrankungen. In: Hadorn W (Hrsg) Vom Symptom zur Diagnose, 7. Aufl. Karger, Basel New York, S 80–97
Umbach W (1969) Der akute Bandscheibenvorfall. Aktuel Chir 4:369–376
Vahlensieck W, Hesse A (1980) Diagnostik beim Harnsteinleiden. Dtsch Med Wochenschr 105:780–782
Vélé F (1971) Die Beeinflussung der Posturalreflexe über die Gelenke. Z Physiother 23:384–386
Verbiest H (1972) Neurogenic intermittent claudication in cases with absolute and relative stenosis of the lumbar vertebral canal, in cases with narrow lumbar intervertebral foramina and in cases with both entities. Clin Neurosurg 20:204–208
Verhagen A (1964) Das gynäko-vertebrale Syndrom. Geburtshilfe Frauenheilkd 24:944–950
Vogt E (1949) Über die Bedeutung der Segmentpathologie für die Gynäkologie. Dtsch Gesundheitswes 4:1226
Wagenhäuser FJ (1971) Die körperliche Untersuchung des Rückenpatienten. Ther Umsch 28.9–23
Wagenhäuser FJ (1973) Die Haltungsstörungen der Wirbelsäule. Vertebragene Syndrome. Fortbildungskurse für Rheumatologie. Karger, Basel
Waller U (1975) Pathogenese des spondylogenen Reflexsyndromes. Praxis 64:1346–1350
Wehner H, Renner E, Edel HH, Buchborn E, Bohle A (1969) Zur pathologischen Anatomie und Klinik der Glomerulonephritis. Klin Wochenschr 47:742–749
Wehner W (1975) Zur Anerkennung der Nucleus-pulposus-Hernie als Unfallfolge. Beitr Orthop Traumatol 22:142–144
Weintraub A (1977) Die Grenzen der psychosomatischen Kreuzschmerzanalyse. Med Welt 28:948–953
Weiss T, Lange S, Gahl G (1979) Ossäre Veränderungen bei Patienten in Langzeitdialyse. Med Klin 74:1357–1362
West CD (1973) Membrano – proliferative hypocomplementenic glomerulonephritis. Nephron 11:134–138
Wiedkopf H (1977) Das Kreuzdarmbeingelenk – ein Stiefkind der Orthopädenpraxis. Orthopäd Prax 13:651–652
Wildhirt E (1967) Der Kreuzschmerz aus der Sicht des Internisten. Hippokrates, Stuttgart (Die Wirbelsäule in Forschung und Praxis. Bd 37, S 44–46)
Wildhirt E (1978) Der Kreuzschmerz aus internistischer Sicht. Therapiewoche 28:3777–3778
Wolff H-D (Hrsg) (1970) Manuelle Medizin und ihre wissenschaftlichen Grundlagen. Kongreßband mit Vorträgen vom 2. Kongreß der Internationalen Gesellschaft für Manuelle Medizin, Salzburg 1968. Verlag Physikalische Medizin, Heidelberg

Wolff H-D (1975) Radikuläre und pseudoradikuläre Syndrome, degenerative Veränderungen und funktionelle Störungen an der Wirbelsäule. Manuel Med 13:52–56

Wolff H-D (1983) Neurophysiologische Aspekte der Manuellen Medizin, 2. Aufl. Springer, Berlin Heidelberg New York Tokyo

Wüllenweber R (1979) Lumbale Syndrome aus der Sicht des Neurochirurgen. In: Junghanns H (Hrsg) Diagnostik der Wirbelsäulenerkrankungen. Hippokrates, Stuttgart, S 189–191

Wünsche G (1949) Über segmentale Schwellung der Haut und des Unterhautfettgewebes bei inneren Erkrankungen. Dtsch Med Wochenschr 578

Zacher D (1974) Die Kreuzschmerzen der Frau aus orthopädischer Sicht. Med Klin 69:2081–2085

Zeller H-J, Klawunde G (1974) Zur Objektivierung der Manualtherapie als Reflextherapie und ihre Beziehungen zu vegetativen und zentralnervösen Regulationsvorgängen. Z Physiother 26:333–339

Zimmermann M, Handwerker HO (1984) Schmerz. Konzepte und ärztliches Handeln. Springer, Berlin Heidelberg New York Tokyo

Zippel H (1980) Wirbelgleiten im Lendenbereich: geklärte und ungeklärte Spondylolisthesisprobleme. Unter Mitarbeit von Egon Pfeil. Barth, Leipzig

Zöllner N (1979) Schmerz als Symptom. In: Hadorn W (Hrsg) Vom Symptom zur Diagnose, 7. Auflage

Zollinger HU (1964) Pathologische Anatomie und Pathogenese der Pyelonephritis. In: Bickel G, Dettmar H, Niederhäusern W von et al. (Hrsg) Entzündung I. Springer, Berlin Heidelberg New York (Handbuch der Urologie, Bd 9/1, S 22–76)